厦门市医院后勤运营管理
案例手册

主　编：李志安
副主编：付　磊　　陈　翎　　陈相坤　　谢　磊

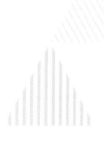

厦门大学出版社
XIAMEN UNIVERSITY PRESS
国家一级出版社
全国百佳图书出版单位

图书在版编目（CIP）数据

厦门市医院后勤运营管理案例手册 / 李志安主编；
付磊等副主编. -- 厦门：厦门大学出版社，2022.10
　　ISBN 978-7-5615-8737-9

　　Ⅰ．①厦… Ⅱ．①李… ②付… Ⅲ．①医院－后勤管
理－厦门－手册 Ⅳ．①R197.32－62

中国版本图书馆CIP数据核字(2022)第161324号

出 版 人	郑文礼
责任编辑	许红兵

出版发行 厦门大学出版社

社　　址	厦门市软件园二期望海路 39 号
邮政编码	361008
总　　机	0592-2181111　0592-2181406(传真)
营销中心	0592-2184458　0592-2181365
网　　址	http://www.xmupress.com
邮　　箱	xmup@xmupress.com
印　　刷	厦门金凯龙包装科技有限公司

开本	720 mm×1 020 mm　1/16
印张	20.75
插页	2
字数	358 千字
版次	2022 年 10 月第 1 版
印次	2022 年 10 月第 1 次印刷
定价	88.00 元

厦门大学出版社
微信二维码

厦门大学出版社
微博二维码

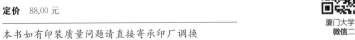

前　言

　　医院后勤管理,在新时期现代化医院建设发展过程中占据突出地位,其涉及水电、建筑、环境、餐饮等多方面内容,既影响着医院医疗服务水平的提高,也关乎医院各项医疗服务工作能否顺利开展。从医院运营角度分析,后勤管理工作关系到医院的运营管理水平,更影响着医院的可持续发展。科学技术的进步和医疗卫生事业改革的不断深入,给新时期医院后勤管理工作提出了更高的要求。2022年2月,国务院医改领导小组秘书处发布的《关于抓好推动公立医院高质量发展意见落实的通知》明确要求公立医院坚持高质量发展方向,发展方式从规模扩张转向提质增效,运行模式从粗放管理转向精细化管理,资源配置从注重物资要素转向更加注重人力资源发展。医院后勤管理作为医院的保障和支持系统,要抓重点、补短板、强弱项,通过深入推进医院后勤精细化、规范化和社会化管理,以实现医院后勤降本、提质、增效的高质量发展目标,在疫情防控常态化时代更是打赢这场战争的坚实基础。

　　随着医院先进技术和管理模式的不断引入,患者多样化的医疗卫生服务需求得以释放,后勤工作涉及领域也日益扩大。厦门市各医院已逐步达成深化后勤管理社会化改革的趋势和共识,主要通过引入专业化医院后勤服务外包公司,由其负责医院保洁、运送、安保等后勤保障工作,院方则重点进行服务监管和质量考核,凸显出后勤管理在医院运营过程中的重要作用,同时,也推动了医疗服务、教学科研工作的高效开展。厦门市医院后勤服务社会化业务涉及十多项,按社会化程度的高低依次为保洁、运送、被服洗涤、秩序维护、护工、餐饮、工程维修、信息化系统等。为方便医院后勤相关工作人员开展监督和管理工作,厦门市医院协会后勤管理专业委员会成立编委会并组织编写了这本《厦门市医院后勤运营管理案例手册》。

本书共 17 章,包含厦门市医院后勤管理现状及趋势、保洁管理、建设项目管理、设施设备管理、能源管理、环境保护管理、国有资产管理、安全管理、餐饮管理、后勤信息化管理、后勤人力资源管理、医用气体管理、智能物流系统管理、布草管理、后勤保障服务类项目招标采购管理、疫情防控下的医院后勤管理、三级医院评审中的后勤管理,通过案例展示,充分展现厦门市医院后勤管理的改革创新面貌,供医院后勤管理者学习参考。本书由李志安担任主编,负责全书结构、体例的设计,参与全书的撰写并总纂全书。

厦门经济特区建设 40 余年来,卫生健康事业稳步向前,以全民健康托起全面小康,不断加强精细化管理,从以治病为中心向以人民健康为中心转变。如今,厦门市建设高水平健康之城的目标正在稳步实现。我们希望本书能够为厦门市医院后勤运营管理人员提供参考,为促进我国医院后勤运营管理专业化、精细化、规范化的发展提供借鉴。若能达成此愿,便是对编委会诸位成员辛勤耕耘最好的回报。

本书的编写和出版得到同行专家们的大力支持与指导,并得到厦门大学附属第一医院、厦门大学附属中山医院、厦门市中医院、厦门市海沧医院、医学院附属第二医院、医学院附属口腔医院、厦门大学附属心血管病医院、厦门市妇幼保健院、厦门市儿童医院、厦门市仙岳医院、厦门市第三医院等单位的支持和帮助,在此一并表示诚挚的谢意!

由于我们水平有限,书中部分编写内容尚不成熟,谬误之处敬请读者批评指正。

编者

2022 年 9 月

目　录

第一章　厦门市医院后勤管理现状及趋势

厦门经济特区建设 40 余年来,卫生健康事业稳步向前,以全民健康托起全面小康,不断加强精细化管理,走内涵式发展道路,从以治病为中心向以人民健康为中心转变。如今,建设高水平健康之城的目标正在稳步实现。厦门市医疗卫生机构数量从 220 家增加到近 2200 家,医疗事业规模不断扩大,市民就近即可获得优质诊疗服务。自复旦大学附属中山医院厦门医院、厦门大学附属翔安医院等新医院投入使用,厦门市整体疾病治疗水平得到极大提高,医疗辐射范围不断扩大;已建或在建厦门大学附属第一医院、厦门大学附属中山医院等传统强院的新院区,进一步改善了就医环境,实现医疗服务水平升级;新增厦门大学附属心血管病医院、复旦大学附属儿科医院厦门医院等一批专科医院,使疾病治疗更加精准、细致。

在疫情防控常态化时代,为确保疾病治疗更加精准细致,进一步优化厦门市医疗资源配置,后勤社会化改革已成为厦门市医院后勤建设的共识和趋势,厦门市各医院通过引入专业医院后勤服务外包公司,由其负责医院保洁、运送、安保等后勤保障工作,院方进行服务监管和质量考核,逐步实现后勤管理提质增效。

一、厦门市医疗卫生产业现状

厦门市作为福建省"闽西南"医疗高地的中心城市,是全省现代化医院建设的重要组成部分,在福建省医院后勤管理的发展中也具有代表性。但是厦门市医院的后勤管理在近几年也面临着诸多挑战,医院有必要对当前医院后勤服务与管理的现状、挑战和未来的发展趋势有个准确的认识和判断。为此,厦门市医院协会后勤管理专业委员会组建调研小组,通过问卷调查、深度访谈等形式对厦门市医院后勤管理现状做了一次全面的调研,总结厦门市医院后勤管理的特点和趋势,希冀由此推动医院后勤工作的整体健康发展。

本次调研以厦门市的三级医院为主要调查对象(另有少量二级医院、一级医院),从后勤服务外包管理角度出发,对各个服务模块(保洁、运送、工程维修、安保等)的现状进行详细调查,并分析和归纳厦门市医院后勤管理面临的挑战和应对措施。

本次调研开始于 2022 年 4 月初,结束于 2022 年 5 月底,调研期间共发放、回收有效问卷 150 份。其中三级医院 120 份,占 80％;二级医院 25 份,占 16.7％;一级医院 5 份,占 3.3％(详见表 1-1)。调研的主要对象为医院后勤部门负责人和部分医护人员。同时,本次调研还访谈了 23 名医院后勤管理人员,其中分管院级领导 5 名,占 21.7％;分管后勤的处长、副处长、主任 18 名,占 78.3％(详见表 1-2)。受访谈医院均为三级医院,能够代表厦门市医院后勤业务的现状,受访谈人员结构和管理内容与医院后勤工作紧密度强,因此本次调研结果能够基本反映厦门市医院后勤管理的现状。为了抓取更有共性的内容,本次调研范围既有医院后勤服务中最常规的保洁、运送、安保、餐饮等业务,又包含了近几年逐步兴起的工程维修、能源管理、信息化建设等业务。同时还围绕近几年对医院后勤管理产生深刻影响的新冠肺炎疫情和一院多区建设进行了深入访谈。

表 1-1　调查问卷回收医院结构比

三级医院		二级医院		一级医院		总数/份
数量/份	占比/％	数量/份	占比/％	数量/份	占比/％	
120	80	25	16.7	5	3.3	150

表 1-2　三级医院受访谈人员职级分布表

院级领导		处长、副处长、主任		总数/份
人数/人	占比/％	数量/名	占比/％	
5	21.7	18	78.3	23

二、厦门市医院后勤服务外包满意度及问题分析

　　厦门市医院后勤服务涉及十多项社会化业务,调研结果显示(见图 1-1),在所有后勤业务类型中,超过 70% 的医院将保洁、运送、被服洗涤、工程维修和餐饮服务交由第三方外包公司运营,这说明厦门医院后勤社会化在这些业务方面已趋近成熟;有 50% 以上的医院在秩序维护和护工业务方面也实现了社会化。但是,合同能源管理、导医/辅医、信息化系统、停车场、消毒中心外包等模块社会化程度不足 30%。其原因可能是这些服务对后勤团队专业度和技术要求较高,厦门当地后勤服务公司尚不具备承接这些业务的能力;或者这些业务的外包会带来潜在风险,医院尚未考虑将其外包。目前,医院逐步进入信息化、智慧化建设中,对后勤服务也诞生了新的需求。

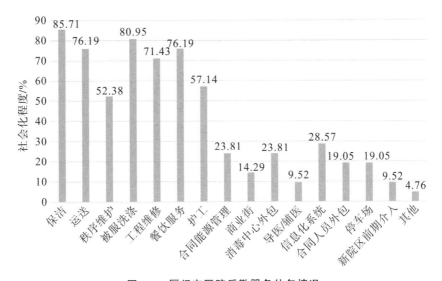

图 1-1　厦门市医院后勤服务外包情况

　　以下对厦门市医院后勤服务主要项目的外包满意度及问题进行分析。

(一)保洁服务满意度及问题分析

根据服务区域不同,保洁服务可划分为病区保洁(病房内、科室内)、卫生间保洁(公共卫生间)和公共区域保洁(门诊、走廊)三部分。调查发现,医院对病区保洁的平均满意度较高,达到64％(如图1-2所示);对卫生间和公共区域的保洁满意度较低,均为52％(如图1-2、图1-3、图1-4所示),主要原因是这两个区域使用频次相对更高,对其干净与舒适度的要求也相应提高。同时,调研数据显示,部分后勤服务公司普遍存在员工文化水平较低沟通困难、操作不规范、项目监管不到位等痛点,导致医院公共区域、科室和卫生间保洁质量不高(详见图1-5)。

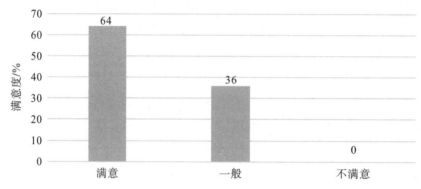

图1-2 医院对病区卫生的满意度

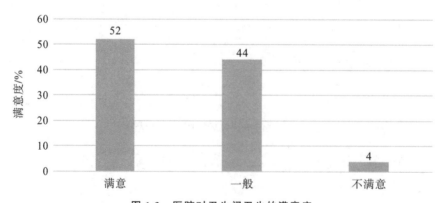

图1-3 医院对卫生间卫生的满意度

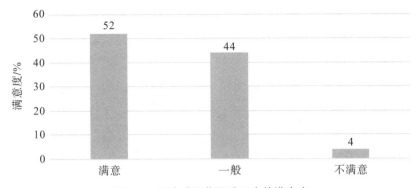

图 1-4　医院对公共区域卫生的满意度

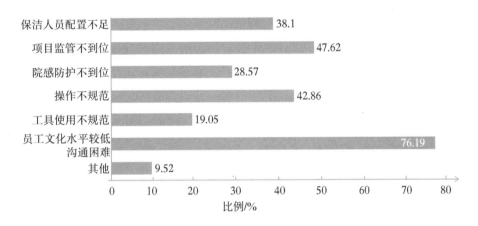

图 1-5　厦门市医院环境管理存在的问题

　　针对环境管理中存在的痛点,厦门市医院采取了一系列措施。对于清洁难度较大的公共区域和卫生间,医院通过增加该区域的保洁频次,及时对脏污、垃圾进行处理,并在卫生间内放置清新剂等清香型物品去除异味;从医院管道着手,疏通、排布管道,重新设计通风和排风系统;采用新型的滴管消毒装置,定时定量地投送至便池中进行消毒除味。对于保洁人员文化水平较低沟通困难和操作不规范等问题,医院和后勤服务公司合作开发出通俗易懂的培训课程和操作指导,并通过拍摄操作短视频和手把手带教的方式加深保洁人员的印象。

　　针对项目监管不到位的情况,医院加强在制度、规范方面的建设。部分医院组织成立了保洁联盟,联合各保洁公司和后勤部门就合理的保洁频次、保洁流程和标准、标准化培训、保洁工作量化考核等进行探讨,双方定期组织召开会议对工作中出现的问题、原因及可供选择的解决方案进行讨论,并将实践中总结出来的经验成文为制度性条款,推动保洁工作的流程化、标准化和制度化,提高保洁工作满意度。

此外,针对环境管理的压力,厦门市各医院也积极引进高新技术。例如医院在卫生间引入能够自动生成消毒水的设备机器,减少了保洁人员前期操作的环节,提高了清洁效率。更有一小部分医院投入成本建设智慧卫生间,通过投入可监测氨气和二氧化硫的智能化设施,配备卫生间空位的红外线监测,实现当人流量大、气味超标时清洁程序的自动响应。

(二)运送服务满意度及问题分析

医院运送服务主要涉及物品运送(包括响应速度、准确度)和患者陪检转运(包括响应速度、准确度),对以上业务,医院满意度均为 64%(如图 1-6、图 1-7所示)。较高的满意度主要归因于后勤服务公司及时响应厦门市多数医院

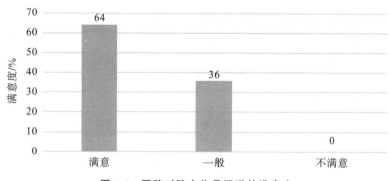

图 1-6　医院对院内物品运送的满意度

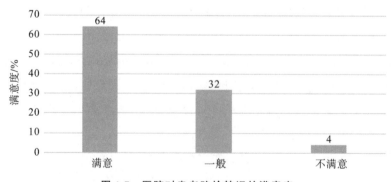

图 1-7　医院对患者陪检转运的满意度

对于运送服务及时性和准确度的要求。运送服务中也存在不足,如物品运送超时、调度中心无法实时掌握运送工作进度、需要花费大量时间核实运送信息等(如图1-8)。

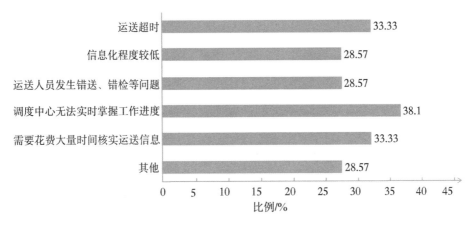

图 1-8　厦门市医院运送服务存在的问题

为解决调度中心无法实时掌握运送工作进度的问题,部分医院通过服务模式的改革,由原有的驻守运送模式转变为由中心调度室进行一站式后勤服务管理。调度中心根据系统对运送人员的定位来掌握运送工作的进展,及时响应病房、科室的运送需求,从而改变原有的运送流程,提高运送效率。另外,已有医院引进新的技术手段,如气动物流、运送机器人等对药物、标本等物品进行运送,以弥补人力运送的不足,提高运送效率和准确性。目前,厦门大部分医院仍主要依赖人力投入来应对潜在的复杂情况,因此,对于运送人员的管理培训不能松懈,要多方面提高运送人员的专业能力、沟通协调能力和统筹管理能力,以提高医院的整体运送水平。

(三)工程维修服务满意度及问题分析

工程维修服务的内容主要包括故障报修的响应速度和维修质量。医院对工程维修质量的满意度为64%(如图1-9),对工程维修响应速度的满意度为56%(如图1-10)。对工程维修质量的认可主要源于维修团队具备较高的专业度,部分后勤服务公司不仅能完成医院设备设施日常维保,还能提供小型工程服务,有较为丰富的应急经验,并建立了定期预防性检修的管理机制。同时,报修模式变革也影响工程维修的满意度,线上报修模式已经逐步得到应用,维修团队通过微信、App 等线上系统接收报修信息,及时响应需求,维修效率显著提高。但是,工程维修服务中也存在高新技术设备应用不足和技术人员匮乏等痛点(如图 1-11)。

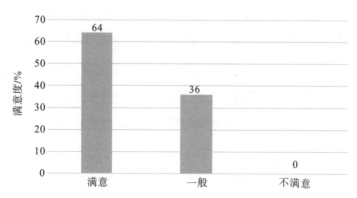

图 1-9 医院对工程维修质量的满意度

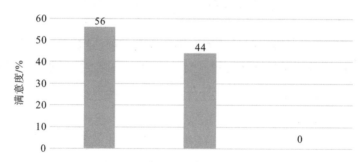

图 1-10 医院对工程维修响应速度的满意度

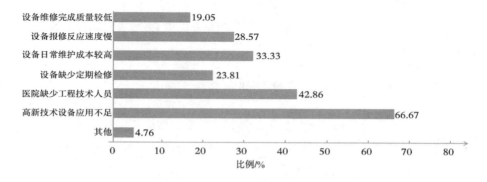

图 1-11 厦门市医院工程维修存在的问题

鉴于熟悉各项工程及大型设施设备技术人员的稀缺,院方需根据自身情况制定技术人员培养的制度体系,从人员选拔的入口标准,到专业技术的定期培训、岗位考核的奖惩激励,再到人员晋升的待遇管理等方面,建立更有计划性、专业性、标准化的薪资待遇体系,多方面完善技术人员的人事管理制度,用专业、可靠的技术人员保障医院的动力工程部分。此外,厦门地区的大型医院逐步引进高新技术设备,为院内原有的设备设施更新换代。

(四)安保服务满意度及问题分析

医院安保服务包括院内就医安全、停车场管理等,根据不同职能可划分为门岗安保、值守安保、巡逻安保等。调研结果显示,厦门市约有76%的医院对于院内就医安全保障表示满意(如图1-12)。原因可能在于分工明确,且外包公司对安保人员监管力度较大,能保障人流高峰期院内就医的秩序与安全。部分医院出于自身安全因素考虑,尚未将安保工作社会化,或是仅将少量岗位外包。院外就医安全方面,仅有56%的医院对停车管理表示满意(如图1-13),主要因为医院停车空间有限,高峰期车流量大,易造成拥堵。此外,由于医院周边地区拆迁,部分外包公司人员招聘压力增大,导致安保人员素质较低、应急能力不足等,也是造成停车管理不善的关键原因。

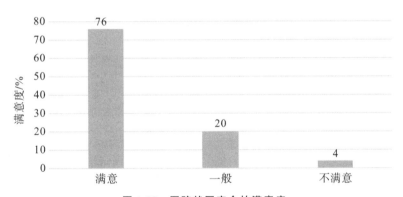

图1-12　医院就医安全的满意度

针对安保服务中人员素质较低和能力不足的问题,部分医院加大考核力度,在招标和实际工作中执行严格的考核标准,并对执行过程中发现的漏洞和不足逐步加以完善(如图1-14)。一方面对每个岗位的安保人员进行月度考

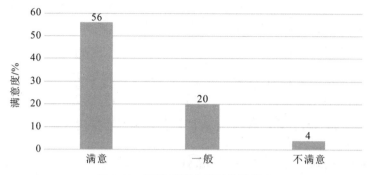

图 1-13　医院对停车管理的满意度

核,考核其对岗位职责的掌握情况,并要求其按岗位职责展示相应的操作过程,通过理论和实践相结合的方式对每名安保人员进行综合考评。另一方面引入新技术,为控制疫情防控期间的人流量,明晰人员进出记录,一些医院在人员进出口加装道闸和监控设施,对各个出入口进行严格的身份认证管理,缓解院内秩序维护压力。

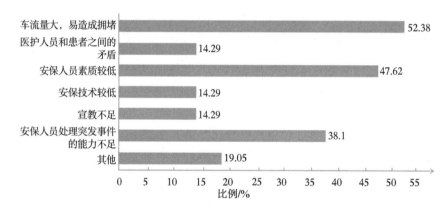

图 1-14　厦门市医院秩序维护存在的问题

(五)餐饮服务满意度及问题分析

医院餐饮服务是医院后勤管理的重要组成部分。该模块服务对象特殊,直接影响医护人员的身体健康和工作效率,关系着患者生命安全与康复。此次调研结果显示,厦门市医院对餐饮卫生和餐饮口味的满意度均较低,分别为44％和40％(如图1-15、图1-16),远低于保洁、运送、工程等业务的满意度。

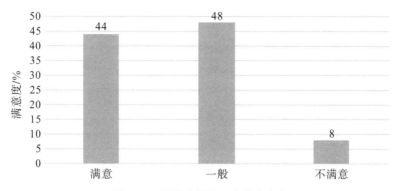

图 1-15　医院对餐饮卫生的满意度

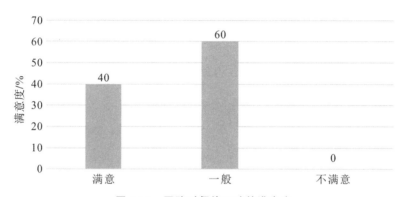

图 1-16　医院对餐饮口味的满意度

　　医院餐饮根据服务对象主要分为两大模块：一是患者和陪护人员的餐饮服务，二是医院职工的餐饮服务。部分外包公司只能提供较低标准的餐食，菜品口味单一，无法满足医院职工的需求。另外，部分医院对患者配餐缺少相关标准、规范，外包公司未能提供符合病人所需的营养餐，导致患者满意度不高，如图 1-17。

　　餐饮服务的改良目标在于菜品的推陈出新以及满足就餐人员的需求，厦门市医院主要的应对措施有以下两个方面：一是在挑选餐饮外包公司时，优先选择拥有较强的新菜品研发能力并且重视研发创新的企业，提高食堂菜品的创新频率，逐步满足医院职工的需求；二是推动医院餐饮管理的标准化，日常餐饮的食材由医院自行采购，由院方每日验收把关，从根本上保证食品安全与健康。同时，在食堂内设置管理员岗位，负责每日对餐饮外包公司各个工作环节进行监督和查漏补缺，改善医院食堂环境，提高就餐满意度。

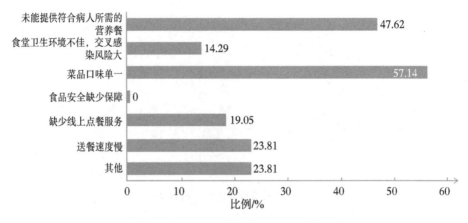

图 1-17　厦门市医院餐饮管理存在的问题

(六)能源管理满意度及问题分析

医院作为服务大众的卫生机构,使用的能源种类多,且较为复杂,主要包括水、电、蒸汽以及各种医用气体,在医院能耗中占比较大的包括采暖、空气调剂及通风等空调能耗,以及热水、蒸汽等供热能耗。在国家双碳政策实施背景下,节能降耗与能源管理是医院无法回避的问题,也是近年来厦门市医院后勤工作重点之一。

调研数据显示,厦门市有 44％的医院对节能降耗情况表示满意(如图 1-18),而医院对能耗数据监控水平的满意度为 48％(如图 1-19)。主要问题集中在能源管理的方式和监督两个方面:57.14％的受访者认为医院仍采用人工抄表的记录方式,易错抄、漏抄,费时费力;57.14％的受访者认为医院缺少合理的能耗考核标准和监督方法(如图 1-20)。

针对能源管理中遇到的问题,厦门市医院主要从以下几个方面采取应对措施:

首先,通过更新和控制院内设备设施减少能源消耗。例如,在照明方面,将老式日光灯换成 LED 节能灯,并在办公走廊、停车场等部分区域安装照明声控开关。针对空调系统能耗情况,采取按季节定时开关和远程电脑控制的方式降低能源消耗。对于医院暖通系统,在安装时大面积引进节能的设备,避免使用高耗能设备。

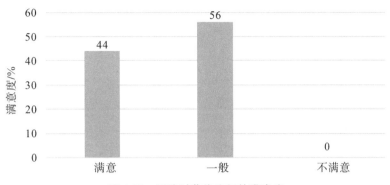

图 1-18 医院对节能降耗的满意度

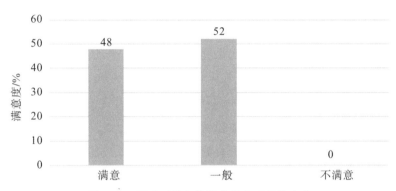

图 1-19 医院对能耗数据监控水平的满意度

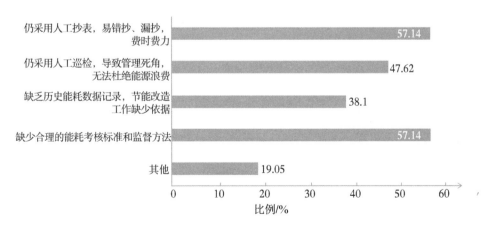

图 1-20 厦门市医院能源管理存在的问题

其次,部分医院在建筑初期设计时就考虑到了节能。例如,在门诊大厅上方安装可以反射90%紫外线的玻璃,在隔热的同时又保障采光,从而减少暖通、空调、新风系统的运作压力。由于整个医院的能耗中占比最大的是暖通和空调系统,因此这一措施间接实现了院内的节能降耗。

此外,部分医院已率先运用高新技术节能,将物联网、大数据等技术与能源管理相融合,通过安装信息化系统和智能设备监控各个科室和区域的能耗情况,对能耗偏高的区域采取针对性的措施,实现提高能源利用率和降低用能成本的目的。例如,通过运用多变量的能源管理系统来协同空调的主机、水泵、冷却塔等设施,通过计算达到最优体感温度环境所需求的寒湿值,据此调整用电系统的能耗比,即使在高温天气依旧能在保证患者和医护人员舒适度的同时降低能耗。

除了技术节能,管理型节能也是重要手段之一。例如,一些医院的后勤外包管理团队组织人员每天到各个临床科室巡视、检查并记录一天的用水用电量,统计各个科室的能耗数据,及时发现用水用电中存在的问题,查漏补缺,杜绝滴、跑、漏现象,以达成医院的节能指标。

最后,作为医院能源管理社会化的未来发展方向之一,合同能源管理服务正逐步被厦门市医院所接纳。部分医院选择具备相关服务经验和技术的后勤服务企业提供服务,有效利用企业的节能技术和思路,弥补在节能措施方面的不足。但该模式尚不完善,在实施中存在企业成本过高、节能效果不明显等问题。随着该模式的进一步发展,未来必然会成为医院节能降耗的最佳选择之一。

(七)信息化建设满意度及问题分析

信息化技术能推动医院各项改革落实与深化,提高医院管理效率,是提高医院科学管理水平和服务质量的有力手段,能够为医院发展带来可观的经济效益。如今,加快信息化建设是深化医院改革、促进医院发展的必然要求。厦门市医院较早开启了后勤信息化建设进程,以提高医院后勤保障和医疗服务水平。

调研数据显示,厦门市有44%的医院对信息化系统的应用情况表示满意(如图1-21),与保洁、工程等模块相比满意度较低。该模块的主要挑战集中在人才、成本和数据三个方面：67％的受访者认为医院缺乏信息化专业人才；52％的受访者认为信息系统数据采集不足，无法对医院管理决策提供有效支持；还有47％的受访者认为医院信息化建设与维护投入的成本过高。详见图1-22。

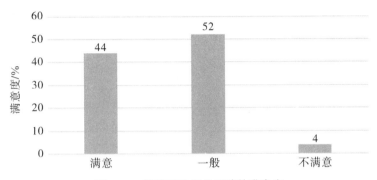

图 1-21　医院对信息化系统的满意度

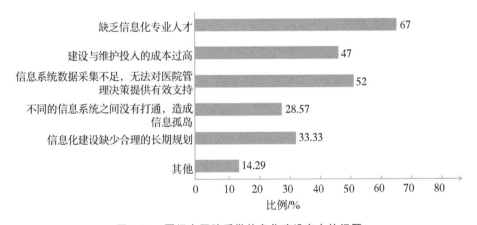

图 1-22　厦门市医院后勤信息化建设存在的问题

面对信息化建设的痛点，厦门市医院采取了以下措施：

首先，引入电子病历、医废管理等信息化系统，使医院人员的调度、临床服务跟踪、考勤、垃圾分类、物资供应、餐饮、保洁、运送等各项工作得到信息化技术的支撑，实现医院后勤无纸化管理。

其次，不同信息化系统在日常应用中采集大量医院内部信息，使得医院后勤管理团队快速掌握后勤业务数据，例如后勤员工加班情况、停车场使用率、员工在餐厅用餐的比例、不同时段运送情况等，并透过数据整合与分析，为医院后勤管理者决策提供助力。

再次,信息化技术的应用逐步简化了部分后勤工作的操作流程。例如一些医院通过二维码,简化后勤员工打卡、申报流程,运送、保洁的员工通过手机App接收每日任务。流程的简化一定程度上降低了后勤工作错误发生率,同时后勤管理者可以利用信息化系统追踪、监控后勤工作完成质量。

目前,厦门市医院的信息化建设有效提升了后勤管理效率,降低了后勤人力成本的投入,并通过采集、整合院内的大量数据为后勤管理者制定针对性措施提供了有效支撑。

(八)安全管理满意度及问题分析

医院安全涉及多个方面,如医院建筑安全、患者人身安全、财产安全等,所以医院内部安全管理通常是较为庞大的体系,医院后勤管理者需定期评估多方面指标,包括医疗安全、治安安全、消防安全、信息安全、纠纷处理等。厦门市大多数医院依靠成熟的安全和应急措施体系进行管理。

第一,医院注重门诊大厅、科室和病房区域的环境管理,通过频繁清洁保持环境舒适、整洁,同时,要求医护人员和后勤员工保持微笑,耐心和蔼地与患者及其家属沟通,为患者营造良好的就医氛围,让患者及其家属产生信任感、亲近感,减少患者的焦躁不安,从源头上降低医患矛盾风险。

第二,加强安全培训,定期组织医院保安、工作人员进行演练。厦门市医院每年会定期组织反恐、防爆、防窃盗、防冲突演练,使安保人员能迅速掌握应急处置技能,确保院内一旦发生安全事件,安保人员能迅速采取行动并熟练使用院内设备设施进行处理。医院保卫科长定期主持医护人员消防训练,保证医护人员掌握灭火、逃生、自救、施救等技能。此外,安排巡检人员定期检查、维护一键报警设施、监控设施、消防设备等,并撰写评估报告,避免安全设施失效情况的发生。

第三,完善安全制度,明确院内各个等级员工在医院安全工作中的职责,强化安全意识。例如,一些医院为防范诈骗建立三级责任制,分为医院级、科室级和员工级责任,员工因诈骗而损失财产,科室管理者需负连带责任。这一措施使各个科室意识到防止员工财产损失也是科室管理责任之一,推动科室管理者主动向员工普及防诈骗知识。此外,部分医院共同建立安全联防机制,分享安全资源,通过联防队共同巡查,排除医院安全隐患并在需要时互相支援。

第四,采用多样化安全知识宣传方式。随着厦门市医院员工的年轻化,"90后"已经成为院内员工主力,"00后"员工数量也在逐步增加,传统的安全知识宣传方式难以给年轻员工留下深刻印象,医院需做出相应调整。厦门市部分医院的后勤保障部建立了部门微信公众号,发布安全相关文章、课程培训链接,并且和医院微信公众号联动宣传安全知识,或建立抖音号发布安全知识短视频,通过多样化宣传形式提高安全知识的传播效率和关注度,从而增强员工安全意识。

第五,运用信息化系统和设备强化医院出入安全管理。厦门市医院在医院和主要楼宇进出口设置双向门禁,并对部分关键区域进行门禁授权管理,通过分配权限减少安全隐患。同时设置闸机控制系统记录人员进出数据和痕迹,方便院方查询。部分医院在出入口安装安检机来排查、预防未知的安全风险。

第六,在疫情防控期间针对性增加安全措施。为应对疫情,厦门市医院均在普通门诊外设置了预检分诊场所、发热门诊,为避免引发患者的焦虑、紧张情绪,医院在新场所增设了监控系统和报警系统,并安排专门安保人员负责这些场所的安全管理。

三、新冠肺炎疫情对医院后勤工作的影响

新冠肺炎疫情(以下简称"疫情")给医院初期筛查和诊疗带来了极大的考验,医院后勤保障工作也面临着巨大压力和挑战。后勤体系是维持医院正常经营和运转的基石和保证,后勤工作渗透到医院日常工作各方面。后勤工作是疫情防控工作的重要组成部分,后勤保障体系必须为医院患者和医护人员提供更加及时、准确的服务。同时,疫情防控也对厦门市医院后勤工作提出了诸多挑战,产生较深远的影响。

(一)工作量增大,管理日趋严格

疫情防控期间厦门市医院后勤日常工作量明显增大,管理更加严格。防控期间,院内生活垃圾和医疗废弃物明显增加,而保洁和运送工作量也随之增加。同时,部分后勤员工出于对疫情形势的忧虑选择辞职,防控又导致一些后勤服务人员无法进入医院,使得可用后勤人员减少,医院后勤管理者不得不增加保洁和运送人员工作量。

为满足院感防控需求,医院对卫生保洁、擦洗消毒等工作要求更加严格,保洁工作容错率远低于平时,要求一次性到位。疫情防控期间消毒指南较疫情前进行了多次调整,医院需要安排相应培训确保员工快速掌握新的消杀技能。当涉及隔离病区消杀、运送的相关工作时,医院在人员安排上优先挑选年轻、学习能力较强、易于沟通的员工,最大限度避免因无法掌握相应技能所带来的风险。此外,疫情防控期间医院对后勤服务人员的管理日趋严格,例如采取一人一桌、错峰就餐,一间更衣室内不能同时超过两人;取消日常集中例会;改集中交班为岗位交班,综合运用轮休、长排班、弹性排班、分区分片排班等方式,最大限度减少人员集聚;在医院各个大楼落实楼栋管理措施,对进出楼栋人员进行体温测量工作,同时落实"谢绝探视"要求,严格把守、管控各楼栋进出人员。总之,从后勤管理部门到外包公司项目管理层再到区域主管、一线岗位员工,分区包干责任到人,层层压实,各负其责,线上沟通,形成完整的管理链。

(二)物资供应保障压力增加

疫情以来,医院防护物资供应紧张,后勤部门也面临物资不足的情况,有时需与各科室沟通协调防护物品。后勤员工稳定性决定了医院各项工作能否正常运转,也直接影响医护人员和患者的安全。后勤部门不仅要采购、仓储、管理院内防控所需物资供应,还要在医务人员外出核酸检测或支援外省市疫情防控期间提供相应的物资支持。面对后勤物资供应保障压力,厦门市部分医院后勤部门建立了和医护人员的沟通机制,提前准备物资清单,交由医护人员确认后进行采购;有的医院专门制定相关文件,细化不同类别后勤人员和岗位防护用品的配置标准,避免发生物资供应不到位的情况。

(三)对后勤人员专业性要求更高

在疫情冲击下,医院对基础运行、防疫防控、人员管理等后勤管理工作提出高要求,尤其是医院的感染科、重症医学科、发热门诊对后勤保障整体要求更为严苛。专业化的后勤人员及专业队伍是满足以上要求的先决条件,因此,医院对后勤服务团队的专业性提出了更高要求:面对比以往更大的工作强度,后勤人员需要具备一定的抗压能力,并且能够较快接受院方的培训内容;后勤人员还要懂得做好自我防护,快速掌握防护技巧,拥有较强的防护意识;除自我防护外,后勤人员可能与病患接触,因此需要学习如何与患者沟通。

鉴于以上要求,后勤服务人员的规范化培训至关重要。许多医院的后勤部门联合院感科及传染科对后勤外包人员开展防控知识培训,要求后勤人员熟悉正确佩戴口罩和穿脱防护用品、处置医疗废弃物和消毒物品的使用等流程,充分认识正确进行个人防护的重要性。也有医院印发培训手册,对不同岗位进行针对性指导。

(四)信息化系统重要性凸显

疫情防控推动了医院后勤信息化系统建设和实际应用,信息化系统应用可以缓解疫情防控期间院内控制压力。例如医院通过信息化系统收集后勤服务人员每日核酸检测情况,以及通过各个大楼入口处闸机控制系统记录人员进出以便查询,从而提升人员监管及时性。在医院的隔离区、后勤仓库、医院病房病室、垃圾站等场所,由机器人直接负责对医疗物资、临床药品、生活食材运送的保管工作,减少后勤工作人员与就诊患者接触的机会,降低全院人口流动,从而降低医院内感染发生的风险。

通过信息化系统,厦门市医院后勤管理者能够在疫情防控期间迅速了解院内各类物资的存储、供应和消耗情况,并制定相对应的管理方案,例如了解医院食品存储量和消耗量,在需要紧急调配的时候,快速制定合适的供应方案,避免物资短缺的风险。此外,信息化系统将疫情防控期间医院很多零散的需求整合成数据,并利用这些数据对后勤物资的调度工作进行支持。

四、厦门市医院后勤管理发展趋势

本次调研从厦门市医院后勤服务的内容、满意度、面临的挑战、疫情影响等几个维度出发,经归纳、总结,我们认为厦门市医院未来后勤服务外包将呈现以下几个发展趋势。

(一)后勤社会化规模扩大,业务覆盖率上升

医院高质量发展离不开后勤部门的高效率运营,而后勤部门则需要通过社会化变革为医院提供基础支撑。本次满意度调研结果表明,厦门市医院对起步较早的几项后勤服务满意度均较高,但在技术要求更高的新领域,一些业务如信息化系统、合同能源管理等起步较晚,服务体系尚不成熟。随着技术创新与后勤社会化的深入,这些领域将存在更大发展空间。从医院对未来可能新增的后勤外包模块来看,近40％的医院希望未来能增加保洁、被服洗涤、工程维修、合同能源管理等,20％~30％的医院希望未来能增加护工、餐饮、信息化系统等外包服务(如图 1-23)。后勤业务外包规模扩大的趋势十分明显。

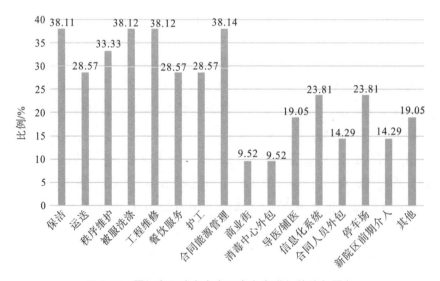

图 1-23　厦门市医院在未来还会考虑增加的外包服务

后勤的社会化规模扩大将推动医院内部工作分工更加合理,提升医院的经济效益。

(二)打通各个信息化系统,搭建一站式管控平台

在疫情防控下,医院后勤信息化系统的重要性日益明显。目前厦门市大部分医院针对不同业务设有多套信息化系统,但系统之间没有打通,尚未建立一站式的综合管理平台。本次调研显示,厦门市有近80.95%的医院认为智慧后勤一体化监控平台是医院后勤信息化发展的方向(如图1-24)。整合不同信息系统,加强各系统之间衔接,最终建立起一站式信息管控平台已经成为厦门市医院信息化建设的重要目标。部分起步早的大型医院已通过全院信息化改造将医院的门诊系统、办公系统、后勤保障系统连接到一起,通过采集各个系统的运行参数,对后勤管理模式、工作流程进行优化,并建立后勤数据中心,实现数据融合,全面提升医院的信息化管理水平,为临床医疗提供可靠的数据支持,从而实现后勤和医疗的协同发展。

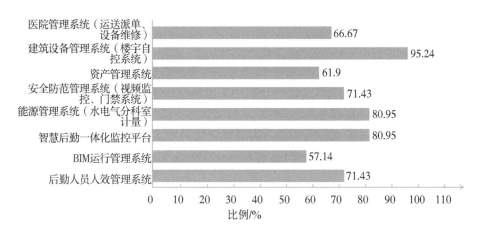

图 1-24　厦门市医院后勤信息化发展的方向

另外,许多医院的建筑内尚未设置楼宇自控系统,疫情防控期间主要依赖人力进行查漏补缺,不能及时发现和处理设备运行中出现的故障,不得不在运行管理和设备维修上投入更多成本,由此增加整个大楼机电系统的运行管理和设备维护费用。本次调研中,有95.24%的受访者认为建立院内建筑设备管理系统是信息化建设的发展方向,未来医院可以通过系统,按照内部环境监控

和管理各个机电设备的运行,自动控制建筑物的各种环境参数,如温度、湿度、空气品质等,使医院楼宇内部具备良好的运营环境。

建立全方位信息化管理系统,不仅能提升厦门市医院的信息化管理水平,还可以减少人力成本,缩短数据处理时间,使医院后勤管理更好实现低耗、优质、高效的管理目标,最大限度发挥人、财、物综合效益,使医院达到最高效、最经济的运行状态。

值得注意的是,医院后勤信息化建设需要长期的成本投入才能见效。一方面信息化系统在建立初期需要较高的资金投入,在应用过程中需要定期维护;另一方面医院后勤信息化建设本身具备较高的专业性,需要具备相关知识、技能的人才参与其中。然而,受疫情影响,医院营收大幅下降,国家新出台的医院预算管理政策强化了成本管控,医院日常运营压力也随之增加,在后勤信息化方面的资金支持力度短期内难以提升,因此医院后勤管理者需要制定长期信息化建设规划和清晰的顶层设计方案。

(三)优化能源管理效率,落实合同能源管理

在 2021 年出台的"十四五"规划中,节能减排事业已然成为我国在新时期发展最为重要的一部分。近几年,医院作为能耗大户,提高能源利用效率、控制能耗成本一直是其高质量发展的重要目标之一。本次调研结果显示,合同能源管理是厦门市医院后勤管理关注的重点,有 81% 的医院认为利用大数据对医院能源消耗进行监控是医院后勤节能降耗的重点方向,76.19% 的医院认为应该重点加强科室节能管理,75% 的医院认为应该加强垃圾源头减量(如图1-25)。现阶段,厦门市多数医院采取对老旧设备、高耗能运行技术更新换代的方式进行节能降耗,但这仅仅是简单初步的能源管理方式。部分大型医院开始采取更加先进的方式逐步完善医院能源管理制度。一些医院利用信息化系统监控各科室每日能耗情况,逐步实现分类分项能耗实时监测、趋势跟踪与对比,缩短异常能耗发现、定位与处理时间,总结医院用能规律,提供用能负荷错峰管理依据,并在此基础上制定针对性的节能方案,减少能源浪费。除能耗监控之外,一些大型医院尝试建立中控平台远程操控院内用电设备,并引入更先进的技术实现自动开关、定时开关等,提升设备使用寿命,降低维护成本,提高综合效益。

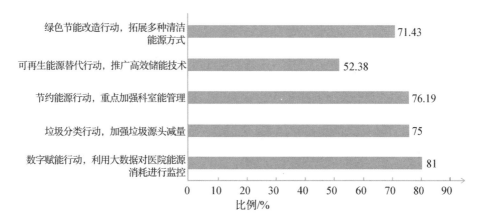

图 1-25　厦门市医院后勤节能降耗的重点方向

厦门市各大医院在加强自身能源管理的基础上,逐步推进了能源合同托管的发展。能源合同管理机制实质上是一种以节省的能源费用来支付节能项目全部成本的节能投资方式。这种节能投资方式允许用户使用未来的节能收益为用能单位和能耗设备升级,以及降低目前的运行成本。该模式在厦门市医院中仍处于探索阶段,采取能源合同管理模式不仅能避免医院进行节能改造和管理带来的烦冗工作,还可降低医院运营成本,同时医院能享受到专业化能源管理服务,可集中精力建设好医疗服务,提升医院整体服务能力。然而,由于能源合同托管在厦门市医院中的实际应用时间不长,存在节能效果不及预期、能源管理企业利润过低等情况。从长远看,医院能源合同托管模式有相当大的提升空间。

(四)强化员工培训,提高后勤员工专业度

建立和完善公立医院后勤人员培训体系是医院后勤工作中的重要一环,培养具有专业知识技能和精湛服务本领的高素质后勤人才是顺利开展医院后勤工作的保障。厦门市医院针对不同后勤岗位的特点与需求,充分考虑员工文化程度、学习能力等情况,制订针对性强、目的明确的培训计划。对于医院保洁、运送、安保等后勤服务类岗位,多数由后勤服务企业对员工实施服务标准、着装规范、服务礼仪等方面的培训。医院也结合自身需求,对特殊岗位的后勤员工重点实施专项培训;对工程维修等后勤保障类岗位,医院则定期组织

员工参加专业的机构培训,并且通过一系列激励政策来鼓励员工获取职业资格证书,满足后勤岗位所需的技能水平和实际操作能力。

(五)一院多区渐成趋势,管理问题浮出水面

随着人民健康需求快速增长,单一院区医院服务无法满足社会需求,多院区医院已经形成一定的规模和趋势,尤其在省会城市和经济发达地区趋势更加明显。在此背景下,厦门市越来越多的医院扩建了新院区。但在实际运营中,如何进一步加强多院区医院管理科学性和有效性,已成为医院管理者亟须解决的重大议题。

目前厦门市医院在多院区管理中存在两个主要痛点:

(1)成本压力大。与单一院区相比,多个院区生产成本的环节更多、复杂性较强。厦门市各大医院为保证管理的及时性和有效性,通常在每个院区都设置后勤管理团队,但造成人力成本增加。同时,若医院信息化系统不够先进,不同院区在信息、数据等要素的共享流转过程中将不可避免地产生额外成本。因此,厦门市一院多区的后勤管理中成本控制存在较大难度。

(2)不同院区管理标准参差不齐。大型医院的院区后勤管理部分达到三甲水平,部分达到二甲水平,水平不等。这种情况导致部分院区后勤管理出现明显短板,甚至存在较大的院内风险,进而加大医院整体后勤管理难度。

为解决上述痛点,厦门市部分大型医院从主院区派出优秀的后勤管理人员到分院区协助管理。派驻的管理人员针对后勤工作中出现的问题和不足进行指导,重点梳理与院区运行相关的环节,例如环境消杀、水电管理、关键设备设施的管理等。长期、多轮次的指导一定程度上改善了多院区后勤管理的短板,为推动"一院多区"同质化管理打下了坚实基础。

第二章　厦门市医院保洁管理

保洁工作是医院服务价值链中不可缺少的重要一环。作为医院的保障和支持系统,保洁工作涉及面广、工作量大、专业性强、服务标准高,如果监管不好将直接影响医院医疗系统正常运转。如何做好医院保洁管理,是医院监管部门与外包公司管理人员亟待解决和积极探索的重要课题。近年来,厦门市各医院保洁管理部门在监管中引入标准化、精细化管理模式,并在监管实践中不断摸索,建立了一整套科学有效的监督管理制度,有效提升了患者对医院服务的满意度。

一、厦门市医院保洁管理现状及分析

(一)国内医院保洁管理服务现状及其发展特征

近年来,随着医疗科技水平不断发展,医疗工作对后勤保障提出更高的要求,医院后勤急需提高标准化建设及学科水平。为了向医院提供更好的后勤保障服务,近年来,上海益中亘泰集团每年开展中国医院后勤服务调研并发布报告。根据上海益中亘泰集团《2021年中国医院后勤服务行业发展报告》,目前环境管理(保洁)在各项医院后勤服务外包中占比最高(如图2-1),承担着医院环境与卫生安全方面的关键任务。因此,医院保洁管理服务越来越受到医疗体系的关注和重视。

为解决日益增长的服务需求与保洁服务水平较低的矛盾,医院不断深化对传统保洁的改革。调查显示,保洁员存在社会地位低、受教育程度平均水平

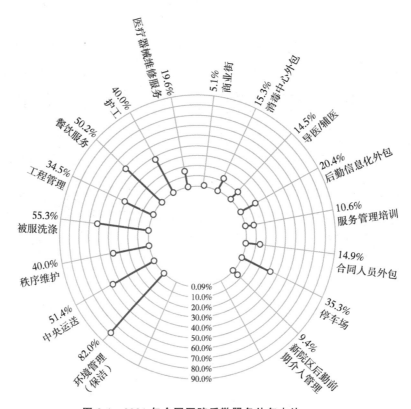

图 2-1　2021 年全国医院后勤服务外包占比

较低及综合素质较低的现象;保洁员的年龄结构失衡,主要集中于 50 岁以上及 35 岁以下,缺乏 35～50 岁年龄段的理论与实践兼备的中坚力量;从业人员缺少专业培训及相关资质认定问题也较突出。图 2-2 为上海益中亘泰集团《2021 年中国医院后勤服务行业发展报告》中 2020 年全国环境卫生(保洁)服务满意度统计数据。

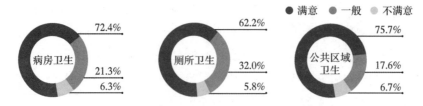

图 2-2　2020 年全国医院环境卫生满意率

上海益中亘泰(集团)股份有限公司(医管家)

上海益中亘泰(集团)股份有限公司(服务品牌、注册商标"医管家")成立于 2002 年,是国内市场化运作、跨区域经营、集团化管理的大型专业医疗机构后勤服务供应商,19 年来专业从事医院环境管理、中央运送、机电维护、餐饮服务、秩序维护、电梯驾驶、绿化养护、导医、棉织品收发、停车管理等后勤支持管理服务,是中国医院非临床服务的领跑者。公司现有近 30000 名员工,目前在全国 80 余座城市,为 220 家大型医院提供专业后勤服务,服务面积达 3000 万平方米,每天服务于超过百万的病人和医护人员。

伴随着中国医疗卫生体制改革的进程,"医管家"以"成就平凡的人,创造服务的美"为企业使命,经过 19 年的可持续发展,秉承着"专业化、智慧化、人性化"的服务理念,强调"以客户为中心",为客户提供专业优质的非临床服务。公司倡导通过持续创新,不断进行服务升级,致力于成为客户的长期合作伙伴。

1.企业实力

注册资金 10000.02 万,具有住建部一级物业服务资质,拥有员工近30000 名,大型合作伙伴 180 余家,其中 145 家三级以上医院,27 家全国百强医院。中国物业管理协会名誉副会长单位、中国物业管理协会标准化工作委员会副主委单位、全国医院物业服务企业联盟首届轮值主席单位、上海市物业管理行业协会副会长单位。

2.企业级别

中国物业企业 30 强,中国医院物业服务企业前 3 强。

3.企业荣誉

中国医院物业服务领先企业、上海市品牌服务单位、诚信承诺 AAA级企业、上海市纳税诚信单位、上海医疗服务五星级现场荣誉称号。

(二)厦门市医院保洁管理服务现状

厦门经济特区发展 40 多年来,各家医院后勤物业服务均经历了从医院自主管理,逐渐部分外包,到目前完全放开与专业化的第三方公司进行后勤物业服务社会化外包的过程。我们在厦门市 45 家医院分发线上和线下 150 份调查问卷,覆盖 26 家三级医院,6 家二级医院,3 家民营医院和 10 家社区卫生服务中心。这 45 家涵盖厦门市 95% 以上的医院服务规模,其中 44 家医院都对保洁进行专业的社会化服务外包,仅 1 家医院自主招聘保洁人员并提供保洁服务。调查结果显示,厦门市各医院的保洁服务是社会化服务外包完成度较高的服务内容,同时,保洁管理(环境管理)也是各家医院后勤物业社会化外包中满意率最高的一项服务外包内容,综合满意度达到 70.1%(如图 2-3)。

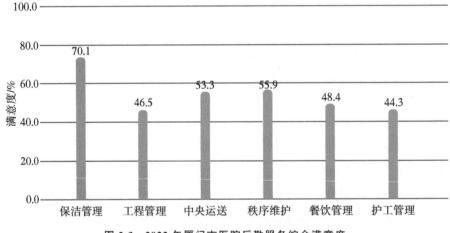

图 2-3　2022 年厦门市医院后勤服务综合满意度

调研数据显示,目前厦门市大部分医院采用保洁服务外包的方式,以满足日趋严峻、严格的保洁服务需求。厦门市已实现后勤服务完全社会化或者主要后勤业务实现社会化外包的医院已超过 90%。在调查中我们也发现部分大型医院甚至还与多家专业外包保洁服务机构合作,从而产生内部良性竞争,以提升保洁管理的精准化、专业化和抗风险能力。

（三）现阶段厦门市医院保洁管理存在的问题及原因分析

在前期调研中,我们参与了厦门市各家参与调研医院的后勤保洁分管部门,通过线下沟通和对部分现场进行查勘并与区域部分有代表性的保洁外包服务企业进行采访,我们了解到虽然保洁服务作为厦门市医院后勤服务外包满意率较高的服务内容,但同样存在不可忽视的通病,各家医院存在的问题整理如下:

1.个人防护不到位

（1）在日常工作中发现,保洁员对手卫生方法和手卫生的重要性认识不足。多数保洁员不了解正确的洗手方法和洗手要求,每天从工作开始到工作结束不进行正确的洗手和手的消毒,未经清洗或消毒的手无形中变成了微生物传播的直接载体。

（2）保洁员存在不规范使用口罩行为。部分保洁员在不洗手的情况下脱戴口罩,口罩脱下后常与钥匙、笔等杂物放在同一口袋内,导致口罩不仅起不到防护作用,还可能成为潜在感染源。

2.操作常规执行不准确

按医院感染管理的有关规定,医院保洁必须实施一房一拖、一床一巾,拖把按区域设置标识,分开使用,但少数医院存在保洁员图省事,"一块抹布抹到头,一把拖把拖到底"的现象,这是导致交叉感染的重要因素之一。

3.隔离防护意识不强

隔离技术是预防微生物在病人、医务人员及媒介物中播散的措施。其中医务人员也包括医院的保洁员,但保洁员由于知识水平文化背景较低,对医院所采取的各种隔离防护技术缺乏了解,经常串科室、病房,对隔离工作缺乏重视,从而有可能成为一个流动的病毒载体穿梭于不同的病人之间,造成极大的交叉感染隐患。

4.保洁工作流程无监管

传统保洁工作流程一般通过"言传身教"进行培训,所以一个"师傅"教出一个"徒弟",没有统一的标准和流程,造成现场工作差异显著,影响整体服务质量。

5.外包单位管控弱

医院保洁服务社会化,将权限授予保洁服务公司,可以有效节约医院的管理成本,集中力量做好医疗护理管理,但医院管理部门监管脱节,保洁质量难以保证。

6.保洁管理信息化程度低

目前,医院的挂号、看诊、住院、取药等工作流程基本实现了信息化的管理方式,但是对于保洁工作的日常管理、工作流程、标准审查、设备管理等还未予以足够的重视及专业的管理,信息化平台或系统运用较少,存在管理不规范、信息不完整、数据不准确等问题。

(四)疫情防控下厦门市医院保洁管理因对之策

厦门市各医院作为人口密集的公共场所,在疫情防控下,其后勤保障系统除了要确保医院常规安全运转外,还要迅速采取措施设置满足隔离要求的门诊、通道、病区、床位等硬件设施,与其他部门沟通合作,全方位有效落实感染防控措施。医院保洁管理需按照国家防控诊疗方案对原有的工作流程进行动态调整,对工作人员尤其外包员工进行疫情防控知识培训和管理,并加强后勤服务外包质量监管。

1.制定应急预案和工作流程

根据疫情防控的特点,建立预警机制,制定应急处置工作流程。

2.开展全员培训

依据岗位职责确定不同人员的培训内容,使其熟练掌握防控知识、方法与技能,能做到早发现、早报告、早隔离、早诊断、早治疗、早控制。

3.加强人员防护

规范消毒、隔离和防护工作,确保工作人员防护到位。在严格落实标准预防的基础上,强化接触传播、飞沫传播和空气传播的感染防控。正确选择和佩戴口罩、规范洗手程序是感染防控的关键措施。

4.关注工作人员健康

合理调配人力资源和班次安排,避免员工过度劳累。注重膳食营养,增强工作人员免疫力。针对岗位特点和风险评估结果,主动开展健康监测,包括体温和呼吸系统症状等。采取多种措施,保障工作人员健康地为医护人员与患者提供服务。

5.加强感染监测

做好早期预警预报,加强对感染防控工作的监督与指导,发现隐患,及时改进。发现疑似或其他突发情况,应按照有关要求及时上报,做好相应的处置工作。

6.加强清洁消毒工作管理

按照《医院空气净化管理规范》的规定,加强诊疗环境的通风,有条件的医疗机构可进行空气消毒。严格执行《医疗机构消毒技术规范》的规定,做好诊疗环境(空气、物体表面、地面等)、医疗器械、患者用物等清洁消毒,严格谨慎处理患者呼吸道分泌物、排泄物、呕吐物,严格执行终末消毒标准作业流程。

7.加强医疗废物管理

将新型冠状病毒疑似或确诊患者产生的医疗废物纳入感染性医疗废物管理,严格按照《医疗废物管理条例》和《医疗卫生机构医疗废物管理办法》有关规定,进行规范处置。

8.加强一线人员身心辅导

保洁人员作为防疫工作中与各类风险源接触最直接的群体,承受着工作强度以及心理负担的双重压力,因此,要加强对保洁人员的心理沟通及辅导工作。

二、医院保洁管理实操

目前厦门市大部分医院保洁管理工作逐步实现标准化监管和精细化运营,这也是各家医院保洁管理持续的发展趋势。同时,我们也在调研中发现,许多医院能够融合自身的实际情况采用 PDCA 循环理论,全面提升医院保洁管理组织绩效与服务质量水平。

(一)标准化监管

医院保洁是确保医院室内外环境整洁美观的重要岗位,运用科学的技术和方法来提高保洁工作质量,规范管理,制定质量标准提高环境卫生质量,是医院监督管理的重要手段。保洁服务标准主要依据向院方和患者提供满足其需求的服务来建立,要求向服务对象提供相同步骤的服务,包括在各个服务环节所展现出来的仪表、语言、态度和行为等。

1.保洁工作标准化

(1)工作流程标准化:根据医院特性制定员工工作时间、地点及工作内容。

(2)工作内容标准化:为员工制定科学便捷的卫生保洁方法,最终达到速度和效果并存的工作方式。

(3)为员工制定周卫生工作重点和每日卫生工作重点。

(4)保洁工具消毒与摆放标准化:按照院感要求将使用特性不同的各类保洁工具进行分类消毒、分类摆放。

2.加强保洁工作中的院感培训

保洁人员因缺乏专业培训,缺乏对医院规章制度的了解,无章操作现象普遍,是造成医院感染的潜在危险因素之一。针对保洁人员文化水平低及工作特点制定简单通俗的院感知识培训,成为厦门市各医院保洁外包监管部门和外包公司的重要工作。通过培训,每个保洁员工认识到医院环境和医院感染的密切关系及其重要性,在工作中能够严格按照操作规程操作,以最大限度降低医院感染的潜在危险。对在手术室、重症监护室、传染隔离病房等区域工作的保洁员工,则加强他(她)们自身的防护意识,为他(她)们配发口罩、帽子、一次性橡胶手套、洗手液(突发重大传染病疫情时期,防疫一线保洁员工个人防护用品按照院感防护管理规定配发)等防护用品。

3.加强对保洁外包服务标准化的考评

以下我们用表格形式展示厦门市××医院保洁外包服务标准化考核评分(如表2-1所示)情况,供各医院参考执行。

表 2-1　厦门市××医院保洁外包服务标准化考核评分表

内容	检查方法	标准	评分标准	分值	扣分	扣分说明
物表	抽取 4 个责任区,每个责任区抽查 2 处,目视、手触检查	• 天花板、墙角无明显积尘、污渍,无蜘蛛网,无黑斑 • 墙面无字迹、印记、小广告粘贴等 • 开关盒、挂画、名牌、告示牌、仪器表面等无明显灰尘 • 垃圾车、开水车、平车、治疗车、器械车、轮椅等表面干净,摆放在指定位置	不合格 1 处,视程度扣0.5~1分	30		
护士站、治疗室走廊	抽取 4 个责任区,目视检查	• 办公设备外表洁净,摆放整齐 • 洗手盆、台、抽屉无污垢 • 地面无大片污渍、水渍,每 100 平方米烟头、杂物不超过 5 个 • 踢脚线、地角线无明显灰尘 • 公告牌、候诊椅、扶手等无污渍、无明显积灰	不合格 1 处,视程度扣0.5~1分	20		
病室卫生及终末处理	抽取 4 个责任区,每个责任区抽查 2 间,目视、手触检查 每个责任区抽查 2 床终末处理	• 地面无污渍、垃圾,墙面洁净 • 输液架、橱柜架、病床、床头柜、设备带等洁净、无积灰 • 仪器表面擦拭消毒,可拆卸式的管道、玻璃瓶等清洗到位 • 门柄、把手等每天擦拭、消毒,门框每周擦拭、无积灰 • 根据终末处理规范操作,对该床位所属范围进行保洁	不合格 1 处,视程度扣0.1~0.5分	30		

续表

内容	检查方法	标准	评分标准	分值	扣分	扣分说明
垃圾桶	抽取4个责任区,每个责任区抽查2处,保洁检查	• 垃圾不超过3/4(容积),摆放定向定位,外表无污迹、黏附物 • 周边墙面干净,地面无污迹及垃圾掉落	不合格1处,视程度扣0.5~1分	10		
卫生间	抽取4个责任区,目视检查	• 无异味,地面干净、无杂物、无积水,恭桶(便器)洁净 • 洗手台面光洁、无污垢 • 镜面干净光亮	不合格1处,视程度扣0.5~1分	30		
开水间、洗涤间	抽取4个责任区,目视检查	• 地面干净,无积水,无塑料、纸皮等杂物堆放 • 开水器表面无积灰和污渍,开水器表面及柜格内无杂物堆放 • 盛水池及时清理,无垃圾堵塞 • 保洁物品工具规范放置,水池内无杂物且清洁干净,台面设备洁净	不合格1处,视程度扣0.2~0.5分	15		
功能科室、换药室	抽取4个责任区,目视检查	• 地面干净、无杂物 • 治疗台、床干净、无积灰,摆放整齐 • 办公设备外表洁净,摆放整齐 • 洗手盆、台无污垢 • 每天上下午定时收取医疗废物,垃圾桶内垃圾不超过3/4(容积)	不合格1处,视程度扣0.5~1分	15		

续表

内容	检查方法	标准	评分标准	分值	扣分	扣分说明
办公室、更衣室、值班室	抽取4个责任区,目视检查	• 办公设备外表洁净,摆放整齐 • 地面保持干净、清爽,无明显灰尘及其他杂物 • 桌椅摆放整齐 • 橱柜表面洁净,无积灰,门窗干净无污渍 • 垃圾桶内垃圾不超过3/4(容积) • 墙角、天花板无蜘蛛网	不合格1处,视程度扣0.2~0.5分	15		
电梯厅、楼梯	抽取4个责任区,目视检查	• 地面无纸屑、杂物、污迹(每100平方米烟头、杂物不超过10个),踢脚线、地角线无明显灰尘 • 结算机表面、楼梯扶手无明显积灰,墙面无字迹、印记、小广告粘贴等 • 天花板无蜘蛛网 • 窗台、排椅下、门后无烟头、杂物	不合格1处,视程度扣0.2~0.5分	20		
窗户、窗帘、隔帘	抽取4个责任区,目视检查	• 窗台、窗框、窗槽、纱窗等干净,无烟头、垃圾及其他杂物 • 每半年拆挂窗帘,每季度清洗隔帘一次,由病区护士长签字记录	不合格1处扣0.5分	10		
室外平台	抽取2个责任区,目视检查	无杂物、烟蒂、垃圾、杂草等	不合格1处,视程度扣0.2~0.5分	5		

(二)精细化管理

精细化管理的本质在于它是一种对战略和目标进行分解、细化和落实的过程,是让战略规划能有效贯彻到每个环节并发挥作用的过程,同时也是提升整体执行能力的一个重要途径。厦门市多家医院在保洁精细化管理过程中,结合本院的实际情况,按照精细化的思路,找准关键问题、薄弱环节,分阶段进行;在实施精细化管理的过程中有规范性与创新性相结合的意识,使医院保洁管理的规范性与创新性无缝结合起来。

1.遵循 DMAIC 的实施过程

在实际操作过程中,各医院通过选定具体的业务流程,以提高保洁效率作为切入点,从分析整个流程开始,遵循 DMAIC 的实施过程,对整个流程进行全面分析。

界定(Define)阶段:先识别保洁需求,编写工作计划,明确计划过程中的重点内容,界定优化的关键指标如效率、差错率等。

测量(Measure)阶段:对服务特性和过程参数进行收集和评估,比如保洁区域的平均时间、满意率、规范率。

分析(Analyze)阶段:通过分析,找出关键质量特性的主要形成原因,找出影响工作效率的关键因素和导致差错的主要原因。

改进(Improve)阶段:针对主要问题形成原因提出改进意见、方案和策略。

控制(Control)阶段:制定服务标准,进行相关培训,明确相关责任,实施监控,从而使服务质量得到持续改进提高。

2.对保洁服务操作环节进行分解细化

在医院外包服务监管过程中,厦门市大部分医院在借鉴传统物业服务经验的基础上,按照医疗护理的管理模式,要求外包单位将服务中的保洁服务流程的操作环节进行分解细化。例如:保洁服务中将手术室保洁、ICU 保洁、病房保洁、门(急)诊保洁、外围保洁、石材保洁、釉面砖保洁、PVC 地板保洁等进行细化,制定服务标准。

3.督促保洁外包公司制定工作标准

在制定好基础服务标准的前提下,督促外包公司制定工作标准,规范操作流程,编撰保洁员工作手册,对管理目标、安全培训、管理方法和管理质量等,要求落实具体规范。例如:制定工作制度、人员岗位职责、技术标准、操作规程、院感及消防安全培训等;明确规定保洁服务人员干什么、干多少,在哪里干,干到什么程度。同时对物业服务人员的仪容仪表、语言、态度和行为进行标准化。

4.制定考核标准

医院招标服务时要求按每周、每月的时间周期安排对外包保洁服务的工作完成情况进行评价,采用综合评价目标效果的方法分项计分执行考核及奖惩。医院在将标准量化时,都能依据该项工作在整体工作中的作用、意义大小而定。同时对员工着装、服务行为规范、责任卫生(诊疗室、病房、走道、大厅、楼梯、电梯、门窗、洗手间、垃圾桶、洗手盆台、玻璃镜、下水道、地漏、配餐间、水池、室外路面等)等每项工作达标评价进行数据化,并采用常用的百分制分数分配法进行考核评价(如表 2-2)。

表 2-2　厦门市××医院保洁外包精细化管理评分表

项目	评估内容	评估方法及标准	分值	扣分	扣分说明
管理组织	质量管理机构完善、制度健全,并能正常履行	• 机构不完善、制度不健全,缺 1 个扣 5 分 • 组织、制度开展工作不到位,1 项扣 3 分	15		
	有明确的质量管理目标,质量责任落实到人	• 无管理目标和职责不得分 • 质量责任不落实 1 次扣 3 分			
	有应对突发事件的组织、措施	• 无记录扣 5 分			
服务条件	负责后勤服务热线电话和受理服务,实行24 小时值班,有完善通信网络,对各类信息及时记录、处理	• 未设热线电话扣 2 分 • 电话无人接听每次扣 2 分 • 无人值班每次扣 3 分 • 无通信器材、联系网络扣 3 分 • 受理无记录每次扣 3 分	15		
	必须按合同规定编配员工,耗控物资配备充足	• 如发现超出合同允许缺编范围,缺 1 人扣 3 分 • 工具、物资、机器等供应配备不到位 1 项扣 3 分			

续表

项目	评估内容	评估方法及标准	分值	扣分	扣分说明
员工素质	员工身体状况良好,年龄、文化程度符合合同中规定的相应岗位要求;管理人员每日上班时间巡视,发现问题及时处理	· 不符合要求每人次扣0.5分	10		
	主要管理人员、专业技术人员持证上岗;员工执业资格达标	· 不符合要求每人次扣2分			
员工培训	定期进行人员培训,各级培训有计划、内容,有落实;效果有检查、有跟踪;更换员工要培训后上岗	· 培训计划、内容完整,缺1项扣3分 · 有计划落实不到位扣2分	15		
	员工培训达标率100%	· 培训检查落实不到位每人次扣1分			
	员工培训有记录	· 无记录每人次扣2分			
员工管理	上下班是否准时;排班合理,工作时间内按标准配备人员在岗;临时替班保证工作质量;服从科室安排,不参与推销、介绍护工等工作	· 发现不符合要求,视程度每人次扣0.5~2分	15		
	上班时间不聚众聊天,不干私活,不躲懒,不遛岗,不私自出租卧具				
	遵守医院各项规章制度,不在工作中及工作场所吸烟,不在工作场所大声喧哗,维护工作场所整洁及秩序;非工作所需物品不得存放于科室内				

续表

项目	评估内容	评估方法及标准	分值	扣分	扣分说明
服务态度	耐心礼貌地受理各服务事项或投诉,对客户投诉等及时予以处理	• 投诉无记录表扣1分 • 查实一件有效投诉未及时处理扣3分 • 电话受理语言不规范,态度不好,不能礼貌接待的投诉扣3分	15		
	工作不推诿,不在病人面前表达不满情绪;工作时不得影响病人休息,清洁完毕后将物品归位	• 工作推诿每人次扣2分 • 员工动作或言语表现等影响病人情绪,医护人员正常工作的,视程度每人次扣1~3分			
	员工根据专业统一着装、佩戴胸卡上岗,文明礼貌,遵守劳动纪律,服务规范达标;员工爱岗敬业,遵守医院规章制度,不与病人、医护吵架	• 仪表不规范每人次扣0.5分 • 员工违反规定每人次扣0.5分 • 员工无理与客户发生矛盾每人次扣3分			
服务效果	对院方安排的有关事务的处理、联络,要及时做好落实、跟踪与反馈	• 对院方下发文件、通知(含口头)和任务,没有传达、通知到位每次扣3分 • 任务未完成或不达标的,每次扣3分	15		

5.加强监督和检查,保证保洁工作质量

厦门多家医院通常采用日常检查、定期检查与考核相结合的方法,督促外包物业公司每日对员工的工作内容、程序及质量进行检查和督导、培训,做到制度落实、质量保证、奖罚分明。医院监管人员不定期对保洁质量进行满意度调查、院感知识考核,并征求各部门负责人、病区护士长、部分患者的意见,将意见汇总后以书面形式反馈至外包物业公司限期整改,以达到有章可循、措施得力、监管到位。

医院的监管通过经济和行政手段给外包公司增加压力和动力,起到了双向协调的作用。医院监管能够充分调动外包公司的积极性和主动性,使外包公司感受到医院监管的益处,最终实现双方的互利互赢,共同发展的目的。

(三)PDCA闭环管理在厦门市医院保洁管理中的运用

PDCA循环是美国质量管理专家休哈特博士首先提出的,由日本管理大师戴明采纳、宣传,获得普及,所以又称戴明环,是全面质量管理的思想基础和方法依据。PDCA循环的含义是将质量管理分为四个阶段,即Plan(计划)、Do(执行)、Check(检查)和Action(处理)。在质量管理活动中,要求把各项工作按照计划制定、计划实施、检查实施效果,将成功的流程纳入标准,反之,留待下一循环去解决,周而复始地运转下去,进行全过程的质量过程。

目前厦门市各医院都有联合各个相关部门及保洁外包服务项目主管成立自己的保洁管理质控小组,根据保洁外包服务招标文件及与第三方保洁物业公司合同的相关约定对医院保洁管理进行全面的质量管理。具体执行流程如下:

1.计划阶段(Plan)

成立医院保洁质控小组。组员包括护理部、临床各科室护士长、质控护士、院感办、后勤服务保障中心及保洁公司,将原来各自检查考核改进为多部门联合检查考核,共同履行保洁管理职责。质控小组建立健全标准规范,根据《医院感染管理规范》《消毒技术规范》等制定《医院保洁员工作规范及岗位职责》《保洁员工作流程》《保洁员质控日周报送、月点评、季通报制度》。护理部和院感办对检查标准进行培训,避免检查考核方法不统一、对存在问题的指导有偏差、平时问题多但考核得分高等现象。

2.执行阶段(Do)

对全院范围的保洁公司管理层和保洁员进行系统培训和监管。通过系统知识培训、专家讲座、图文式标准化流程、反复讲解、现场示范、个别指导相结合,计划性分批分期进行职业道德、医院感染、消毒隔离等教育培训,确保不同学历、不同年龄段的保洁员均正确掌握消毒隔离知识、洗手法、消毒剂的配制法、垃圾分类处理、卫生工具正确标记分类和使用等,认识到保洁工作及自身防护的重要性,新进保洁员必须经过岗前系统培训,考核合格后方可上岗。明确保洁员个人职责、各班次职责,严格按照医院保洁质量管理的要求认真完成日常保洁工作,工作有序,避免遗漏。配发保洁员工作服、口罩帽子、橡胶手套等防护用品,对专职收集、运送医用垃圾的保洁员注射乙肝疫苗,保障其身体健康。用通俗易懂的换算方法教会保洁员计算消毒液浓度,配备消毒液的配制工具如量杯量筒,制作分别标明地面、物体表面、毛巾等处消毒液的配制比例、作用、时间的卡片以供随时参考。根据质控小组检查情况综合评定星级现场、星级员工,挂钩绩效考核给予精神和物质奖励,对屡次不改者进行处罚或辞退,形成良性竞争的工作环境,保证工作质量并提高工作效率。

3.检查阶段(Check)

保洁公司严格按照医院感染管理的要求,辅以作业过程拍照、摄像等现场监控手段,强化保洁员工作质量管理,不只限于对环境、物体表面清洁度的管理。①由质控小组对保洁工作质量采取日查、周查、月查、随机抽查等形式进行督导和检查。②定期调查保洁员消毒隔离知识掌握情况,如拖把分区使用情况、消毒液配制、病房终末消毒、医疗垃圾处理等内容。每月对病房物体表面及保洁员手表面进行微生物采样。③每月对保洁员的工作纪律、工作态度及患者满意度进行调查。

4.处理阶段(Action)

每月召开保洁工作通报点评会,质控小组成员参与,针对相关检查结果,提出检查中的不合格情况,分析不合格的原因,在此基础上拟定整改措施,于下一轮开始实施整改计划,实现医院保洁工作的持续改进。

三、完善医院保洁管理的对策

厦门经济特区成立40多年以来,是区域经济腾飞的40多年,也是厦门市医疗行业迅速成长的40多年。随着本地医院发展带动医疗服务水平的不断提高,越来越多的医院将更好更先进的保洁管理服务理念引进来,让医院保洁更加专业化、标准化、制度化和规范化。为进一步促进厦门市各医院实现高质量的保洁管理服务,创造一个安全、文明、整洁和舒适的就诊和住院环境,我们就医院保健管理制度与规范提出如下建议:

(一)建立完善的医院保洁管理制度与规范

目前,厦门市部分医院保洁管理的制度和规范仍不健全,缺乏统一的管理标准。健全的管理制度可以实现管理工作统一化、系统化和标准化,以管理目标为核心,使得工作考核有据可依。因此,要抓紧建立健全医院保洁管理的相关制度与规范,包括保洁服务的术语与定义、医院区域与风险等级、保洁作业方法与频次要求、保洁工具清洗与消杀、保洁中的医疗废弃物管理、保洁人员安全与院感防控、保洁工作评价与考核模型、保洁工作质量保证与监管、信息化技术的应用等。

(二)编制医院保洁流程与标准的实操手册

针对医院保洁工作的流程与标准,编制实操手册,对保洁工作提供规范指导。医院自主保洁人员和外包保洁公司人员需按照统一的工作要求,严格按照规范流程与标准开展工作。实操手册内容包括日常常规保洁管理、专项保洁管理两大部分:①对各区域标准的保洁工作流程、标准进行清晰的阐述与说明并做出明确要求;②对常规保洁、专项保洁的工具、设备及相关耗材的管理与使用进行规范要求。

(三)健全保洁外包服务管理制度

服务外包不代表责任外包,后勤保障部门要进一步履行好外包服务公司的监管责任。加强监管,实施"两位一体化"管理,保洁员接受保洁公司及医院职能部门的双重管理。同时,医院在保洁员培训、工作流程及质量标准制定等方面都进行全过程参与、全过程监督,并最终进行有效的监管。

同时医院也要强化考核,根据合同中保洁服务的要求,明确保洁服务区域的保洁质量标准,包括保洁工作范围、工作时间、工作流程、保洁频率、工作满意度等方面。

(四)加强培训与考核,提升人员专业水平

医院保洁管理部门需主动联合院感科、传染科、护理部及急诊等专业部门,积极开展对医院外包人员、保洁人员及后勤职工等的理论知识培训及实践操作培训,指导其掌握保洁管理的相关制度、规范、流程及要求,尤其是消毒、医疗废弃物等管理办法,明确个人防护的重要性。

(五)设置保洁服务社会化外包招标相关标准

随着医院后勤采购招标工作的不断推进,亟须完善招标工作的各个环节,需要注意以下几个要点:

(1)组织管理:不流于形式,领导小组及专家成员在各招标项目中必须保持稳定的出席率,并给出切实有效的评审意见。

(2)范围划分:所有纳入集中采购计划或者利用医院资金采购的项目均需进行招标。

(3)流程制定:招标项目的办理要严格遵循流程,保证招标工作公开、公平、公正、合理合法。

(4)严把纪律:遵纪守法和廉洁从业是医院招标的基础,要始终给予重视。

(六)推进信息化手段在保洁工作中的应用

推进信息化系统或平台等在保洁管理工作中的应用,通过对医疗废弃物、危险品的收集、转运、转出处理、监督等进行全流程监管与追踪,准确统计与分析保洁资源、医疗废弃物品、危险品等数据信息,进一步提升管理质量与效率。

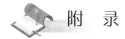

附　录

(一)医院保洁标准和流程相关指导文件

1.《三级医院评审标准(2020 年版)》,国家卫生健康委

2.《三级医院评审标准实施细则(2020 年版)》,国家卫生健康委

3.《公立医院运营管理信息化功能指引》(国卫办财务函〔2022〕126 号),国家卫生健康委

4.《新型冠状病毒肺炎防控方案(第八版)》,2021 年 5 月 11 日,国务院应对新型冠状病毒肺炎疫情联防联控机制综合组

5.《医疗机构消毒技术规范》(WS/T 367—2012,2012 年 4 月 5 日,卫生部医院感染控制标准专业委员会

6.《医院空气净化管理规范》(WS/T 368—2012),2012 年 8 月 1 日,卫生部医院感染控制标准专业委员会

7.《疫源地消毒总则》(GB 19193—2015),2015 年 6 月 2 日,中华人民共和国国家质量监督检验检疫总局、中国国家标准化管理委员会

8.《医疗废物管理条例》,2003 年 6 月 16 日,中华人民共和国国务院令第 380 号

9.《医疗卫生机构医疗废物管理办法》,2003 年 10 月 15 日,中华人民共和国卫生部令第 36 号

10.《医院消毒卫生标准》(GB 15982—2012),2012 年 6 月 29 日,国家卫生健康委员会

(二)政策解读

各项政策中《三级医院评审标准(2020 年版)》及《三级医院评审标准(2020 版)实施细则》(以下简称《细则》)以评促建,以评促改,评建并举,重在内涵,对于医院的保洁管理具有很大的指导意义。

1.《三级医院评审标准(2020 年版)》(以下简称《标准》)

2020 年 12 月 28 日,国家卫生健康委《关于印发〈三级医院评审标准(2020 年版)〉的通知》规定,新标准将强化定量指标条款;整合简化现场条款,不仅强调了医院的社会属性和公益责任,而且凸显了医院的法制意识和安全意识;通过评审引导医院加快技术进步,深化内涵质量建设,提升可持续发展能力,从而助力医院进入高质量发展阶段。

2.《标准》修订的原则与思路

围绕"医疗质量安全"这条主线,秉承"继承、发展、创新,兼顾普遍适用与专科特点"的原则,精简合并条款,推动医院评审由以现场检查、主观定性、集中检查为主的评审形式转向以日常监测、客观指标、现场检查、定量与定性评价相结合的工作思路和工作方向,符合当前医院管理工作需要。

3.《细则》的使用

各省级卫生健康行政部门要参照《细则》的规定,结合工作实际和本地特点,尽快制定本省(区、市)的评审标准实施细则,报卫健委备案后施行。医院要将《细则》作为加强内部管理的重要工具,运用《细则》指导医院的建

设发展,明确目标和方向,强化日常管理,并在全院范围内开展学习和培训工作,确保医务人员充分理解和掌握《细则》,为医院实现高质量发展提供有力支撑。

第三章 厦门市医院建设项目管理

一、厦门市医院建设项目管理现状及分析

(一)医院建设项目的主要特点

近年来,随着国民经济水平的不断提升,民众的医疗服务需求也呈现扩大化、多样化的态势,促进了医疗服务市场的快速持续发展。近年来我国医院建设的规模和质量不断扩大和提升,管理水平持续增强,民众的就医硬件设施和环境得到了极大的改善。医疗建筑是公认最复杂的民用建筑。

1.医院建设项目的主要特点

(1)专业化程度高,系统配置复杂,技术要求高;

(2)施工工艺复杂,设计个性化要求高;

(3)医疗功能特殊,面向患者群体,环境要求高;

(4)节能环保、采光要求高,新技术应用多;

(5)专业分工细,分包项目多;

(6)工期较长、任务繁重,施工交叉作业面多、相互影响;

(7)医疗设备多,对建筑防护、屏蔽、荷载及水电等要求高;

(8)医疗设备安装和调试工作量大;

(9)项目验收、交接工作量大;

(10)医院需求及设计变动大,对工期、投资影响较大。

2.医院建设项目管理的重点

(1)项目前期策划筹备;

(2)医院建设设计管理;

(3)项目招标采购管理;

(4)项目进度管理;

(5)项目质量与安全管理;

(6)项目投资管理;

(7)项目信息管理。

(二)医院建设项目主体

1.业主(建设单位)

建设单位是工程的第一责任主体,须对工程的投资、工期、质量、安全生产、文明施工等全面负责,做足做细前期工作,加快前期手续办理,加强组织建设实施,健全项目管理、协调机制,严格控制工程变更、投资调整,加快竣工验收、财务决算、产权办理等工作。自行组织建设的,应具备相应的管理能力;委托代建的,应按规定从名录库中择优选取,参照范本规范签订代建合同,并依合同督促代建单位履约履责。

业主管理是一项集成化管理工作,能够迅速组织各单位相互配合、和谐共处、协同作战,最终实现项目投资控制、进度控制、质量控制、安全管理、文明施工管理及项目协调管理的期望目标。医院建设的业主管理模式主要包括医院统揽模式和基建处模式。

业主的主要职责包括决策职能、计划职能、组织职能、控制职能、协调职能。

业主通常是医院的既定运营方,应该在医院建设项目规划前确定,是项目建设的关键。与其他公共建筑不同,医疗建筑功能复杂且特殊,每个区块有各自的流程、行业规范、感控及使用要求。这些内容需要医院建设方进行整体把控,避免施工后期因部分项目功能未完全实现而返工,影响工程进度,同时造成投资成本浪费。

2.代建制及代建单位

代建制指政府投资的非经营性项目经过规定的程序,委托具备相应资质的工程管理公司或相应工程管理能力的其他企业作为项目建设期法人,由代理投资方或建设单位组织和管理的一种建设管理模式。代建制管理模式主要是针对政府投资项目,其模式主要是业主方委托社会化、专业化的代建单位来承担业主方的项目管理职责。代建制的特点是代建方具有全过程管理职能和监督职能。

代建单位实行名录库管理,按具备的专业、等级资格承接业务。选择建设单位时,应重点考核项目代建人员配备、代建方案,以及企业代建业绩、资信等情况。市级指挥部应建立健全统筹代建业务的议事制度,具体项目直接委托代建时应经指挥部会议研究同意;特殊情形需要选择名录库外代建单位的,应按规定由项目责任单位审核后,报市政府研究同意。市建设局应定期检查代建单位承接业务资格及代建合同签订情况等,发现问题的应及时严格依规处理。

代建单位通常没有专业的医院管理经验和医疗知识背景。而医院建设项目的专业化程度高、分工细、高度复杂和亲生命性,决定了代建单位除了履行全过程管理职能和监督职能外,不能脱离医疗本质,应在发挥工程建设管理专业能力的同时,理解并协助业主实现医院建设目标。

3.勘察、设计

建设工程勘察是指根据建设工程的要求,查明、分析、评价建设场地的地质、地理环境特征和岩土工程条件,编制建设工程勘察文件的活动。建设工程设计是指根据建设工程的要求,对建设工程所需的技术、经济、资源、环境等条件进行综合分析、论证,编制建设工程设计文件的活动。

勘察设计招标阶段,设计任务书的撰写尤为关键。设计任务书是作为工程项目进行方案设计具体要求提交给建筑设计单位的技术文件,是进行方案设计的重要依据,也是评判设计方案的重要依据。研拟设计任务书的过程就是对功能和空间格局进行科学论证的过程,务必重视。设计任务书对于工程建设非常重要,要尽量翔实、具体,能全面客观地反映业主(建设单位)的建设意图。

建设工程设计包括方案设计、初步设计和施工图设计三个阶段,这三个阶段涵盖了建设方从策划研究到设计深化、完成交付、施工单位进行施工的全过程。

方案设计是建筑设计的最初阶段,它是设计单位在领会业主意图的前提下,对建筑进行创造性的、形象化的设计过程。初步设计是在方案确定的基础上结合技术与材料对设计方案进行深化和完善,形成初步设计文件;施工图设计是在初步设计审查通过的基础上,深化完善全套建筑结构、给排水、供热、制冷、通风、强电、弱电、医用气体等施工图和相应的设计说明书、计算书,把停留在虚拟空间的建筑形态进一步具体化,作为建筑工程施工的依据。

勘察设计质量的优劣对工程建设能否顺利完成起着关键性作用。以招标方式选择勘察设计单位是为了引入竞争机制,使设计技术和成果作为有价值的技术商品进入市场,打破部门、地区的界限引入竞争机制;通过招标,择优确定勘察、设计单位,可防止垄断,促进勘察、设计单位采用先进技术,更好地完成日常繁重复杂的工程勘察、设计任务,以降低工程造价、缩短工期,提高投资效益。

4.监理

建设工程监理是指具有相应资质的监理单位受工程项目建设单位的委托,依据国家有关工程建设的法律法规,签订经建设主管部门批准的工程建设文件、建设工程委托监理合同及其他建设工程合同,在施工阶段对建设工程质量、造价、进度进行控制,对合同、信息进行管理,对工程建设相关方的关系进行协调,并履行建设工程安全生产管理法定职责的服务活动。建设单位(业主、项目法人)是建设工程监理任务的委托方,工程监理单位是监理任务的受托方。工程监理单位在建设单位的委托授权范围内从事专业化服务活动。与国际上一般的工程项目管理咨询服务不同,建设工程监理是一项具有中国特色的工程建设管理制度。

5.施工(工程总承包)

工程总承包又称为"交钥匙承包",是指从事工程总承包的企业受业主委托,按照合同约定对工程项目的可行性研究、勘察、设计、采购、施工、试运行(竣工验收)等实行全过程或若干阶段的承包。工程总承包企业按照合同约定对工程项目的质量、工期、造价等向业主负责。

工程总承包管理模式由承包商承担设计和施工的全部责任,具有显著优势。对业主而言,简化了合同关系,减轻了组织协调工作,合同责任界定更加清晰、明确,有利于控制项目成本。业主需要选择资信度高、实力强、适宜全方位工作的承包商。承包商方面,提高了项目采购速度和实施的效率,缩短了工期,设计方案的可建造性和稳定性增强,较易实现设计优化。这要求承包商不仅需具备各专业工程的施工能力,而且需要很强的设计、管理、供应乃至项目策划和融资能力。

工程总承包模式按过程内容主要有 EPC 模式、DB 模式、EPCM 模式等。EPC(Engineering Procurement Construction)模式即设计、采购、建造模式,又被业内称为设计、采购、施工总承包。DB(Design and Built)模式即设计、建造模式。EPCM(Engineering Procurement Construction Management)模式即管理方全权负责工程项目的设计和采购,并负责施工阶段的管理的一种模式,这是一种在国际建筑业界通行的项目交付模式。

(三)医院建设全生命周期

1.策划阶段

项目策划首先进行用地选址工作。项目策划阶段需要取得项目预选址意向书、主管部门启动项目的批复、市政府会议纪要、红线等材料,并与行业、建设和投资主管部门等进行前期策划方案的沟通,取得各部门同意后通过"多规合一"平台生成项目。

2.前期准备阶段

根据厦门市全生命周期加强基础设施建设的实施方案,项目进入前期阶段的标志为取得市发改委下达的前期工作计划。该计划涉及项目可行性研究报告编制、社会稳定性风险评估、环境影响评价、概算编制、勘察设计招标、工程规划许可证办理、施工图设计审查、监理施工招标、施工前准备施工许可证办理等工作。

3.施工阶段

工程施工阶段包括分包招标和材料设备采购。施工开始后也可能存在设计过程中的问题,如设计变更和专项设计等。

4.竣工验收阶段

竣工验收阶段主要包括竣工验收和项目后评价等。

5.竣工移交阶段

竣工移交阶段主要包括竣工决算办理和竣工移交办理等。

(四)医院建设项目管理具体内容

医院建设项目管理的内容纷繁多样,归纳起来主要有以下几个方面:招标采购、合同管理、质量管理、投资管理、进度管理、信息管理和其他方面的管理等。业主、监理和承包商的项目管理虽然内容相同,但在管理的方式、手段、深度和具体内容上有严格的和明确的区别。正确认识三者的区别,对于顺利完成项目管理至关重要。

1.招标与投标

工程建设项目招标,是指建设单位对自愿参加某一特定工程项目的承包单位进行审查、评比和选定的过程。

工程建设项目投标,是指经过审查获得投标资格的建设承包单位按照招标文件的要求,在规定的时间内向招标单位填报投标书并争取中标的法律行为。

招标与投标是一种商品交易行为,是交易过程的两个方面。招标是招标人(采购方)在招投标过程中的行为,投标则是投标人(供应商、承包商)在招投标过程中的行为,最终的行为结果是签订采购合同,产生招标人与投标人的合同关系。

开标是指招标人在规定的地点、时间,在有投标人出席的情况下,当众拆开标书,宣布投标人的名称、投标价格和投标价格的有效修改等主要内容的过程。

评标是指招标人按照招标文件的要求,由招标小组或专门的评标委员会,对各投标人所报资料进行全面审查、择优,选定中标人的过程。

(1)建设工程招标范围

通常如下项目必须采用招标方式确定建设单位:

①大型项目,指大型基础设施、公共事业等关系社会公共利益、公众安全的项目。

②国有资金投资项目,主要包括全部或部分使用国有资金投资的项目。

③国家融资项目,即使用国际组织或者外国政府资金的项目。

④工程建设相关的招标项目,即使用国有资金投资或者国家融资的项目。

(2)医院建设工程招标方式

医院建设工程招标方式主要包括公开招标和邀请招标。

公开招标又称无限竞手性招标,是指招标人以招标公告的方式邀请非特定法人或者其他组织投标,即招标人按照法定程序,在国内外公开出版的报刊或通过广播、电视、网络等公开媒体发布招标公告,凡有兴趣并符合公告要求的供应商、承包商,不受地域、行业和数量的限制,均可以申请投标,经过资格审查合格后,按规定时间参加投标竞争。

邀请招标又称有限竞争性招标,是指招标人以投标邀请书的形式邀请特定的法人或者其他组织投标。招标人向预先确定的若干家供应商、承包商发出投标邀请函,就招标工程的内容、工作范围和实施的条件等做出简要说明,邀请不少于3家单位参加投标竞争。被邀请单位同意参加投标后,从招标人处获取招标文件,并在规定时间内投标报价。公立医院建设项目达到公开招标限额条件而采用邀请招标的,要有审批部门批复方可采用。

(3)医院建设工程招标类型

医院建设工程的招标类型主要包括全过程招标和单项招标。

全过程招标是指从工程项目可行性研究开始,包括可行性研究、勘察设计、设备材料采购、工程施工、监理等全部工作内容招标。无论是由项目管理公司、设计单位还是由施工企业作为总承包单位,鉴于其专业特长、实施能力等方面的限制,合同执行过程中不可避免地采用分包方式实施。

单项招标是指工程规模或工作内容复杂的建设项目,甲方对不同阶段的工作、单项工程或不同专业工程分别单独招标,将分解的工作内容直接发包给不同性质的单位实施。

(4)工程建设招标投标程序

招标是工程项目法人选择实施单位的过程,而投标则是投标人力争获取实施合同的竞争过程。具体招标投标程序包括:组建招标工程机构,提出招标申请书,编制招标文件,制定标底,发布招标公告或招标邀请书,资格审查,向合格的投标者分发招标文件及设计图纸和技术资料,组织投标单位踏勘现场并对招标文件答疑,建立评标组织,制定评标和定标办法,召开开标会议,审查投标标书,组织评标,决定中标单位,发出中标通知书,建设单位与中标单位签订合同。

(5)评定分离

厦门市建设工程招投标采用"评定分离"的办法。

　　为深化招投标制度改革,优化营商环境,进一步落实招标人主体责任,更好地提高工程质量,降低工程成本,加快工程建设,防范廉政风险,根据《中华人民共和国招标投标法》和《关于进一步加强房屋建筑和市政基础设施工程招标投标监管的指导意见》(建市规〔2019〕11 号)等文件精神,在试行一年多的基础上,厦门市建设局修订并印发了《厦门市建设工程招投标"评定分离"办法(试行)》(以下简称"本办法"),本办法适用于前期工作扎实、建设单位或其委托的代建单位具备较丰富的项目管理经验和较强的经济技术管理力量(代建单位原则上不低于厦门市代建企业信用评级 BB＋等级),并按有关规定确定采用"评定分离"办法进行公开招标的建设工程,如房屋建筑工程、市政基础设施工程、公路工程、水运工程、水利工程等的勘察设计、施工、监理招标。

　　评定分离是指评标委员会对投标文件进行定性评审并提供技术咨询建议,推荐定标候选人,招标人在定标候选人中按照事先确定的定标规则、定标方案自主确定中标人的评标定标办法。包括以下工作流程:

　　①编制发布招标文件及定标规则;

　　②编制发布最高投标报价限价;

　　③组建评标定标相关机构及监督小组;

　　④开标;

　　⑤资格审查;

　　⑥确定入围投标人;

　　⑦评标,确定定标候选人;

　　⑧公示定标候选人;

　　⑨清标;

　　⑩定标;

　　⑪中标。

　　2.合同管理

　　建设工程合同包括工程勘察合同、设计合同和施工合同。

　　勘察合同是指发包方与勘察方就完成建设工程地理、地质状况的调查研究工作达成的协议。

　　设计合同包括初步设计合同和施工设计合同。初步设计合同,即建设工程立项阶段承包方,为项目决策提供可行性资料的设计而与发包方达成的协议。施工设计合同是指承包方与发包方就具体施工设计达成的协议。

施工合同是指承包方完成工程建筑安装工作,发包方验收后接受该工程并交付价款的合同。施工合同主要包括建筑和安装两方面内容。其中,建筑是指对建筑物、构筑物进行营造的行为;安装主要是指与建筑物、构筑物有关的线路、管道、设备等设施的装配。施工合同是建设工程的重要契约,是工程建设质量控制、进度控制、投资控制的主要依据。《中华人民共和国合同法》《中华人民共和国建筑法》等法律法规及部门规章是我国建设工程施工合同管理的主要依据。

根据有关建设工程的法律法规,结合我国建设工程施工的实际情况,并借鉴国际上广泛使用的 FIDIC 土木工程施工合同条件,国家建设部和国家工商行政管理局于 1999 年 12 月 24 日发布了《建设工程施工合同(示范文本)》,该文本是各类公用建筑、民用建筑、工业厂房、交通设施区线路管道的施工和设备安装的合同样本,由"协议书""通用条款""专用条款"三部分组成。

FIDIC 是国际咨询工程师联合会(Fédératior Internationale Des Ingénieurs Conseils)法文名称的缩写。FIDIC 专业委员会编制了许多规范性的文件,这些文件不仅被 FIDIC 成员国采用,而且世界银行、亚洲开发银行的招标文件也常常采用。FIDIC 出版的标准化合同格式有:《土木工程施工合同条件》(国际上通称为 FIDIC"红皮书")、《电气与机械工程合同条件》(黄皮书)、《业主/咨询工程师标准服务协议书》(白皮书)及《设计-建造与交钥匙工程合同条件》(橘皮书)等。

合同管理不属于项目管理的一项具体内容,但其在工程项目管理中却至关重要。合同管理的过程主要包括熟悉合同及树立合同意识等。

熟悉合同。合同包括合同协议书、补充协议书、技术条款、商务条款、备忘录、招标通知等属于合同范畴的所有文件。项目管理人员要充分熟悉和深入研究合同,掌握合同的关键条款、存在的漏洞及易发生纠纷的变动。

树立强烈的合同意识。业主和承包商在合同中处于平等地位。业主即项目管理人员一方面不得以势压人,逼迫承包商接受合同外的条件;另一方面,要警惕承包商在项目实施过程中埋设陷阱。当承包商提出各种各样的建议时,首先要想到遵守合同,对采纳建议可能带来的经济问题要有充分估计。

建设单位、代建单位应每月组织对项目设计、施工、监理、监测等单位的履约履责情况进行检查,发现问题应采取督促限期整改、约谈警示等措施;情节严重的,应提请行业主管部门按规定处理。各行业主管部门视项目代建、设计、施工、监理、监测等单位履责情况,可分别采取约谈警示、督查督办、纳入"黑名单"等措施,并纳入信用监管。

3.质量管理

业主应根据项目情况设置管理质量的目标,如质量验收一次合格率达到100%,或主体结构工程优良等。为了实现质量目标,在明确职责、建章立制、完善体系、强化事前控制、把握关键工序、加强过程控制和持续改进确定项目质量目标的基础上,业主应落实各项质量保证措施,形成业主、施工监理单位、勘察单位、设计单位、施工单位、材料设备供应单位多层次质量保障体系,通过加强监督各参建单位质量控制措施的执行,保证各项措施落实到位。同时,在强调施工阶段质量控制的基础上,应将医院建设的项目设计、招投标施工前准备及竣工验收等纳入质量管理体系进行衔接和协调,全过程保证项目质量。

质量管理的内容:

(1)施工准备阶段:建立健全质量管理体系;图纸会审;设计交底;审查施工组织设计;质量保障计划等。

(2)施工阶段:材料、设备供应的质量管理;施工工序质量控制;隐蔽工程验收;分部、分项验收;工程变更控制;成品保护。

(3)竣工验收:工程的竣工验收是全面检验工程建设是否符合设计要求和质量标准的重要环节,业主是工程竣工验收的主体单位,负责组织工程的竣工验收。竣工验收管理程序包括:竣工验收准备、编制竣工验收计划、组织现场验收、进行竣工结算、移交竣工资料、办理竣工手续。

工程项目实施阶段,业主的项目部要开展多方面的工作,对工程项目的质量进行控制和监督,概括地说,包括审查承包商的质量保证体系,进场材料、设备的质量控制,监理规划、监理实施细则等几个方面。

承包商质量保证体系的审查确认:着重检查承包商是否已建立质量保证体系,质量保证体系是否经认证单位认证,是否制定了明确的质量目标和计划,质量保证体系是否行之有效等。

工程材料的质量控制:检查承包商是否根据设计图纸的规定和合同的要求制定了材料检验和检查制度,并在实际工作中严格对材料的采购订货、材料的进场和材料的使用进行质量控制。

生产设备的质量控制:包括生产设备采购订货的质量控制、生产设备加工制作的质量控制、生产设备组装调试的质量控制以及形成的生产能力的保证率等各个环节。

监理规划和监理工作实施细则的审查:经常深入工地了解情况,同时对监理工程师的日常监理工作进行监督检查。特别强调要带着问题下工地进行调查研究。

4.投资管理

工程造价也称"工程费用",是工程项目按照确定的建设内容、建设规模、建设标准、功能要求和使用要求等全部建成并验收合格交付使用所需要的全部费用。具体而言,即该工程项目从建设前期到竣工投产全过程所花费的费用总和,包括建筑安装工程费用、器具设备购置费用、工程建设其他费用、预备费用和建设期货款利息等。

工程造价具有显著的动态性,任何一项建设工程从决策到竣工交付使用,都有一个较长的周期。按照建设项目所处的不同阶段,工程造价在不同的阶段要多次进行计价,涉及可行性研究投资估算、初步设计概算、施工图预算、合同价、工程结算价和竣工决算等。在这期间,如工程变更、材料价格、费率、税率、利率、汇率等发生变化,必然会影响工程造价的变动。因此,竣工决算后才能最终确定工程造价。

工程建设的造价控制,自项目投资决策开始,经过科研立项、设计、招投标、施工到竣工验收,贯穿工程建设全过程。为实现项目投资管理的预期目标,应将项目建设造价的发生控制在批准的造价限额内,并随时纠偏及调整。

建设项目各阶段工程造价的管理包括以下几个方面:

(1)决策阶段工程造价的控制管理。包括合理确定项目的建设规模、标准和方案,合理确定建设项目投资估算。

(2)设计阶段工程造价的控制管理。包括提高设计质量和深度,推行并落实限额设计,审查设计概算。

(3)招投标阶段工程造价的控制管理。包括编制审核招标文件,审核招标工程量清单及控制价,签订建设工程合同。

(4)建设阶段工程造价的控制管理。包括编制合理的资金使用计划,进行动态跟踪控制、工程预付款及工程进度款支付管理、工程变更及合同价款调整管理、现场签证管理、工程索赔管理。

(5)结算阶段工程造价的控制管理。该阶段是工程造价控制的最后阶段，也是较重要的阶段，其工作就是对工程竣工结算的审核。该项工作主要由工程造价审核人员根据合同、相关定额、竣工资料、国家或地方的有关法律法规，对送审的竣工结算进行核实。一般可委托市财政局财政审核中心或第三方审核单位实施。

5.进度计划

医院建设项目进度管理贯穿项目可行性研究、设计、施工等全过程。

医院项目进度计划是将项目所涉及的各项工作进行分解后，按开始时间、持续时间、完成时间及相互衔接关系编制的计划。进度计划是进度控制和管理的依据。进度计划管理内容主要包括进度计划的制订和进度计划的控制两方面。

进度计划的制订是指项目业主根据项目建设实际需求、施工条件、外部环境、资源供应状态等情况对建设项目开展逐层分解，分别编制项目子系统进度规划和项目子系统中的单项工程进度计划等，逐层确定项目进度目标，由不同深度的进度计划构成的进度计划系统。

进度计划的控制是指对工程实施阶段的工作内容、工作顺序及持续时间等之间的相互衔接关系进行计划并付诸实施，然后在实施过程中检查实际进度是否按计划进行，一旦发生偏差，应分析偏差产生的原因，及时采取有效措施排除障碍，以调整、修改原进度计划后再付诸实施，如此循环，直至工程项目竣工、交付使用的过程。计划控制还要求监理工程师做好监理规划、计划、组织设计和进度控制的工作制度以及进度控制工作实施细则，并督促监理工程师在工程实施过程中努力落实。具体包括编制项目管理规划，研究项目的总进度、施工布置、重大施工技术和施工难题，对项目实施过程中可能出现的问题做好预案，制定一整套制度来规范管理以提高工作效率。进度控制的最终目的是确保工程项目按预定时间启用或提前交付使用。

6.信息管理

信息管理是医院建设项目业主方项目管理的关键因素，是连接项目生命周期各个阶段，项目不同参建方、不同利益相关方、项目各管理要素的"神经中枢系统"。在医院建设项目的信息管理过程中,各参建方表现出显著的信息不对称性及不充分性,使最终结果与用户需求间存在一定的差距。业主作为项目的总集成方,对项目整体信息的管理和组织是否科学合理,对项目成败产生着巨大影响。

建设项目信息是指建设项目生命周期内产生的,反应和控制项目管理活动的所有组织、管理、技术和经济信息,其载体表现为有价值的文字、数据、图形、图表、录音、录像等。建设项目信息是用来反应项目建设过程中各项业务在空间上的分布和在时间上的变化程度,为项目管理者提供有价值的数据资料。从业主方的角度来看,为了满足项目管理的需要,信息需求的种类和数量在所有参建方中是最多的,具体如表 3-1 所示。

表 3-1　医院建设项目业主方信息类型

信 息 类 型	信 息 形 式
勘察设计类	地质勘察、规划设计、施工图设计等
招标采购类	招标公告、招标文件、评标记录等
合同管理类	咨询合同、设计合同、分包合同等
综合信息类	行政手续、通讯录、音像资料等
投资管理类	概预算、资金需求计划、付款、决算资料等
计划报告类	年度计划、月度计划、周计划等
进度管理类	进度计划、实际进度报告、进度分析报告等
沟通协调类	工作联系单、会议通知、会议纪要等

7.其他目标的管理

(1)安全目标。督促监理工程师做好安全控制,目的是保证项目施工中没有危险,不出事故,不造成人身伤亡和财产损失。安全法规、安全技术和工业卫生是安全控制的三大主要措施。

(2)现场管理目标。科学安排、合理调配使用施工用地,并使之与各种环境保持协调关系。项目施工结束后,督促有关单位及时拆除临时设施并退场,以便重新规划使用或永久绿化。

(3)文明施工目标。督促监理工程师和承包商按照有关法规要求,使施工现场和临时用地范围内井然有序,安全文明,环境友善,绿化得到维护,交通畅达,文物得以保存,防火设施完备,居民不受干扰,场容和环境卫生均符合要求。

(4)协调现场各承包商、监理、设计、业主内部各有关部门、地方村镇之间的关系,为工程建设创造良好的内外环境。

二、医院建设项目管理案例分析

——以厦门大学附属心血管病医院为例

(一)不像医院的医院

来到厦门大学附属心血管病医院(以下简称"厦心"),人们的第一印象是:不像医院。

2019年,厦心整体搬迁至五缘湾新院址。这是一座独特的建筑,充满艺术气息,患者置身其中,仿佛身居天然氧吧,视觉、听觉、触觉、嗅觉都得到很好的抚慰。厦心让患者即使在无陪护情况下就医,也能远离在传统医院中常见的焦虑、无助等负面情绪,内心充盈的是满满的正能量。

厦心建筑内部的动线流程设计,又与科学照护的理念高度契合,让患者就医流程更加高效、顺畅。

2020年,厦心荣获"第三届中国最美医院"称号。2021年,厦心建筑项目获评中国建设工程鲁班奖(国家优质工程),这是由中华人民共和国住房和城乡建设部指导、中国建筑业协会实施评选的奖项,是中国建筑行业工程质量颁发的最高荣誉奖,也是厦门卫生系统第一次获鲁班奖。

许多患者感叹,走进"最美医院",身处舒适、高效、人性化的医疗环境,不难感悟到"生命、尊严、人文关爱"已深深铭刻入厦心文化当中。

(二)天然疗愈氧吧,美和艺术无处不在

世界卫生组织给健康的定义,不仅指没有疾病或病痛,还强调躯体上、精神上和社会上的完全良好状态。也就是说,健康的人要有强壮的体魄和乐观向上的精神状态,并能与其所处的社会及自然环境保持协调。

医院是帮助人们重返健康的场所,然而,早期传统医院设计强调以"疾病为中心"的治疗理念,忽视了人的精神情感需求,容易带给人紧张、焦虑等负面情绪体验。厦心在立项之初就思考如何建成"不像医院的医院",用"以人为本"的治愈理念,创造具有正向力量的医疗环境,让人们有意识地自我修复和心灵痊愈,促进身心健康。

在厦心的建筑中,"美和艺术"无处不在。

走进厦心,一眼望去,门诊、医技、住院部三座主体建筑由南至北渐次铺开,相互咬合、退让,形成开敞的入口空间和庭院,体现了建筑开放、包容、视野通透的理念;建筑立面以横向的铝板线条构件为基本元素,中国元素和闽南红点缀其间,交相辉映。

门诊一楼大厅宽敞明亮,挑高设计,推门而入,仿佛进入星级酒店大堂。墙壁装饰面使用木质材质,给人温馨的感觉。内部装修以灰、白、原木色为主色调,简约温馨,让人如居家中,身心安宁。

门诊大厅没有硬邦邦的椅子,只有柔软的沙发,还自带充电插座,在医院待一天也不担心停电。

值得一提的是,这座花园式医院采取的是亲自然和无障碍设计。厦心是厦门第一家没有围墙的医院,建筑红线内的绿化跟红线外的绿化融为一体,医院与城市绿化景观无缝融合,让患者有拥抱自然之感,从而获得积极情绪,达到身心疗愈效果。

厦心所有诊室围绕庭院,各层庭院被赋予主题,或抽象或隐喻地表达自然元素,如二楼门诊的"木庭""石庭",一楼咖啡厅处的"雨庭",下沉式庭院的"竹亭"等,使人产生对广阔自然的联想。患者候诊时便能欣赏庭院景观,有助于缓解焦虑紧张情绪。园林设有木质桌椅,方便人们闲暇交谈,呼吸新鲜空气,也更利于心血管病患者康复。很多患者欣喜地发现,进到厦心不会紧张了,血压和心率也逐渐正常了。有人感叹:"这里有厦心咖啡,候诊时闻着咖啡香,整个人身心都舒畅了不少。"

ICU 和 CCU 是重症患者监护救治场所,全程无陪护。厦心在监护室设计中,巧妙利用光源,结合不同的空间形态、结构、色彩及材料,通过不同的表现手法,营造不同的空间环境氛围。比如,采用 L 形设计,围绕一个大面积的采光庭院,将自然光通过通透开阔的条形窗,铺洒在整个监护室空间,患者和医护人员都能在自然光照下康复和工作,能提升患者的生命感知,促进康复。监护床位间的半墙和透明间隔设计,让医务人员的观察视野最大化,不仅保障了患者的安全,同时也避免了患者之间相互影响。

(三)躺在手术室,也能看"蓝天白云"

厦心新院区从立项到建成搬迁,共耗时 4 年,方案论证历时一年之久。第六届梁思成建筑奖获得者、全国医院设计大师黄锡璆博士是本项目的总设计师,他带领团队,与医院反复论证设计方案,从一级流程布局到二级流程优化,从人流、物流、信息流的规划到医疗工艺的最优管理,都亲力亲为,力求功能、布局、流程、环境都能满足现代化心血管病专科医院的需求。

优化流程布局带给医院的是更小的投入,更高的效率;带给患者的是更短的住院时长,更好的就医体验感。这一点,在介入手术中心和手术室感受最明显。

对心血管病专科医院而言,介入手术中心和手术室宛若医院的心脏。厦心介入手术中心有 8 间 DSA 导管室,每天近百台手术在这里开展,医护人员工作量大,容易疲劳。建设团队充分调研了医护工作的工作动线、人体工学等信息,现场模拟医护人员穿铅衣、洗手和进入导管室的路径,在布局、设施、动线上,力求每个细节精益求精,以达到高效安全和人性化的医疗流程。团队秉承"集约、共享、科学、高效"的设计原则,让医生、护士、技师的工作流程最优、效率最高、环境最舒适,患者治疗效果最佳。

厦心创新性将 8 间 DSA 导管室集中为中央岛式的控制室,左右各 4 间,形成一个多功能的共享中央控制室空间。在该空间中,医务人员可以完成手术,也可以充分利用手术间隙休息放松,减少疲劳,还可以进行学术、科研和教学活动,碰撞出思维的火花。

建设团队通过走访调研,充分汲取患者的意见。医院在导管室天花板的设计中,特别融入蓝天白云的元素,患者躺在手术台上,也能看到"蓝天白云"。这处巧思,使得原本冰冷的手术室让人备感温馨,而这一独特设计就是患者躺在手术台上时提出来的。医护人员也在"蓝天白云"下放松了紧绷的神经,他们亲切地称这里是"日不落"导管室。

(四)打造海陆空立体救援体系,为绿色通道提速

时间就是心肌,时间就是生命。胸痛急救,贵在一个"快"字,必须争分夺秒。

厦心在科研报告中,紧紧围绕"快"字做足文章,提出建设海陆空"三位一体"的高效急救通道,为胸痛中心绿色通道提速。建设团队联合专业的航空救援机构、有航空资质的设计院,在设计、施工和验收阶段进行全流程的专项管理。如今,设于厦心大楼顶层的机坪,是厦门唯一能在空中进行起降的航空救援民用机坪。通过该机坪,患者从担架下飞机到送入抢救室只需要 58 秒。

胸痛急救地面设计也具有无可比拟的优越性。厦心急诊科和胸痛中心位于建筑的中部一层,朝向城市主干道。急诊室大门、建筑大门、抢救室通道、急诊 DSA 室呈一条直线布局,急救车到达后,患者可以通过担架直接推入导管室进行手术。

急诊科设置抢救室和急诊 ICU、留观病房三个功能分区,为了管理高效和医疗安全,三个功能分区统一管理,将处置室、工作站和物资仓库等集中共享管理,流程打通,三个分区不做物理阻隔,医护信息交流和患者安全得到最大保障,且节约了空间面积和人力资源。

(五)就医便捷高效,充满人情味

厦心的很多设计,贴心地照顾到患者的生活细节需求,充满人情味。

厦心的挂号、收费、药品窗口没有玻璃隔栏,台面只有 75 cm 高,医患双方面对面坐下来,近距离交流,给患者带来平等、尊重的体验感,有助于迅速拉近双方心理距离,建立起共同面对疾病的统一战线。

医院充分运用信息化手段,患者可以通过网站、微信、电话和现场等多个渠道挂号,几乎完全消除了排队现象。

厦心设置了医技检查"一站式"服务。医院将抽血化验窗口、心功能检查、心脏彩超、影像科等检查全部集中在二楼医技区域,患者无须在不同楼层间辗转奔波,就能完成所有检查。

医院还在设计时加大排水坡度,安装无障碍适老化设施,加快了地面干燥,保障患者的安全。

在"互联网＋医疗"惠民领域,厦心也先行先试。2019年11月,医院在导管室引进5G基站,实现海峡两岸跨海手术直播。医院还实现了全流程刷脸就医服务,患者即使忘记携带实体卡,靠"一张脸"就能轻松完成看病全过程。市民即便是首次到该院就诊,也无须再到收费处进行建档办卡,可直达诊室刷脸看病并进行医保结算,为患者省去前往缴费窗口或自助机排队的环节。2020年7月,厦心与中国电信达成5G试点创新战略合作,实现全院区的5G信号覆盖,借助5G高速率、大连接、低延时的特点,助力医疗服务向数字化、移动化、远程化的方向发展。

在5G网络的加持下,医院全覆盖医疗机器人7×24小时载物送药、消毒消杀,还特别推出了掌上云胶片系统,患者可在自己的手机端秒开高清影像报告和图像。医院推进信息化技术与医疗服务深度结合,让患者就医更加便捷高效。

(六)引入恒温新风系统,让医院会"呼吸"

心血管病患者对环境温度极其敏感,而闽南地区春天潮湿,夏季闷热,冬季无暖气,有时寒冷难耐,不利于心血管疾病患者的康复治疗。为给患者带来最佳就医体验,助力其康复,经过科学论证,厦心实行全年365天全天候24小时恒温恒湿管理,夏季保持在24度,冬季供暖保持在22度。通过智能多变量(APC)中央空调智能控制系统,保证院内一年四季恒温恒湿。医院还通过通达全院各处的新风系统,引进外界新鲜空气,营造室内微正压状态,再通过楼宇的主要出入口、门窗缝隙等处,对室内空气进行排放。这样一进一出间,造就了医院的"呼吸"系统。这套系统可令患者始终享有如沐春风的舒心感受,更利于他们的身体康复。

三、完善医院建设项目管理的对策

医院基础工程建设首先要确定工程项目管理模式。工程项目管理模式是指项目单位组织管理工程项目建设的组织形式以及在项目建设过程中各参与方所扮演的角色及合同关系。工程项目管理模式决定工程项目管理的总体框架、项目参与各方的权利义务和风险分担。

医院建设的项目管理是一个复杂的过程,尤其公立医院,很多问题体现在微观层面的具体项目上,管理操作层无法直接解决。比如:政府的工期造价要求与医院的现实、前瞻发展需求的不一致;医院运营管理(使用单位、实际业主)、建设单位(形式业主)的建设要求不一致;建设单位、代建单位、设计和施工单位现场要求不一致;项目经理责任与权力不对等;项目组织架构与人员分工不明确,项目招投标模式与项目融资模式冲突,项目社会环境与工作环境问题等。

以上问题出现的原因,主要是医院缺乏专业的项目管理方,很多项目立项前尚未确定医疗管理团队,直接由行政主管部门或委托的其他医院代行业主职责,导致医院运营管理和工程建设脱节。运营管理单位缺位、业主单位缺乏医院建设项目管理的经验,使得工程项目管理效率低下、项目目标失控、冲突频繁等问题层出不穷。

为解决以上问题,可以从以下几个方面入手:一是项目设计施工前,确定项目的医疗管理团队,统一思想,明确项目的建设目标和管理团队、建设单位、代建单位的权责分工;二是提升业主方项目管理能力,可采取的措施包括招聘专业项目管理人员、聘请专业项目管理公司、实施业主方集成管理整合多方合力等;三是降低业主方项目管理难度,体现在提倡实施工程总承包等提升项目整体性的发包方式。

然而在医院工程建设的宏观层面中,存在项目实践效果低下、质量参差不齐等困境。传统的聚焦于项目质量、进度、投资等目标的项目管理方法与工具已经不能满足业主对项目顺利推进实施和有效控制的要求。因此,在实施科学的项目管理之前,首先需要解决好项目治理的问题。项目治理可以理解为"对项目管理的管理",其本质是建立项目目标,确立责权利和组织内外工作机制等,其中最重要且难度最大的是协调项目各个利益相关者。利益相关者对项目都有各自的利益诉求,同时他们之间又彼此关联,形成一种关系网络。如何通过有效的项目治理,为项目管理实施创造良好的内部和外部环境,这是当前亟待重视和解决的问题。

医院建设项目治理体系,应当从宏观、中观、微观不同层面进行,即政府治理、业主治理和业主项目部治理。其中与项目建设最直接相关的是业主治理和项目部治理。业主治理涉及项目的立项、规划、设计、采购等。项目部治理涉及合同治理、风险分担机制和项目实施的绩效考核与反馈。业主项目部是通过项目治理与管理等综合方法来管理建设项目,但是风险分担与绩效考核,都需要通过合同治理来体现。因此,作为项目治理的基础,业主应当对合同治理加以高度重视,并根据项目具体的承发包模式和自身的目标需求确定相应的治理对策。

为加快产业升级,促进建筑业持续健康发展,国务院办公厅《关于促进建筑业持续健康发展的意见》中提出要"培育全过程工程咨询","政府投资工程应带头推行全过程工程咨询",全过程工程咨询涵盖了上述工程项目管理,将项目前期立项阶段的技术咨询服务和施工过程中的技术咨询服务统一为一体。工程项目管理和工程全过程咨询都是建设单位自身的项目管理方式。为提高公立医院建设项目的科学性、前瞻性和合理性,业主单位可以根据具体医院项目的特殊性,委托专业单位咨询,统一医疗管理团队、建设单位、代建单位和现场项目管理目标,避免因微观目标的差异影响宏观整体目标的实现。

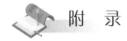 附　录

医院建设项目管理相关政策法规

1.《厦门市建设局厦门市财政局厦门市发展和改革委员会关于印发进一步完善市级财政投资建设项目管理若干措施的通知》(厦建协〔2019〕14号)

2.《厦门市人民政府办公厅关于进一步完善市级财政投融资建设项目业主确定机制的通知》(厦府办〔2018〕44号)

3.《厦门市市级政府投资项目管理办法》(厦发改投资〔2021〕49号)

4.《关于印发厦门市市级前期工作经费管理办法的通知》(厦发改前期〔2021〕301号)

5.《厦门市人民政府办公厅关于印发厦门市重点建设项目管理办法的通知》(厦府办〔2018〕23号)

6.《厦门市建设局等4个部门关于印发市级财政投融资建设项目代建单位选择有关事宜的通知》(厦建协〔2022〕4号)

7.《厦门市人民政府办公厅关于印发市级财政投融资建设项目代建制管

理办法的通知》(厦府办〔2018〕24 号)

8.《代建工作规程》(DB 3502/T 078—2022,厦门市市场监督管理局发布)

9.《厦门市人民政府关于印发多规合一业务协同平台运行规则的通知》(厦府〔2017〕327 号)

10.《福建省工程设计直接委托和邀请招标实施细则》(闽建〔2015〕1 号)

11.《建设局关于印发建设工程招投标"评定分离"办法(试行)的通知》(厦建筑〔2022〕51 号)

12.《综合医院建设标准》(建标 110—2021,国家卫生健康委编制)

13.《综合医院建筑设计规范》(GB 51039—2014,中华人民共和国住房和城乡建设部、中华人民共和国国家质量监督检验检疫总局联合发布)

14.《厦门市建设局关于印发建设工程招投标"评定分离"办法(试行)的通知》(厦建筑〔2020〕133 号)

15.《厦门市建设局关于印发"评定分离"试点工作相关单位主要职责(试行)的通知》(厦建筑〔2022〕64 号)

16.《厦门市建设局关于印发建设工程招投标"评定分离"定标工作指引的通知》(厦建筑〔2022〕63 号)

第四章　厦门市医院后勤设施设备管理

一、厦门市医院设施设备管理现状及分析

医院公共设施管理是医院后勤管理的重要组成部分,包括水、电、气等基础设施,为满足医院医疗、教学、科研提供最基本的保障。除高超的医疗技术水平外,医院还需要有优质的后勤设施和服务与之相适配。医院后勤设施管理包括医疗设施、公共设施和科研信息教学等设施管理,其中公共设施管理主要包括医院的水、电、气等基本设施管理,具体有供配电系统、给排水系统、消防系统、电梯系统、空调系统、楼宇智能化系统、能耗监测系统、安防系统、医用气体系统等设施管理,涉及范围非常广泛,是医院开展医疗工作最基本的设施要求。对医院公共设施实行科学管理,是医院实现安全、优质、高效后勤服务的关键。

(一)医院后勤设备管理的特点

医院后勤设备的安全运行,不仅关系到国家财产安全,还涉及病人及广大医院职工生命安全。医院的用电、锅炉运行、供氧、交通、消防等相关部门,任何一个出现问题所造成的损失,都是无法挽回的。因此,设备安全运行是医院后勤设备管理的一个重要方面,医院应采取以下措施来保障后勤设备的安全运行:首先,全员要牢固树立安全第一的思想观念,定期举办安全教育培训;其次,对设备的运行、维修制定安全标准,做到有据可查;最后,建立完善的各项检查、监督制度,对设备进行定期检查维修,保证后勤各项设备完好无损,对制度落实进行监督,从而保证后勤设备的安全运行。

(二)厦门市主要三级医院后勤设备设施管理现状

目前厦门市绝大多数医院的后勤管理放在总务/后勤处(科)和保卫处(科),管理相对分散,科室职责分工和以患者为中心的主动服务机制创新不足,具体表现在以下几个方面:

(1)后勤管理的相关技术人员年龄结构老化,且多数是从各行各业(例如医护转型)转型过来的,对后勤设备的专业性缺失或不足,整体素质有待提升。

(2)多数医院建立了与设备管理(操作、巡点、保养、维修、安全模拟、日常危险演练等)相关的管理制度及规范文件,且辅以第三方驻点服务人员定期服务,虽便于提高安全管理工作效率,但此类规范化文件如何形成 SOP、自我监管、系统考核督查、管理制度化、制度表单化、表单电子化的规范管理等方面仍需要不断提升和改进。

(3)厦门市医院后勤安全管理的社会化程度在逐步提升,让专业事情由专业机构来服务,但由于社会化服务人员素质参差不齐,设备设施管理人才培养不稳定,且社会化公司与医院后勤管理人员存在意见不同等情况时有发生,需要科室负责人对双方职责划分及工作效果评价方式做进一步明确。如何建立并完善对外包服务公司的监管与考核,是医院提升服务品质需解决的关键问题。

二、医院后勤设备设施管理主要内容

2018 年 5 月,全国卫生产业企业管理协会接受国家卫生健康委员会办公厅委托,组织进行《医疗和疾控机构安全生产工作管理指南》相关部分的编制。指南中详细列出了医院后勤设备设施管理主要内容的指南,包括变配电系统安全管理指南、锅炉及供热系统安全管理指南、燃气系统安全管理指南、制冷及空调通风系统安全管理指南、污水处理站安全管理指南、电梯安全管理指南、医用气体系统安全管理指南、食堂安全安全管理指南、工地安全管理指南。

(一)供配电系统

供电、输电、变电、配电、用电设备及相应辅助系统组成的电能生产、输送、分配、使用的统一整体称为电力系统。由输电、变电、配电设备及其相应辅助系统组成的联系发电与用电的统一整体称为电力网。也可描述为电力系统是由电源、电力网及用户组成的整体。电力网是电力系统的一部分,是所有变、配电所电气设备及各种不同电压等级的线路组成的统一整体,它的作用是将电能转送和分配给各用电单位。电能是产、供、销同时发生,同时完成,既不能中断又不能储存。电力系统是一个由发、供、用三者联合组成的整体,其中任意一个环节配合不好都不能保证电力系统的安全、经济运行。在电力系统中,发、供、用之间始终是保持平衡的。

用户端供配电设备主要有:高压环网柜、变压器、发电动机、配电柜、动力柜、控制柜(箱)、公共照明、供电线路防雷系统等。

(二)给排水系统

建筑给水系统按供水对象和要求可以分为生活给水系统、生产给水系统、消防给水系统和联合给水系统。建筑给水系统主要由引入管、水表节点、给水管网、配水或用水设备以及给水附件(阀门等)五大部分组成。建筑给水系统的给水方式即建筑内部的给水方案,是根据建筑物的性质、高度、配水点的布置情况以及室内所需水压、室外管网水压和水量等因素决定的。常见给水方式有以下几种:直接给水方式、设水箱及水泵的给水方式、仅设水泵(或水箱)的给水方式、气压给水方式、分区给水方式。此外,还有一种分质给水方式,即根据不同用途所需要的不同水质,分别设置独立的给水系统。

1.用户端的给水系统

用户端的给水系统以建筑物内的给水引入管上的阀门井或水表井为界。典型的建筑内部给水系统由下列几部分组成:

(1)水源:指市政接管或自备贮水池等。

(2)管网:建筑内的给水管网是由水平或垂直干管、立管、横支管和建筑物引入管组成。

(3)水表节点:指建筑物引入管上装设的水表及其前后设置的阀门的总称

或在配水管网中装设的水表。

(4)给水附件:指管网中的阀门及各式配水龙头等。

(5)升压和贮水设备:在室外给水管网提供的压力不足或建筑内对安全供水、水压稳定有一定要求时,需设置各种附属设备,如水箱、水泵、气压装置、水池等升压加贮水设备。

(6)室内消防给水设备:消火栓、水泵接合器、自动喷水灭火设施。

(7)局部给水处理设备:当建筑物水源水质达不到使用要求时,需设置局部给水处理设备,包括沉淀、过滤、软化、消毒等。

建筑排水系统是排除居住建筑、公共建筑和生产建筑内的污水。建筑内部的排水系统一般由卫生器具或生产设备的受水器、排水管道、清通设施、通气管道、污废水的提升设备和局部处理构筑物组成。建筑内部的排水系统按排水立管和通气管的设置情况分为单立管排水系统、双立管排水系统和三立管排水系统。建筑排水系统所排除的污水应满足国家相关规范、标准规定的污水排放条件。

2.用户端的排水系统

用户端的排水系统一般由下列部分组成:

(1)卫生器具或生产设备受水器:用来承受用水和将用后的废水排水管道的容器。

(2)排水管:由器具排水管(含有水弯)、横支管、立管、总干管和排出管组成,作用是将污(废)水迅速安全地排出室外。

(3)通气管:使排水管与大气相通的管道,作用是调节排水管内气压,保证排水通畅。

(4)清通设备:用于疏通管道,有检查口、清扫口、检查井等。

(5)污中提升设备:当建筑物内污水不能自流排到室外时,应设置提升设备,如污水泵等。

(6)污水局部处理设施:当生活、生产的污废水不允许直接排入城市排水管网或水体时应设置局部处理设施,有沉淀、过滤、消毒、冷却和生化处理设施等。

(三)消防系统

消防系统主要由三大部分构成:一为感应机构,即火灾自动报警系统;二为执行机构,即灭火自动控制系统;三为避难诱导系统(后两部分也可称消防联动系统)。火灾自动报警系统由探测器、手动报警按钮、报警器和警报器等构成,以完成检测火情并及时报警的任务。现场消防设备种类繁多,从功能上可分为三大类:第一类是灭火系统,包括各种介质,如液体、气体、干粉以及喷洒装置等,是直接用于灭火的;第二类是灭火辅助系统,用于限制火势、防止灾害扩大的各种设备;第三类是信号指示系统,用于报警并通过灯光与声响来指挥现场人员的各种设备。这些现场消防设备需要对应的相关消防联动控制装置,主要包括:

(1)室内消火栓灭火系统的控制装置;

(2)自动喷水灭火系统的控制装置;

(3)卤代烷、二氧化碳等气体灭火系统的控制装置;

(4)电动防火门、防火卷布等防火区域分割设备的控制装置;

(5)通风、空调、防烟、排烟设备及电动防火阀的控制装置;

(6)电梯的控制装置、断电控制装置;

(7)各种发电控制装置;

(8)火灾事故广播系统及其储备的控围装置;

(9)消防通信系统,火警电铃、火警灯等现场声光报警控制装备;

(10)事故照明装置等。

(四)电梯系统

1.曳引系统

曳引系统功能是输出动力和传递动力,驱动电梯运行。主要由曳引机、曳引钢丝绳、导向轮和反绳轮组成。曳引机为电梯运行提供动力,由电动机、曳引轮、连轴器、减速箱和电磁制动器组成。曳引钢丝两端分别连轿厢和对重,依靠钢丝绳和曳引轮之间的摩擦来驱动轿厢升降。导向轮的作用是分开轿厢和对重的间距,采用复绕型还可以增加曳引力,如图 4-1。

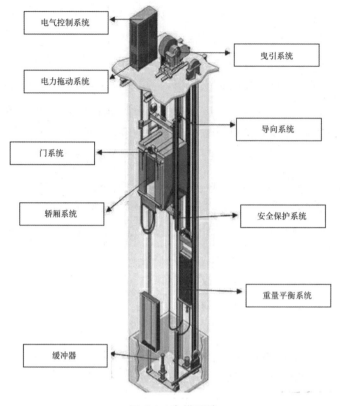

图 4-1　电梯系统

2.导向系统

导向系统由导轨、导靴和导轨架组成。其作用是限制轿厢和对重的活动自由度,使轿厢和对重只能沿导轨做升降运动。

3.门系统

门系统由轿厢门、层门、开门机和连动机构等组成。轿厢门设在轿厢入口,由门扇、门导轨架等组成,层门设在层站入口处。开门机设在轿厢上,是轿厢和层门的动力源。

4.轿厢系统

轿厢系统是运送乘客或货物的电梯组件,由轿厢架和轿厢体组成。轿厢架是轿厢体的承重机构,由横梁、立柱、底梁和斜拉杆等组成。轿厢体由厢底、轿厢壁、轿厢顶及照明通风装置、轿厢装饰件和轿厢内操纵按钮板等组成,如图 4-2 所示。轿厢体空间的大小由额定载重量和额定客人数决定。

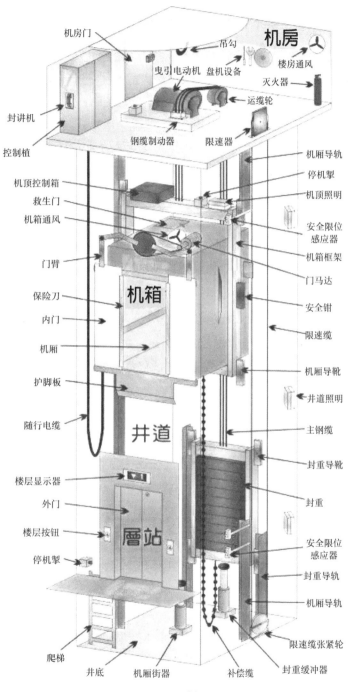

图 4-2　轿厢

5.重量平衡系统

重量平衡系统由对重和重量补偿装置组成。对重由对重架和对重块组成,将平衡轿厢自重和部分额定载重。重量补偿装置是补偿高层电梯中轿厢与对重侧曳引钢丝绳长度变化对电梯的平衡设计影响的装置。

6.电力拖动系统

电力拖动系统由曳引电机、供电系统、速度反馈装置、调速装置等组成,它的作用是对电梯进行速度控制。曳引电机是电梯的动力源,根据电梯配置可采用交流电机或直流电机。供电系统是为电机提供电源的装置。速度反馈系统可为调速系统提供电梯运行速度信号,一般采用测速发电机或速度脉冲发生器与电机相连。调速装置对曳引电机进行速度控制。

7.电气控制系统

电气控制系统由控制装置、操纵装置、平层装置和位置显示装置等部分组成。其中,控制装置根据电梯运行逻辑功能的要求控制电梯的运行,设置在机房中的控制柜上。操纵装置通过轿厢内的按钮箱和厅门的召唤箱按钮来操纵电梯的运行。平层装置是发出平层控制信号,使电梯轿厢准确平层的控制装置。所谓平层,是指轿厢在接近某一楼层的停靠站时,欲使轿厢地坎与厅门地坎达到同一平面的操作。位置显示装置是用来显示电梯所在楼层位置的轿内和厅门的指示灯,厅门指示灯还用尖头指示电梯的运行方向。

8.安全保护系统

安全保护系统安全保护系统包括机械和电气的各种保护。

(五)空调系统

1.中央空调系统

中央空调系统主要由制冷机、冷冻水循环系统、冷却水循环系统、风机盘管系统和冷却塔组成(如图4-3)。

(1)冷冻水循环系统,由冷冻泵、室内风机及冷冻水管道等组成。从主机蒸发器流出的低温冷冻水由冷冻泵加压送入冷冻水管道(出水),进入室内进行热交换,带走房间内热量,最后回到主机蒸发器(回水)。室内风机用于将空气吹过冷冻水管道,降低空气温度,加速室内热交换。

(2)冷却水循环系统,由冷却泵、冷却水管道、冷却水塔及冷凝器等组成。

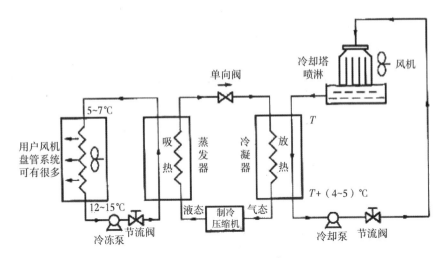

图 4-3　中央空调系统

冷冻水循环系统进行室内热交换的同时,必将带走室内大量的热能。该热能通过主机内的冷媒传递给冷却水,使冷却水温度升高。冷却泵将升温后的冷却水压入冷却水塔(出水),使之与大气进行热交换,降低温度后再送回主机冷凝器(回水)。

(3)主机部分,由压缩机、蒸发器、冷凝器及冷媒(制冷剂)等组成,其工作循环过程如下:首先低压气态冷媒被压缩机加压进入冷凝器并逐渐冷凝成高压液体。在冷凝过程中冷媒会释放出大量热能,这部分热能被冷凝器中的冷却水吸收并送到室外的冷却塔上,最终释放到大气中去。随后冷凝器中的高压液态冷媒在流经蒸发器前的节流降压装置时,因为压力的突变而气化,形成气液混合物进入蒸发器。冷媒在蒸发器中不断气化,同时会吸收冷冻水中的热量使其达到较低温度。最后,蒸发器中气化后的冷媒又变成了低压气体,重新进入了压缩机,如此循环往复。

(4)主要设备,有冷水机组、空调泵类、冷却塔、空气处理机、新风机、风机盘管、自控箱、空调水系统电动阀门、其他空调等。

2.冰蓄冷空调系统

下文通过介绍冰蓄冷空调系统的原理及其主要特点(以厦门弘爱医院为参考),进一步论证后勤设备设施管理成本和能耗成本。

冰蓄冷空调技术就是在夜间低电价时段(同时也是空调负荷很低的时间)

采用电制冷机组制冷,将水在专门的蓄冰槽内冻结成冰以蓄存冷量,在白天高电价时段(同时也是空调负荷高峰时间)停开制冷机组,直接将蓄冰槽内的冷能释放出来,满足空调用冷需要。因为制冰、融冰转换损失的能量很小,而夜间制冷因气温较低可使效率更高,完全可以弥补蓄冰的冷能损失。冰蓄冷空调系统具有以下主要特点:利用低谷段电力,具有平衡峰谷用电负荷,缓解电力供应紧张;冰水主机的容量减少,节省增容费用;总用电设施容量减少,可减少基本电费支出;利用低谷段电价的优惠可减少运行电费;冰水温度可低至1～4 ℃,减少空调设备风管的费用;冷却水泵、冷冻水泵、冷却塔容量减少;电力高压侧及低压侧设备容量减少;室内相对湿度低,冷却速度快,舒适性好;制冷设备经常在设计工作点上平衡运行,效率高,机器损耗小;充分利用 24 小时有效时间,减少能量间歇耗损;充分利用夜间气温变化,提高机组产冷量;投资费用与常规空调相当,经济效益佳。

冰蓄冷空调系统一般由制冷机组、蓄冷设备(或蓄水池)、辅助设备及设备之间的连接、调节控制装置等组成。冰蓄冷空调系统设计种类多种多样,无论采用哪种形式,其最终目的是为建筑物提供一个舒适的环境温度。另外,系统还应达到能源最佳使用效率,节省运转电费,为医院提供一个安全可靠的冰蓄冷空调系统。

根据制冰方式的不同,冰蓄冷可以分为静态制冰、动态制冰两大类。此外,还有一些特殊的制冰结冰方式,因冰本身始终处于相对静止状态,这一类制冰方式包括冰盘管式、封装式等。动态制冰方式在制冰过程中有冰晶、冰浆生成,且处于运动状态。每一种制冰形式都有其自身特点和适用场合。

下面介绍冰蓄冷空调系统的运行策略与自动控制(如图 4-4)。

(1)运行策略

与常规空调系统不同,冰蓄冷系统可以通过制冷机组或蓄冷设备或两者同时为建筑物供冷,用以确定在某一给定时刻,多少负荷由制冷机组提供,多少负荷由蓄冷设备供给的方法,即为系统的运行策略。蓄冷系统在设计过程中必须制定一个合适的运行策略,确定具体的控制策略,并详细给出系统中的设备是应作调节还是周期性开停。对于部分蓄冷系统的运转策略主要是解决每时段制冷设备之间的供冷负荷分配问题,蓄冷系统通常选择的模式:制冷机组优先式、蓄冷设备优先式、负荷控制式(限制负荷式)和均衡负荷式。

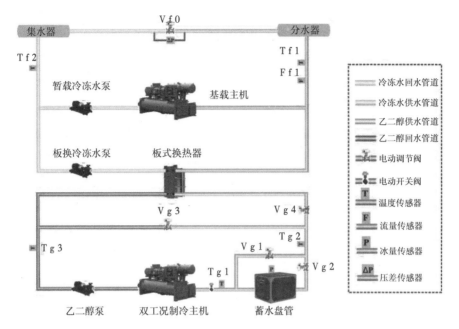

图 4-4　冰蓄冷空调系统

（2）自动控制

蓄冷系统的控制,除保证蓄冷和供冷模式的转换以及空调供水或回水温度控制以外,应主要解决制冷机组与蓄冷设备之间供冷负荷分配问题,特别是在部分负荷时,应保证尽可能地将蓄冷设备的冷量。

3.运行分析

峰电:8:30—11:30、14:30—17:30、19:00—21:00,电价 0.90565 元/(kW·h);平电:7:00—8:30、11:30—14:30、17:30—19:00、21:00—23:00,电价为 0.0613元/(kW·h);谷电:23:00—次日 7:00,电价为 0.32035 元/(kW·h)。（电价为厦门市 4 月份的电价,现电价为浮动电价）

（六）楼宇智能化系统

楼宇智能化系统一般包括以下系统:综合布线系统、计算机网络系统、电话系统、有线电视及卫星电视系统、安防监控系统、一卡通系统、广播告示系统、楼宇自控系统、酒店管理系统、物业管理系统、智能楼宇管理系统（集控平台）及数据中心机房建设等。结构化综合布线系统是整幢大楼的"神经系统",

是网络、通信等系统的基础。大楼结构化布线采用光纤作为主干(电话主干采用大对数线缆)、超五类或六类双绞线到房间,提供网络接入。

系统集成(IBMS)是智能建筑的核心,是在多个智能化子系统基础上,将各个独立运行的子系统连接起来所建立的统一系统平台,以实现统一数据格式、统一表现形式、统一数据交换和共享。从技术方面讲,IBMS面向建筑自动化行业,采用子系统集成模式,集数据采集、网络通信、自动控制和信息管理于一体,是一种可快速二次开发的监控管理平台软件。它以计算机网络为基础、软件为核心,通过信息交换和共享,将各个具有完整功能的独立子系统整合成一个有机体。智能建筑的集成管理系统,通过把建筑物内若干个既相互独立、又相互关联的系统,包括通信网络系统(CNS)、信息系统(IS)、楼宇设备自动化系统(BAS)、火灾自动报警系统(FAS)、安全防范系统(SAS)等,集成到一个统一的、协调运行的系统中,实现建筑物设备的自动检测与优化控制以及信息资源的优化管理与共享,降低系统运行费用,为使用者提供最佳信息服务,创造安全、舒适、高效、环保的工作环境。

建筑自动化管理系统的总体设计原则是:以计算机网络为基础、软件为核心,根据智能化系统工程工作原理,通过信息交换和共享,结合智能建筑工程建设的一些实际实践经验,将各个具有完整功能的独立分系统组合成一个有机的整体,建立统一的网络管理平台,提高系统维护和管理的自动化水平、协调运行能力及详细的管理功能,能够对各个智能化子系统进行综合管理,满足整个智能化系统预期的使用功能和管理要求,彻底实现功能集成、网络集成和软件界面集成,最大限度地获取系统的综合效益。

(七)能耗监测系统

能耗监控系统是为耗电量、耗水量、耗气量(天然气量或者煤气量)、集中供热耗热量、集中供冷耗冷量与其他能源应用量的控制与测量提供解决方案的系统。能耗监测系统具备可靠的信号量测、数据采集、诊断分析以及故障告警等功能。通过实时将物理空间的设备状态镜像转到多维数字空间,实现从故障运维到预测性维护,减少非停时间和故障时间,有效降低运维成本,提升整体生产效率,为设备安全运行提供可靠保障。该系统的组网方式主要由光纤环网方式、以太网方式、GPRS/GSM无线方式三部分组成,如图4-5所示。

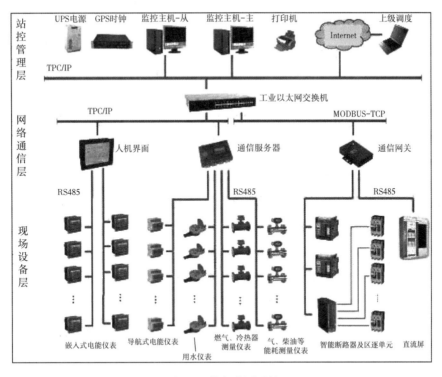

图 4-5 能耗监测系统

（八）安防系统

安全防范系统是为确保大楼的安全，实现动态控制和掌握人员流动，制止非法侵入，对内外部人员进行管理，由视频监控和防盗报警等设施组成的系统。通过对摄像机和红外探头的合理布置，做到对整个大楼重要部位进行全方位安全防范，确保人员及办公场地的安全，维护正常工作秩序。安防系统由视频监控系统、防盗报警系统、一卡通系统、门禁管理系统、电子巡更系统和停车场管理系统组成。

1.闭路电视监控系统

闭路电视监控系统由现场摄像机和安保监控室控制、显示、录像等设备组成。楼层内为定点摄像机，大楼外围设置两个动点高速球形摄像机及两个定点摄像机，对角摆放，监控大楼周围情况，并对现场情况进行监控记录，便于保安人员及时出警和人员调配，最大限度提高报案、破案处理能力。

2.防盗报警系统

在周界出入口处安装红外对射探测器,当探测到有人非法侵入时会进行报警,报警信息传至安防控制室并联动现场摄像机。通过报警图形界面,大厦的管理/安保人员可以方便、准确地确定报警点确切位置。在地下车库、餐厅、楼内各层的出入口处安装红外探测器。在白天上班时间探头处于抑制状态,以防止不必要的误报警,夜间或节假日在重要部位的被动红外探头,设定警戒状态在规定时间内实施全方位封锁,如有目标进入该防范区,立即向中心发出报警信号,并联动CCTV系统进行实时录像将该警报区域摄像机的图像送至监控室的主监视器上。电子地图显示报警区域,控制中心可以通过闭路电视监视系统对报警区域进行观察,采取相应措施。在各个办公室内安装手动报警装置,以备紧急情况呼叫监控管理室,进行紧急处理。

3.一卡通系统

以感应IC卡为媒介,通过计算机和通信技术为手段,将大楼内的各项设施连接成为一个有机的整体,用户通过一张卡便可完成通常的资金结算和某些控制操作,如用卡开启通道门禁,用卡就餐、考勤、停车、办公、收费服务等各项活动。它将门禁、考勤、消费、巡更、停车场、电梯管理系统合而为一,让使用者在大楼内用一张卡就可以实现开门、乘电梯、考勤、消费、停车场开闸等功能,充分感受到高科技带来的方便与快捷。

4.门禁管理系统

门禁管理系统主要由有门禁控制器和门禁管理主机、IC卡读卡器、门磁、电子锁、出门按钮等组成。

该系统管理主机接入局域网的中心数据库,由中心数据库授权各控制器的功能和卡片权限,可直接设置和读取控制器的所有资料,实时监控各门禁点的工作状态,经系统管理员确认后可更新中心数据库的相关数据。

门禁控制器应具有用户可编程的报警输入、输出接口,可定义成与消防系统联动。当大楼有火灾报警时,所有疏散通道的门禁必须断电开锁。

读卡器采用感应读卡,将IC卡在感应器前5~10厘米距离范围内晃过即可快速、安全地读取卡内信息。

该系统由管理主机与控制器间的TCP/IP网络的管理层、控制器与读卡器的RS 485网络的前端设备层组成,形成集中管理的门禁网络系统。

门禁系统要求可自由设置由大楼统一管理或由租户入住后,只安装软件和数据库来实现单独管理,不需要再重新布线和增加设备,保证单位租户的人事档案和出入记录不被泄密。

除一层两个点位采用密码＋读卡器方式之外,其他点位均只考虑为普通读卡器方式。要求所有系统支持考勤功能。

在各楼层安装两个门禁控制器,控制从电梯间到楼道的出入,并在电梯间安装门禁控制器,控制电梯停留的楼层。在十层的网络机房使用离网式的门禁控制器,控制人员的进出。

5.电子巡更系统

电子巡更系统采用离线式系统,无须布线,安装使用方便。其用于管理保安人员按时、按点、按路线巡逻检查。巡更员携带巡更器按照规定的时间及线路要求巡视,若不按正常程序巡视,则记录无效。查对核实后,即视作失职。

系统功能需求:在各重点部位(如楼梯间、门厅、大堂等)设置巡更点,辅助保安监控系统、设备的巡检等,从而防止意外事故发生。

(九)医用气体系统

医用气体系统由医用气体供应源、医用气体管道及附件、医用气体终端设备和医用气体监测报警系统组成。

(十)加工维修工具、设备

加工维修工具、设备包括地面切割机、电焊机、云石机、空压机、钻床、砂轮机、台虎钳、电锤、手枪钻、丝锥、板牙、电动套丝机、电动疏通机、空调专修工具、氧焊设备等。

三、医院后勤设施设备管理案例分析
——以厦门弘爱医院为例

医院后勤工作向信息化发展是其必然,将有效保障现代医院的高效运行,提供有效数据分析和成本归属论据,为医院建设和营运发展提供必备的武器。

医院应利用工业互(物)联网技术整合和优化医院后勤业务流程,积极布局医疗信息化在后勤管理中的应用。

医院后勤服务中心(一站式服务中心)负责调度、监控、保障和协调医院各部门后勤服务需求。整个信息平台不仅可以提高医院设备安全维修、日常巡检、定期保养等日常工作效率,还可以实时监控能耗管理、系统管理和设备运行状态。此外,通过平台功能扩展,使用移动 App 可以实现设备报修—派单—维修—确认工作流程的电子记录,大大提高维修效率和质量,提高后勤管理的工作效率。

(一)后勤设备设施安全管理信息化建设要点

医院后勤设备信息管理应严格遵守相关国家规范、医院工作流程、设备技术规范、科学保养防护等要求,以数据信息为基础,及时处理、分析和总结收集到的数据信息。数据收集是否有遗漏、流程规范是否合理、数据信息是否真实可靠、归纳分析是否合理准确,都影响着医院工作顺利进行。在传统管理模式下,后勤设备管理人员以定期巡视和书面形式记录数据信息,并将数据输入相关 EXCEL 表格内分析,记录的信息不具有针对性和准确性,难以及时有效地分析和总结大量信息,导致数据信息的最终反映不客观、不合理。通过督促使用智慧医院后勤信息化管理平台,加强信息技术在医院后勤设备管理中的应用,后勤设备信息化建设可以快速有效地反馈各种后勤设备的运行数据和异常情况,向后勤管理者呈现数据中存在的问题并提出改进措施,为医院管理者制定科学合理的管理方法提供决策依据。

(二)医院后勤设备设施监管平台的建设

(1)目前最现实的解决办法是建立以监测、考核和数据挖掘为目标的信息监管平台系统,并在此基础上不断深化、互联互通,将能耗监管系统、设备运行监控、日常运维管理、数据分析相融合,最大限度发挥其设备信息监管和运行效能。

(2)将智能化和 IT 技术与节能和设备运行相结合,开展数字化智慧后勤建设,可以实现精细化、标准化管理,对提高设备运行效率,降低能源与资源消耗、控制运行成本,促进医院的和谐、可持续性发展具有重要意义。

比如厦门弘爱医院通过一站式后勤服务平台（如图 4-6），整合医院后勤所有服务平台化监管，并将后勤服务线上平台的项目参考产品模式执行，以客户端为入口，具备界面友好型和可操作性。其将工单管理、维修时效、运送数据、巡逻监管、医废管理、布草数据、能耗费用、宿舍入住、客户评价、能耗费用、成本分摊、舌尖卫士、数据排名和弘爱商城多维度服务产品进行融合，部分功能已实现移动端管理（线上申请、线上审批、线上查看等），要继续全面推动医院后勤标准化和精益化建设，通过医院后勤信息化建设，继而推动医院全面与可持续发展。

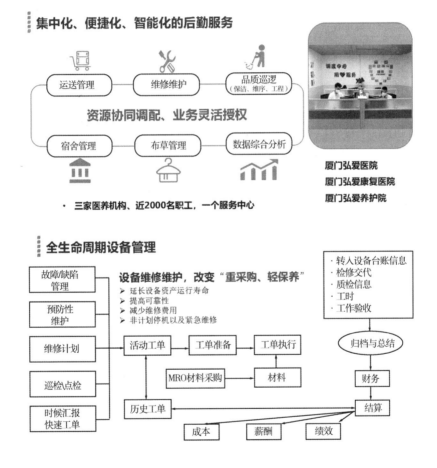

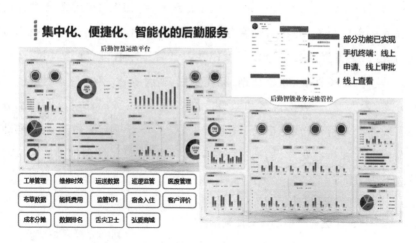

图 4-6　厦门弘爱医院一站式后勤服务平台

四、完善医院设施设备管理的对策

(一)编制应急预案,将应急演习纳入常规工作

1.应急预案的功能定位

(1)应急预案是医院后勤服务标准化实施最终检测的重要载体,是医院医护技部门和职能部门在危机期间的互动响应。应急预案的合理性有助于医护技部门对管理部门在危急情况发生时,及时处理响应。应急预案要对应急组织体系完整覆盖,包括管理部门职责、人员反应、装备配置、设施设备知悉程度、物资储备情况、救援行动时效性及其指挥与协调等预先做出具体安排,明确在事件发生之前、发生过程中及结束后,谁来做、做什么、何时做,以及相应的处置方法和资源准备等。

(2)应急预案不同于法律法规等制度性文件,它是对内部管理的响应机制。预案不应使用强制性要求,因为可能导致负责执行预案的人员将其决策建立在满足预案要求的基础上,而非建立在根据实际情况采取有效行动的基础上。整体应急机制以流程越简单、职责越明确、响应越快速、处理越便捷为基本原则,预案应随着形势的变化进行适时调整,其至随着事实情况变化取代预案中原有的内容及程序。

2.应急预案的实施要求

(1)应急预案的管理应遵循综合协调、分类管理、分级负责的原则。按规定建立安全生产应急管理机构、指定专门部门且专人负责安全生产应急管理工作,建立与本单位安全生产特点相适应的专(兼)职应急救援队伍或指定专(兼)职应急救援人员,并组织日常训练、定期考核、不定期自我测验,管理部门负责人要定期与具备应急响应的消防部门和治安管理部门保持互动,加强警民联动,并根据医院周边建筑环境和周边机构进一步简练区域应急联动机制。

(2)对应预案的演习要纳入常规工作,包括医护技的演练和管理部门的处理方式,采取多种形式开展应急预案的宣传教育工作,普及安全生产事故的预防、避险、自救和互救工作,有助于提高医护技和相关职能部门对管理部门(特别是后勤管理部门)的满意和信任。

(二)保障设施设备安全运行

设备设施的安全运行和管理贯穿于医院运行、医疗诊治的每个环节,是医疗基础质量和医疗安全的关键,也是医院后勤运营保障领域高效平稳运行的重要内容。因此应用科学方法实施风险控制管理,梳理、识别、分析和控制处理后勤保障各个环节中现存的或潜在的风险,规避或降低不安全事件的发生,是医院后勤管理人员当前面临的重要课题。

客户(患者)在就医期间对设备设施的观感,包括但不限于灯控、空调、电梯运行、门禁安全等,此类设备的运行安稳性让客户(患者)对医院的管理优劣产生直接观感,进而影响其对医疗诊断技术的判断。医院在后勤安全管理中,需不断研究和完善基础设备设施运行的规范化管理,学习对风险事件的评估,制定相应的应急预案,确保医院的设备设施得到安全化管理,工作制度健全、预案完善、人员分工明确、责任到人,安全工作考核公平,杜绝各类安全责任事故或不良事件的发生,确保医院安全与稳定,从而为医院发展打下坚实基础。

第五章　厦门市医院能源管理

一、厦门市医院能源管理现状及分析

(一)医院建筑能源消耗形势严峻

"节能减排"是实现我国经济和社会可持续发展,加快建设节约型社会的国家战略。2021年,国务院在《"十四五"节能减排综合工作方案》(国发〔2021〕33号)中提到:"加快公共机构既有建筑围护结构、供热、制冷、照明等设施设备节能改造,鼓励采用能源费用托管等合同能源管理模式。……推行能耗定额管理,全面开展节约型机关创建行动。"方案的总体目标是加快建立健全绿色低碳循环发展经济体系,推进经济社会发展全面绿色转型,助力实现碳达峰、碳中和目标。

2017年以来,我国相继出台《关于建立现代医院管理制度的指导意见》和《关于开展建立健全现代医院管理制度试点的通知》,明确了医院节能降耗工作要求,并将"降低万元收入能耗支出"纳入三级公立医院绩效考核指标体系,节能工作的有效开展成为衡量医院运营效益的重要指标,也是完善医疗体制改革的重要抓手。

医院建筑属于大型公共建筑,内部的医疗建筑结构复杂,主要目的是实现医疗与后勤保障两大功能,具体内容包括:提供诊断、检查服务的急诊部、门诊部、医技科室等;提供治疗服务的住院部、手术室、康复中心等;提供附属服务的行政管理部门和院内生活用房;提供医院正常运行的后勤保障系统。完整的医院后勤运营保障体系,涉及医院建筑各个方面,包括:建筑结构、水电气热暖、信息通信、楼宇智控、景观道路、装饰装修等公共系统,以及医用保障所涉及的气体系统、物流传输系统、机械停车系统、净化层流系统、放射防护系统、医疗信息化系统、大型医疗设备系统等各专业系统。基于对生命质量和生命安全的特殊需求,医院的设施设备需全天 24 小时不间断工作,在医院运行中存在大量的能源和资源消耗,能耗量远远超过一般建筑物。

在国家对节能减排的高度重视和公立医院绩效考核的双重推动下,医院必须重视自身节能降耗工作。此外,随着国家医疗体制改革的不断深化,医院长期处于满足日益增长的患者需求和居高不下的经营成本之间的矛盾中,能源消耗在医院日常经营成本中占据相当比重,其能耗水平不低于很多用能大户。因此管理好能源消耗对于提高设备运行效率,降低医院运营成本,实现医院可持续发展具有重要意义。

(二)厦门市医院能源管理现状

1.调查对象

本次调查对象为厦门市 12 家三级医院,按照医院的实际开放床位数递减顺序分别进行编号,依次为 A 医院、B 医院、C 医院、D 医院、E 医院、F 医院、G 医院、H 医院、I 医院、J 医院、K 医院、L 医院,详见表 5-1。

表 5-1　被调查三级医院开放床位数、建筑面积

医院编号	开放床位数/张	建筑面积/m²
A 医院	3050	199677
B 医院	2000	171000
C 医院	1300	121000
D 医院	1200	95110
E 医院	1000	152000
F 医院	800	491000
G 医院	663	63000
H 医院	616	66000
I 医院	600	87000
J 医院	501	175000
K 医院	500	75027
L 医院	60	5500

2.调查对象 2020—2021 年能源消耗情况

受厦门市气候环境及建筑特点影响,医院用能系统主要以用水和用电为主,本次调查搜集涉及厦门市 12 家三级医院 2020—2021 年的用电量、用电费用(见表 5-2)和用水量、用水费用(见表 5-3)统计。

表 5-2　被调查三级医院 2020—2021 年用电量、用电费用

医院编号	2020 年		2021 年	
	用电量/(万 kW·h)	用电费用/万元	用电量/(万 kW·h)	用电费用/万元
A 医院	2691.34	1550.07	2940.73	1797.93
B 医院	2310.60	1481.60	2260.13	1386.78
C 医院	1284.44	963.33	1260.15	1039.98
D 医院	974.51	623.54	1009.95	669.14
E 医院	1446.57	832.53	1598.18	970.24
F 医院	464.09	244.10	495.05	262.38
G 医院	946.60	550.22	906.12	557.73
H 医院	741.60	446.49	744.30	511.42
I 医院	726.87	416.95	765.87	466.51
J 医院	1643.48	1083.98	1717.70	1154.02
K 医院	891.47	521.60	879.36	545.20
L 医院	215.61	138.99	229.05	156.16

表 5-3　被调查三级医院 2020—2021 年用水量、用水费用

医院编号	2020 年		2021 年	
	用水量/10m³	用水费用/万元	用水量/10m³	用水费用/万元
A 医院	43.16	139.94	48.33	162.51
B 医院	41.84	133.89	41.00	123.24
C 医院	15.58	49.84	15.37	75.87
D 医院	14.92	41.35	19.08	113.82
E 医院	13.10	47.14	16.74	57.68
F 医院	13.78	45.95	15.90	50.87
G 医院	12.58	44.66	11.43	40.29
H 医院	11.55	31.66	11.54	26.20
I 医院	6.58	24.94	6.96	22.27
J 医院	21.22	67.90	20.20	64.65
K 医院	4.67	10.26	4.60	15.18
L 医院	2.14	7.86	2.38	5.22

3.调查对象开展合同能源管理情况

其中有 4 家医院开展了合同能源管理项目,其合同业务模式较为单一,均为节能效益分享型,合同年限较短,节能分享比例为 3∶7 或 2∶8,见表 5-4。

表 5-4 被调查三级医院开展合同能源管理情况

医院编号	合同能源服务范围	是否有能源监测系统	业务模式	合同期限	分享比例
A 医院	照明	无	节能效益分享	6	3∶7
B 医院	照明、电梯、中央空调、新风、净化空调、开水器	有	节能效益分享	6	3∶7
D 医院	照明、空气源热泵系统、中央空调、净化空调	有	节能效益分享	6	2∶8
G 医院	照明、电梯、中央空调、净化空调、开水器	有	节能效益分享	7	2∶8

(三)厦门市医院能源管理存在的问题

在医院能源管理系统中,造成医院单位面积能耗居高不下的根本原因在于用能系统构成复杂、形式多样及室内环境要求高。做好能源管理要求医院配备专业管理人才或投资购买节能产品。然而,医院的经营重心在医疗,这决定了医院有限的资源均向临床倾斜。整体能源管理规划受限、缺乏专业能源管理人才、节能设备投入不足、运维成本较高、忽视对节能改造的效果评价等正是医院能源管理的短板和缺陷。

1.整体能源管理规划受限

医院节能改造思路大多数以自行改造为主,通常是"头痛医头,脚疼医脚",即医院一般是对老旧的损坏严重的设备进行升级或零件的更新替代,而且通常只针对该设备进行单项改造,缺乏整体规划,整体节能效果十分有限。多数医院只对医院的某些区域或个别大楼节能改造,由于缺乏整体、长期的节能规划,可能会造成因改造不合理而对同一项目进行多次或重复改造,进而造成人力、物力、财力的极大浪费。

2.缺乏专业能源管理人才

医院缺乏能源管理经验,也缺乏高层次、高学历的复合型的能源管理人才。由于专业节能人才的缺失,医院节能改造对医院的现场条件利用不充分,对可再生能源也不常予以考虑。同时,多数医院对改造方案评估环节不重视或工作缺失,使决策不科学,导致节能效果不理想。

3.节能设备投入不足

很多医院由于建设年代较早,设计规范、建筑标准、施工工艺较为落后,用能设备陈旧等,导致能源效率较低。由于用能设备的更新换代需要花费大笔资金,对医院而言是一笔不小的开支,很多医院资金难以支持。

4.运维成本较高

大部分医院对节能改造认识片面,普遍重视设备的更新和技术的改造,而忽视项目的管理和运行维护,使得后期运行维护的成本居高不下。相关研究数据发现,在建筑用能系统产生能源浪费的原因中,人为的操作及保养所发生的浪费约占 55%~58%,设备设施效率差导致的浪费约占 42%~45%,因此能源运行管理的重要性不言而喻。

5.忽视对节能改造的效果评价

医院能源改造趋于工程化,只重视改造的工程过程,而忽视改造后的管理和节能效果评价,究其原因:一是医院对能源节约的重视度不够,二是缺乏完备的能源计量系统,三是改造工程更重视对新设备的更新替换。

二、医院能源管理案例分析
——以厦门大学附属中山医院为例

(一)项目简介

1.项目简介

厦门大学附属中山医院(以下简称"中山医院")总部占地面积约 5.7 万平方米,建筑面积约 17.1 万平方米,现有编制床位 3500 张(1000 张在建),实际开放 2000 张,年门、急诊量达 280 万余人次,年收住院病人近 6 万人次。

中山医院对节能降耗、控制能源费用增长的需求强烈。2016 年起,中山医院与深圳市紫衡技术有限公司签订为期 6 年的能源管理合同,项目投资总规模 1046.71 万元,由紫衡公司投资,负责节能技术改造、节能设备运行维护,通过对医院中央空调、照明系统、围护结构、开水器、能源管理系统进行节能改造,降低医院能源消耗总量,由此所产生的节能量最后换算成节能收益,中山医院与紫衡公司按 3∶7 比例进行分成。

2.参与主体

医院合同能源管理项目参与主体包括中山医院、紫衡公司(工作职责包括方案设计、节能设备采购、改造施工、节能运行和维护)、物业服务公司(医院聘请的物业服务公司,负责医院设施设备的日常巡检和运行维护,配合紫衡公司开展节能管理工作)、政府部门(机关事务管理局监督能源消耗情况、卫健委监控医院日常运行管理及年度考核、财政局负责节能补贴的审核和拨付),如图 5-1。

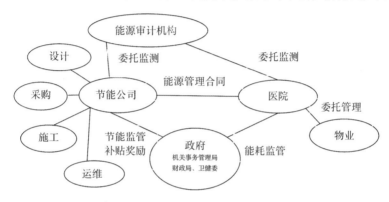

图 5-1　中山医院实施合同能源管理项目的各主体单位

(二)项目实施流程

项目实施流程可分为前期准备阶段、合同签署阶段、项目施工阶段和项目运营分享四个阶段,按项目计划表 5-5 执行。

表 5-5　中山医院合同能源管理执行计划

实施阶段	合同服务内容	服务需求	合同单位
前期准备阶段 2016.1—2016.12	全面能源审计及用能诊断	委托能源审计机构,对医院的用能系统及设备进行综合诊断,出具诊断报告	能源审计机构
	项目可行性方案和建议	分析用能设备数据,挖掘节能潜力,医院结合实际情况提出节能需求,由机关事务管理局、医院、第三方能源审计机构技术专家共同讨论确定	

续表

实施阶段	合同服务内容	服务需求	合同单位
合同签署阶段 2017.1	成立项目组	由医院成立项目组负责起草及发布项目需求,提交主管部门审批,向机关事务管理局备案	节能公司、机关事务管理局、招标代理机构
	项目招标	结合项目可行性方案和专家建议,拟定项目招标评分内容,如业绩、资质、业务模式、节能收益分享的比例、期限等,委托有资质的第三方招标公司进行公开招标	
	合同签订	节能服务机构和医院签订能源管理合同,约定服务模式、期限、分享比例、技术边界、节能量考核标准等	
项目施工阶段 2017.2—2017.6	节能改造方案执行	确定详细的施工改造思路和方案。 节能改造方向主要划分为三大类:节水、节电和建筑节能,涵盖了降低建筑能耗、节水、楼宇智控、能耗监测管理平台及绿化系统等	节能公司
	项目设计及深化	深化设计的内容包括:施工设计方案、施工图、施工安装要求、工程量清单等。其成果一方面可体现改造方案的可实施性和经济性,另一方面直接用于指导现场施工	
	进场施工	节能服务公司、施工方、设计方、医院四方审核	
	竣工验收与调试	竣工验收符合相关规定。施工质量有保障,节能设备正常运行。能源监测系统及远程控制系统正常运行	
项目运营分享阶段 节能效益分享 (逐年分享) 2017.7—2023.6	项目运行	(1)设备日常维护保养和运行操作; (2)现场管理和技术指导服务	节能公司
	项目考核	中山医院对节能服务机构的服务情况进行考核; 通过第三方能源审计机构关于节能量测量的验证报告,支付相关节能费用	医院、能源审计机构
	项目补贴申请	向财政局申请节能补贴	节能公司

能源管理主要项目程序包括能源审计、综合诊断、节能改造判断、节能模式选择、节能改造方案设计、节能设计深化、施工、验收及调试、项目运行、节能效果评估、节能效益分享等多个步骤,详见项目流程图 5-2。

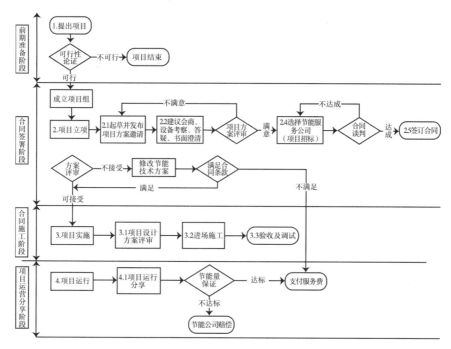

图 5-2　中山医院实施合同能源管理项目流程图

(三)项目实施情况

1.节能模式及能源支出的变化

(1)节能模式的变化

合同能源管理实施前,医院的节能工作以传统的节能模式为主,医院自行购买节能产品,联系施工单位进行局部改造,并支付款项。而在合同能源管理模式下,医院将节能工作统一授权给节能服务公司负责,由节能服务公司出资购买所需的节能产品,进行改造施工,同时,属于节能范围内的设备由节能服务公司承担维护维保工作,医院因节能改造而节约的能源,经过第三方能源审计公司测量(将根据天气、人流等因素进行修正拟合),核定节能量,折算成能源费用,按照比例分期支付给节能服务公司,如图 5-3。

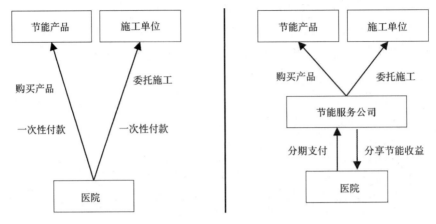

图 5-3　中山医院传统模式与合同能源管理对比

（2）能源相关支出构成的变化

传统节能模式下，医院的能源相关支出包括节能产品购置、施工改造费用、能源费用、维修费用、物业服务费（工程）。项目实施后，医院的能源相关支出变成能源费用、合同外维修费用、节能收益支出、物业服务费（工程）。

2.医院能源管理体系的变化

在合同能源管理实施前，医院的能源管理体系以院、科两级为主，强调的是医院用水、用电、用气需求能得到满足。项目实施后，节能公司凭借其丰富的项目经验，为医院的能源管理建设出谋划策，使得医院的能源消耗稳中有降。详见表 5-6。

表 5-6　中山医院能源管理体系调整情况

制度简称	制度调整	预期效果
院企配合	过去医院能源管理主要依靠自身力量；现在加强了医院与节能服务公司的配合。	汲取节能服务公司丰富的节能经验和应急管理能力，提高医院管理水平。
信息化管理	过去医院没有能源管理系统；现在通过项目建立了能源在线管理平台。	实现医院设备能耗 24 小时在线监测，为建设后勤一站式服务中心、智慧医院等打下模块基础。

续表

制度简称	制度调整	预期效果
应急管理	过去医院没有针对能源管理的应急预案;现在完善了区域停电、电梯关人、大面积停电、中央空调故障等能源故障应急预案,定期演练。	提高医院各部门、员工对突发事件的响应速度。
合同质量评价	过去医院与供应商、服务商的合同基本没有评价;现在建立了合同质量考核评价体系,将供应商、服务商的服务质量评价结果与合同金额支付和合同续签相挂钩。	要求供应商、服务商按合同标准进行服务,避免偷工减料。
成本核算	过去科室能源成本与医院共同分担;如今能源费用全成本分摊到每个科室,对科室进行能源定额管理,每季度按内科、外科、医技系列结合业务量进行节能排名,实行竞争制。	充分调动科室的节能积极性。

　　在过去,医院对能源管理的精力投入有限,没有很好地约束产品供应商和施工单位,加上管理制度的落后,导致医院能源管理水平下降,无法很好地控制能源费用的上涨。而通过合同能源管理,建立能源管理平台,使科室绩效与能源成本挂钩,可充分调动全院的节能积极性。

　　3.搭建医院能源消耗在线监测平台

　　项目搭建了一套能耗实时在线监测系统,厘清医院高低压配电系统的所有线路,安装分项计量装置,应用物联网技术,布设传感器,对医院各区域进行全方位无死角的覆盖监测,实现水电表的自动采集、院区用电负荷的实时监控、能耗数据同比环比对比、能耗费用的归集和分摊等功能,能够对医院 7 栋建筑能耗进行 24 小时自动监测。并通过建筑能耗数据、环境参数、冷站运行参数的数据采集、软件统计、分析和输出报表,以图形化的直观方式现实和发布数据结果,改变了原先人工抄表、分项计量不准确、建筑内区域电量负荷不均的局面。新建立的医院能耗监测系统平台结构如图 5-4 所示。

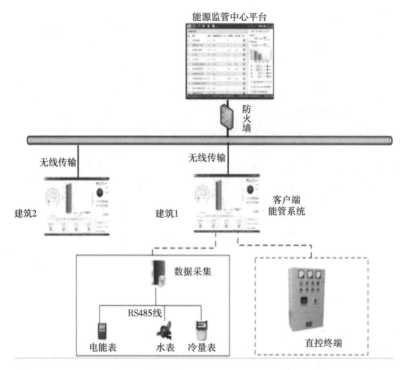

图 5-4　中山医院能耗检测系统平台结构图

(四)项目实施结果

我们通过经济性、效率性、效果性三个方面分析医院合同能源管理项目实施结果。

1.经济性分析

经济性表示的是实施合同能源管理是否以最小的成本执行,在完成节能目标的情况下,尽可能减少资金投入。

(1)节能量指标

项目实施目的在于节能,即减少能源的消耗,同时,合同能源管理所带来的能源节约量还是合同双方作为"节能收益"的结算依据。

以中央空调节能为例,要了解节能改造前后中央空调系统设备工况耗电量变化情况,需要选取设备安装前和安装后 48 小时的运行数据进行节能对比测试。

项目委托第三方机构进行能耗基准测定和节能量验证,需要对项目实施

后每月的实际能源消耗量进行修正,其步骤概括如下:

首先,将 2016 年每月实际能源消耗和月均气温、门诊量、住院量作为能耗基准值。

其次,选取 2014 年、2015 年每月实际能源消耗和月均气温、门诊量、住院量作为能耗参考值,输入 eQUEST 软件①,进行全年 8769 小时动态模拟分析,通过能效分析法、反应系数法,得出天气—能耗—门诊量—住院量的关联函数。

最后,将 2018 年每月实际能源消耗和每日气温、门诊量、住院量数据代入函数内,进行能耗-气温拟合和数值修正,结合设备的功率、运行条数、负载、使用系数、频率,得出最终的 2018 年每月修正能耗量。

按照上文节能对比测试的方法,以一个季度为一个计算周期,将 2018 年第一季度的修正能耗量与 2016 年第一季度的实际能源消耗量相减,得出该季度的节能量和节能率。年度终了,再以年度为单位,得出年度节能量和节能率。笔者查阅了 S 医院 2018 年项目运行第三方能源检测报告 4 份,数据经整理见表 5-7。

表 5-7 中山医院 2018 年节能检测报告明细表

检测内容	第一季度	第二季度	第三季度	第四季度	合计
节电量/(kW·h)	305786.3	756234.2	784547.9	538265.8	2384834.2
节电率/%	19	16	16	20	71
节约能源费用/元	223224	552051	572720	392934	1740929
应支付节能收益/元	156256.8	386435.7	400904	275053.8	1218650.3
可享受节能收益/元	66967.2	165615.3	171816	117880.2	522278.7

注:节电量＝2018 年第一季度修正节能量—2016 年第一季度实际消耗量;节电率＝节电量/2016 年第一季度实际消耗量。

由表 5-7 可知,2018 年医院合同内用能设备与 2016 年相比节约了 2384834.2 kW·h 的电量,按照 0.73 元/度的单价计算,项目合计为医院节约了约 174.09 万元的能源费用,依据合同约定,医院需将节约能源费用的 70%

---

① 全称为"the Quick Energy Simulation Tool",由美国劳伦斯伯克利国家实验室和 J.J.Hirsch 及其联盟在美国能源部和电力研究院的资助下共同开发的一款软件。

即约 121.86 万元,作为节能收益的支出,支付给节能服务公司;医院可享受的节能收益是剩余的 30%,即约 52.23 万元。

但从节电率的角度看,项目 2018 年度节电率仅达到 18%,低于合同约定的节能率 23%,节能效果不如预期。对于医院而言,项目实施确实减少了医院的能源消耗,并且医院也无须对项目进行投资,具有一定的经济性,但节能收益未达到目标值。

(2)投资收益测算

上文中提到,医院的能源费用构成发生了变化。以下计算项目的净现值来测算项目的实施是否具备经济效益。

根据医院运行数据,2016 年与合同能源管理相关的直接运行费用 80.59 万元,主要为中央空调运行费、深度清洗费用及五金耗材(灯管、开关面板等),医院需一次性购置节能设备及耗材共计 788.02 万元,2018 年节约的能源费用为 174.09 万元。详见表 5-8。

表 5-8 中山医院以传统节能模式进行设备投资收益测算

指 标	投资期	运营期					
	2017 年	2018 年	2019 年	2020 年	2021 年	2022 年	2023 年
机器设备原值/万元	−788.02	0.00	0.00	0.00	0.00	0.00	0.00
运营费用/万元	−80.59	−80.59	−80.59	−80.59	−80.59	−80.59	−80.59
设备年折旧额/万元	—	131.34	131.34	131.34	131.34	131.34	131.34
营业利润/万元		174.09	174.09	174.09	174.09	174.09	174.09
年营运资金净流量(NCF)/万元	−868.61	224.84	224.84	224.84	224.84	224.84	224.84
折现系数(P/F,15,N)	—	0.87	0.76	0.66	0.57	0.50	0.43
净现金流量现值/万元		195.57	170.00	147.83	128.56	111.79	97.20
净现值(NPV)/万元	−17.66	—	—	—	—	—	—
累计静态回收额/万元	−868.61	−643.77	−418.93	−194.09	30.75	255.59	480.43
累计净现金流量净值/万元	−868.61	−673.04	−503.04	−355.21	−226.65	−14.86	−17.66

医院以传统节能模式进行改造,节约的能源收益全部归医院所有,以 15% 为折现系数进行测算,如医院以传统节能模式进行投资,净现值为 −17.66<0,改造收益小于 0,不具有改造价值。

如果实施合同能源管理模式,医院无须投入节能设备,788.02万元由节能服务公司投资,医院投资额为0。以2018年数据进行测算,直接运行费用80.59万元中,中央空调深度清洗费用及五金耗材购置费(节能灯管)以服务形式写入能源管理合同内,作为节能服务公司日常运行的一部分,相关的运行成本降至18.25万元,但节约能源的费用仅30%归医院所有,即医院只享受52.23万元的节能收益,其余70%归节能服务公司所有。同样以15%为折现系数进行测算,该模式下净现(NPV)值为545.09>0,可见开展合同能源管理能为医院带来经济效益。详见表5-9。

表5-9　中山医院以合同能源管理模式进行设备投资收益测算

指　　标	投资期	运营期					
	2017年	2018年	2019年	2020年	2021年	2022年	2023年
机器设备原值/万元	0.00	0.00	0.00	0.00	0.00	0.00	0.00
运营费用/万元	−80.59	−18.25	−18.25	−18.25	−18.25	−18.25	−18.25
设备年折旧额/万元	—	131.34	131.34	131.34	131.34	131.34	131.34
营业利润/万元	—	52.23	52.23	52.23	52.23	52.23	52.23
年营运资金净流量(NCF)/万元	−80.59	165.32	165.32	165.32	165.32	165.32	165.32
折现系数(P/F,15,N)	—	0.87	0.76	0.66	0.57	0.50	0.43
净现金流量现值/万元	—	143.79	125.00	108.70	94.53	82.20	71.47
净现值(NPV)/万元	545.09	—	—	—	—	—	—
累计静态回收额/万元	−80.59	84.73	250.04	415.36	580.68	746.00	911.31
累计净现金流量净值/万元	−80.59	63.20	188.20	296.89	391.42	473.62	545.09

根据上述对比可知,医院以传统节能模式进行能源改造的NPV<0,合同能源管理模式下的NPV>0,开展合同能源管理能为医院带来经济效益。

2.效率性分析

效率性的提高意味着同等投入的更多产出或者同等产出的更少投入,通常考核的是资源是否得到有效运用。我们选取的评价指标为人力投入情况,即在实施合同能源管理前后,医院人力投入是否得到了有效的控制,达到了节约的效果。项目实施后,随着能源在线监测系统的投用,减少了部分需要人工手动启停的工作,其工作的变化包括:

（1）部分设备实现集中控制、自动控制

原有照明系统、中央空调风冷热泵无法集中控制,新风主机和风机盘管缺乏集中控制,这些工作均需要各工程人员在巡视各区域后开启或关闭,工作量较大。项目增加了机房群控系统,依靠系统精确的计算和严密逻辑,自动实现节能运转,工程人员无须亲临现场操作。

（2）标准化流程提高巡检效率

原有设备巡检制度因年限、品牌的限制而五花八门,且缺乏统一的运行标准。项目实施后医院修订了高低压配电、中央空调、电梯、照明等各建筑系统的运行要求及运维标准,统一了巡检流程,工作开展有依可循。同时重视对工程人员的业务培训,各类设施设备的巡检培训从每年一次变成每月一次,通过强化训练,提高工程人员的熟练度。

3.效果性分析

（1）医院绩效考核——能耗指标分析

根据《国务院办公厅关于城市公立医院综合改革试点的实施意见》（国办发〔2015〕38 号）要求,公立医院能源消耗纳入医院绩效考核。单位业务密度能耗反映了医院单位业务密度上的能耗水平,其计算公式为:

$$单位业务密度能耗 = \frac{年总能耗（以标准计谋）}{\frac{年总门急诊人数}{3} + 年总床日数}{医院建筑面积（平方米）}$$

经测算整理,中山医院节能项目实施前后的能耗指标如表 5-10 所示。由表可知,项目实施前,2016 年医院建筑面积比 2015 年减少 2347 m^2,在医院建筑面积减少的客观条件下,医院总体能耗理应有所减少,但 2016 年医院总能耗与 2015 年相比明显上升,医院能源费用控制的压力较大。参考两年的门诊量和住院量发现,2016 年的用电量增幅[1]远远超过门诊量增幅[2],但小于住院

---

[1] 用电量增幅 $= \frac{27796079 - 26173228}{26173228} = 6.20\%$

[2] 门诊量增幅 $= \frac{1952730 - 1924411}{1924411} = 1.47\%$

量增幅[1],我们无法直观地发现数据变动引起的能耗变化,而单位业务密度能耗综合考虑了业务量和业务面积变化。2017年项目实施后,在门诊量和住院量不断上升的情况下,总用电量保持下降趋势,医院的单位业务密度能耗从2016年的7861.82下降至2019年的6463.78,说明合同能源管理的实施极大缓解了医院绩效考核方面在能耗指标控制的压力。

表5-10　中山医院2016—2019年能耗指标分析

指　　标	实施前		实施中 (1—7月)	实施后	
	2015年	2016年	2017年	2018年	2019年
用电量/kW·h	26173228	27796079	27315428	26909868	26176554
建筑面积/m²	164462.00	162115.00	162115.00	162115.00	163276.00
年住院量/人次	606021	650567	658265	682137	710132
年门诊量/人次	1924411	1952730	1977799	2070061	2373854
单位业务密度能耗	7834.98	7861.82	7631.73	7219.11	6463.78

(2)节能意识的培养和提高

在节能意识培养上,首先通过利用简报、院报、官网、官微、LED显示屏、展板等方式进行多维度宣传,提高全员节能意识。其次,加强成本核算,在全成本核算模式下,科室的能源费用全额计入科室的经营收支,实行能耗定额管理,将科室能耗与绩效奖金挂钩,分为外科、内科、医技系列进行能耗监控,奖励节能较好的科室,对节能效果不佳的科室予以批评或扣减绩效。再次,重视外包单位的服务质量考核,将第三方服务人员如物业保洁、运送人员、护工、各类服务商和供应商等外包人员是否在院区内遵守医院的能源管理规定履行节能减排承诺纳入服务质量考核中,如有违反,将影响服务费用的支付。通过上述措施,确保医院员工及外包人员全体参与节能减排工作,强化节约意识。

---

① 住院量增幅 $= \dfrac{650567-606021}{606021} = 7.35\%$

三、完善医院能源管理的对策

实践表明,医院可以通过合同能源管理有效控制能源的消耗,显著提升医院后勤管理效率及保障水平。节能服务公司拥有专业齐全层次较高的能源管理团队,能够统筹规划医院能源管理工作,承担设备采购及相关运营费用,无须医院投入资金,同时能有效改善医院的现金流情况,优化医院能源管理结构,对各类能源系统和设备进行动态监控,有效保证设备的安全稳定运行,科学有效地分析和优化医院能源利用状况与水平,使医院的能源管理跃上新的台阶。为此,建议从以下几个方面来加强合同能源管理。

(一)完善医院能源管理制度体系

建立能源管理的"顶层设计",以合同能源管理作为抓手,有效落实医院的能源管理工作。首先,定义医院的节能目标和范围,成立能源管理委员会,负责医院能源工作的组织和实施,明确组织架构和工作职责。其次,拟订和审议能源管理年度计划,建立能源消耗定额管理目标责任制,落实各科室节能降耗的责任清单。再次,完善能源设备管理制度,规范能源管理行为,对与能源相关的各项规定和流程进行查缺补漏。对于行政职能科室,梳理节能管理台账,编制设备标准化运行管理制度,完善各科室能耗成本分摊方案,对于临床科室,加强环保宣传教育,营造节能降耗的环境氛围。最后,制定能耗考核方案,建全内部激励机制。根据医院各科室的能源消耗特点划分为外科、内科、医技、门急诊、综合办公系列,将医院整体节能率作为目标责任,按科室床位数和工作量逐层分解(医院—各系列—各科室—各医疗组),每季度结合医疗收入、业务量对各科室能源统计的消耗情况进行公示,计算其同比和环比数据并进行排名,对节能工作开展较好的科室予以奖励,对节能效果不佳的科室予以批评或扣减绩效,定期开展能耗自评和互评,实现能源消耗精细化管理。

(二)培育节能低碳的医院文化

优秀的节能文化,是医院节能减排工作得以有效开展的必要条件,因此要针对职工、外包员工、患者及其家属等不同角色,开展有针对性的宣传教育措施。一是将员工节能行为纳入年度考核,加强临床一线人员的行为约束,达到增强员工节能意识的目的。二是加强对外包单位服务质量的管理与评价。医院除了员工外,还有许多"常驻人口",如保洁人员、保安人员、护工、各供应商员工,因各自工作特点需要长期在医院工作。医院应加强所有外包业务的合同管理,将"员工的节能行为"作为外包业务考核项目,以此督促外包单位加强对其员工的节能教育。三是加强对患者及其家属的节能宣教。将提倡节能行为(随手关灯、关窗、绿色出行、合理使用电器等)纳入患者办理住院时的宣教内容之一,提醒患者及其家属在院期间保持节能低碳的习惯,同时利用科室宣传栏、桌牌、展板、公众号、官网、LED显示屏等进行多维度宣传,强化公众的节能和资源忧患意识。

(三)协调好节能、医疗工作、就诊体验之间的冲突

在能源改造施工阶段,医院应协调好施工与日常运行的矛盾,包括:①加强施工前对病区患者、员工的心理疏导,降低施工噪声、粉尘,以及对病区环境的影响;②密切配合安排施工进度,作业时间避开医疗高峰时段,尽量选择人流量少的时间段;③对工期停电需求的协调,要保证医院大型医疗设备、信息服务器、手术生命支持等系统在不间断电源供电的15分钟内完成施工操作。

节能运行阶段与医疗工作间的矛盾,主要为节能目标、室内温度控制要求同医患日益增长的环境舒适之间的矛盾,应通过对各就诊区域的温度、湿度、二氧化碳浓度指标检测,对室内空气质量进行持续改进,根据时间、天气、功能、病种、用房进行动态调整。

(四)能源管理绩效评估常态化

能源管理是一项长期的工作,合同能源管理应从医院综合能耗的角度出发,对医院的能源管理进行定期评估及反馈,避免节能降耗的"短视效应"。首先,要逐步完善各类能源计量设施、控制设备等布局。其次,要生成能耗报表并进行成本分摊,建立周期性的能耗报告,及时调整和优化能源管理工作,最终实现能源管理工作持续改进。

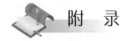 附　录

（一）医院能源管理相关法律法规

1.《中华人民共和国节约能源法》（2018 年 10 月 26 日第二次修正）

2.《中华人民共和国可再生能源法》（2009 年 12 月 26 日修正，2010 年 4 月 1 日起施行）

3.《中华人民共和国建筑法》（2019 年 4 月 23 日第二次修正）

4.《建设工程质量管理条例》（2019 年 4 月 23 日第二次修正）

5.《民用建筑节能管理规定》（2005 年 11 月 10 日发布，自 2006 年 1 月 1 日起施行）

（二）医院能源管理各类标准

1.《民用建筑能耗数据采集标准》（JGJ/T 154—2007）

2.《绿色医院建筑评价标准》（GB/T 51153—2015）

3.《公共建筑节能设计标准》（GB/T 50189—2015）

4.《建筑节能与可再生能源利用通用规范》（GB/T 55015—2021）

5.《建筑节能工程施工质量验收标准》（GB/T 50411—2019）

6.《福建省建筑节能工程施工质量验收规程》（DBJ/T 13—83—2013）

7.《公共建筑节能改造技术规范》（JGJ/T 176—2009）

8.《福建省公共建筑节能改造节能量测评标准》（DBJ/T 13—284—2018）

9.《福建省建筑节能工程施工技术规程》（DBJ/T 13—82—2018）

10.《福建省公共建筑节能设计标准》（DBJ/T 13—305—2019）

第六章　厦门市医院环境保护管理

一、厦门市医院环境保护管理现状及分析

保护环境是我国的基本国策,国家采取有利于节约和循环利用资源,保护和改善环境,促进人与自然和谐的经济、技术政策和措施,使经济社会发展与环境保护相协调。环境保护坚持保护优先、预防为主、综合治理、公众参与、损害担责的原则。

医疗机构环境保护涉及污水、医疗废物、噪声、恶臭、生活垃圾、辐射安全、绿化等内容。2020年厦门市全面推进全国排污许可证申领制度,进一步规范了厦门三级医疗机构污水、医疗废物、噪声、恶臭、生活垃圾等污染物管理,全国排污许可证管理信息平台、全国核技术利用辐射安全申报系统、福建省污染源企业自行监测管理系统、福建省企业环境信用评价系统、厦门市医疗废物环境监管平台等信息化手段的使用,使环保部门对医疗机构履责情况的监管更便捷,推进了医疗机构环境保护主体责任的落实。

(一)污水处置

1.污水处置工艺

医院污水应分类收集处理,污水量及水质无实测数据时,可类比现有同等规模和性质医院的排放数据,也可根据经验方法或数据进行计算获得(按用水量或日均污水量和变化系数确定污水处理设计水量)。

医院污水处理主体工程主要包括医院污水处理系统、污泥处理系统、废气处理系统等。医院污水处理系统主要包括预处理、一级处理、二级处理、深度处理和消毒处理等单元。

特殊性质污水应分类收集,足量后单独经相应的预处理后进入医院污水处理系统。

传染病医院污水应在预消毒后采用二级处理＋消毒工艺,或二级处理＋深度处理＋消毒工艺。

非传染病医院污水,若出水直接或间接排入地表水体或海域时,应采用二级处理＋消毒工艺或二级处理＋深度处理＋消毒工艺;若处理出水排入终端已建有正常运行的二级污水处理厂的城市污水管网时,可采用一级强化处理＋消毒工艺。

非传染病医院一级强化处理工艺流程见图 6-1。

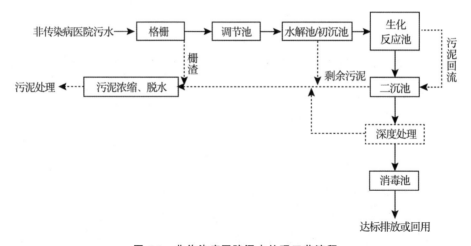

图 6-1　非传染病医院污水处理工艺流程

传染病医院污水,一般采用预消毒＋二级处理＋(深度处理)＋消毒工艺。其流程见图 6-2。

2.污染指标管控

(1)每天安排专人巡视,确保相关设备均保持正常运行的状态。

(2)根据相关要求和频次对出水进行检测,检测结果如有异常,应及时查找原因并解除,保证出水达标。

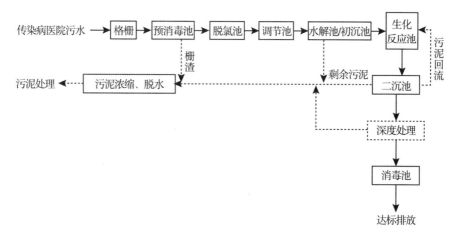

图 6-2　传染病医院污水处理工艺流程

（3）每天做好相关台账记录并及时归档，台账记录和检测报告应至少保存3年。

（4）污水处理站产生的污泥应作为医疗废弃物经消毒后委托具备相关资质的第三方进行处理。

3.自行监测及系统上传

（1）根据单位排污许可证自行监测要求监测的指标和频次，委托第三方进行检测并出具对应检测报告。

（2）每月1日将第三方出具的检测报告上传至监测系统。

（3）次年1月份将上一年度的自行监测年报上传至自行监测系统。

4.排污许可证系统管理

（1）登录亲清服务平台（http://220.160.52.213:10006/cas/login）在排污许可证模块注册账号。

（2）账号注册完成之后登录系统，点击进入执行报告系统模块，根据系统要求填写。①

5.涉疫污水常态化核酸检测及管理

（1）在新冠肺炎疫情不确定的大环境下，坚持对涉疫污水进行常态化核酸

---

①　根据企业性质（简化管理/重点管理）判定企业是否需要排污执行报告季报和年报。季报每个季度结束后15天内提交，年报次年1月份提交。

检测。

(2)建议检测频次:2 次/周。

(3)取样流程:取专用试管和防护袋→取水样→送至检验科→出检测报告。

(4)防护措施:取样人员全程穿戴防护服和防护器具,水样需要用专用的转运箱进行转运,转运过程全过程消毒,采用含氯消毒剂进行消毒。

(二)医疗废物

1.处置

(1)分类收集

感染性废物、病理性废物、药物性废物、化学性废物等不同类型医疗废物不得混合收集,医疗废物禁止混入其他废物和生活垃圾中。

(2)包装及封口

盛装量不能超过容器的 3/4 容积,放入包装物或者容器内的医疗废物不得取出。采用"鹅颈式"封口,用自封带扎紧,锐器盒一旦锁扣,不得强行打开。在包装物、容器上粘贴中文标签,内容应当包括:产生单位、产生日期、类别、重量、签名等。包装物或者容器外表面被感染性废物污染时,应当对被污染处进行消毒处理或者增加一层包装。

(3)贮存

各楼层诊室、病房将产生的医疗废弃物规范收集、有效封口后置于医疗废物周转箱密闭暂存。

(4)转运

专职收集人员每日按照规定路线、规定时间从各病区处置室将医疗废物周转箱集中收集,专车从专用通道密闭运送至医疗废物暂存地。时间应避开人流高峰,路线应避免占用清洁通道。

(5)暂存

暂存地应保持良好的通风,病理性废物应低温贮存或具备防腐条件,暂存时间不得超过 2 天。

(6)交接

产生地医务人员与专职收集人员,暂存地工作人员与有资质的医疗废物处置公司收集人员应当面交接,规范记录医疗废物的来源、去向、种类、数量、重量及交接时间,双方确认并签名,登记资料保存时间不少于 3 年。

(7)医疗废弃物暂存地管理

①必须远离医疗区、食品加工区、人员活动区和生活垃圾存放场所,方便医疗废物运送人员及运送工具、车辆的出入;不得露天存放医疗废物。

②具备严密的封闭措施,如防鼠、防蚊蝇、防蟑螂的安全措施。

③防止渗漏和雨水冲刷;易于清洁和消毒。

④设明显的医疗废物警示和"禁止吸烟、饮食"的警示标识。

⑤每次收集工作完成后,使用 500～1000 mg/L 含氯消毒剂对运送工具等进行清洁消毒。医疗废物清空后,使用 500～1000 mg/L 对暂存室及区域的墙面、地面和设施等表面进行清洁消毒。

⑥加强通风,保持室内空气清新,每日使用紫外线进行空气消毒 2 次,每次 1 小时。

2.监管

各医疗机构使用的医疗废物监管系统是根据国家医废管理要求,基于互联网、物联网、大数据等信息技术研发的一整套医废智能追溯管理系统,该系统能够实现对医疗废物从产生,到运输,再到处置的全过程的信息化追踪,为医废产生、运输、处置单位搭建个性化的管理系统,并与厦门市医疗废物环境监管平台(http://120.41.36.17:10800)对接,自动上报数据。

(三)辐射安全管理

1.使用申领

使用放射性同位素和射线装置的单位申请领取许可证时,应当具备下列条件:

(1)有与所从事的生产、销售、使用活动规模相适应的,具备相应专业知识和防护知识及健康条件的专业技术人员。

(2)有符合国家环境保护标准、职业卫生标准和安全防护要求的场所、设施和设备。

(3)有专门的安全和防护管理机构或者专职、兼职安全和防护管理人员,并配备必要的防护用品和监测仪器。

(4)有健全的安全和防护管理规章制度、辐射事故应急措施。

(5)产生放射性废气、废液、固体废物的,具有确保放射性废气、废液、固体废物达标排放的处理能力或者可行的处理方案。

2.辐射工作人员

(1)使用放射性同位素和射线装置的单位,应当对直接从事生产、销售、使用活动的工作人员进行安全和防护知识教育培训,并进行考核;考核不合格的,不得上岗。安全和防护知识教育培训有效期3年。

(2)以下辐射安全关键岗位应当由注册核安全工程师担任:

①使用半衰期大于60天的放射性同位素且场所等级达到甲级的单位,辐射安全关键岗位2个,分别为辐射防护负责人、辐射环境监测与评价专职人员,每岗最少在岗人数1名。

②生产、使用放射性药物且场所等级达到甲级的单位,非医疗使用Ⅰ类源单位,销售(含建造)、使用Ⅰ类射线装置单位,辐射安全关键岗位1个,为辐射防护负责人,最少在岗人数1名。

③同一单位从事以上多种类型工作时,岗位设置和最少在岗人数以其中要求高的为准。

(3)辐射工作人员需进行个人剂量监测和职业健康检查,建立个人剂量档案和职业健康监护档案。

3.全国核技术利用系统管理

(1)单位基本信息、活动种类和范围、设备台账、监测仪器和防护用品、辐射安全管理机构、辐射工作人员有变动时需进行更新。

(2)辐射工作人员安全与防护培训有变化时需进行更新。

(3)按季度累计录入辐射工作人员个人剂量监测值。

(4)上传放射性同位素、射线装置安全和防护年度评估报告。

(四)生活垃圾分类管理

公共机构生活垃圾分类管理涉及宣传引导、设施规范、分类投放管理和综合管理,具体考评内容和评分细则,见表6-1。

表 6-1　2021 年厦门市公共机构生活垃圾分类工作评分标准

序号	考评项目	评分细则	单项扣分
1	宣传引导 （扣分上限 25 分）	未设置宣传《厦门经济特区生活垃圾分类管理办法》摘要及厦门垃圾分类相关内容宣传栏，扣 5 分	
		公示本单位的行业主管部门（行业主管部门本级可不设）、监督投诉电话，每缺少一项扣 5 分	
		公示本责任区的分类责任人姓名、联系电话，每缺少一项扣 5 分	
		机关、事业单位及国有企业以大楼（大院、责任管理单位）为单位设置"垃圾分类检查公示榜"，并按月公示检查评比情况，缺少扣 5 分	
		统一集中投放点位未设置投放指示牌，或投放指示牌未配置对应分类指南，每发现一处扣 3 分	
		宣传内容、公示信息存在不准确、不清晰、不规范、有遮挡，每处 5 分	
2	设施规范 （扣分上限 20 分）	以大楼（大院、责任管理单位）为单位配齐所有类型分类桶，每少一类扣 3 分	
		统一集中投放点位桶身颜色及分类标识不清晰、不符合规范、标识未朝外（朝上），每桶扣 3 分	
		统一集中投放点位分类垃圾桶未成组摆放、未整齐摆放，每处扣 3 分	
		统一集中投放点位地面未硬化处理、分类桶规格不统一，每处扣 3 分	
		统一集中投放点位分类垃圾桶内（外）脏污、垃圾满溢、桶盖未密闭、垃圾桶严重破损（配件无缺失），每桶扣 3 分	
		公共区域内垃圾桶缺少标识，每处扣 3 分	
3	分类投放管理 （扣分上限 40 分）	单类垃圾桶内每发现混入非本类的，每类扣 4 分	
		发现混收混运现象，扣 40 分	
4	综合管理 （扣分上限 15 分）	平台内相关信息不准确、缺失，每发现一处扣 3 分	
		厨余垃圾、其他垃圾未施行早、晚两次以上错峰分类收运，每项扣 5 分	
		可回收物、有害垃圾未施行错峰分类收运，每项扣 5 分	
		责任管理区域内存在生活垃圾满溢、落地、环境脏乱，每发现一处扣 5 分	
		禁止使用一次性杯具，每发现一处扣 5 分（服务中心等办事窗口除外）	
	合计得分		

续表

备注	暗访情况通报： 1.市垃圾分类中心负责每日在"市垃圾分类工作微信群"通报暗访情况； 2.行业主管部门负责一周内在"市垃圾分类工作微信群"反馈相应的问题整改情况，并报送市垃圾分类中心； 3.市、区机关事务管理部门对市属、区属公共机构的问题整改情况进行阶段性督导和通报。

（五）废气管理

医疗机构运营期废气主要为医疗机构特有的医疗废气及医疗机构配套设施产生的废气。

（1）医疗机构特有的医疗废气，主要包括手术室及麻醉室产生的废气、医学实验过程产生的废气、中药代煎过程产生的废气、核医学在试剂配制及人体检查阶段产生的废气。此类废气大多含有不同程度的细菌、病毒和有害物质的气溶胶物质，同时含有有机物。

（2）医疗机构配套设施产生的废气，主要包括燃气锅炉产生的废气、污水处理站收集的臭气、垃圾中转站及危废暂存库收集的臭气、食堂产生的油烟及停车场产生的废气等。

医疗机构废气对外安全排放的处理主要包括除尘、除臭、杀菌三种工艺，纳入国家排污许可管理的废气主要是污水处理站污水处理、污泥干化和堆放产生的废气。排放形式分为有组织排放和无组织排放，恶臭产生区进行密闭收集，通过排气筒排放且排气筒高度大于等于 15 米，为有组织排放；未设置排气筒或排气筒高度低于 15 米，为无组织排放。

（六）噪声管理

医疗机构的噪声主要有人为噪声、医疗服务噪声、设备噪声、交通噪声。噪声防治以设备噪声为主，应在建设设计时考虑以下方面：

（1）空调机组、通风机组、冷水机组、冷却塔、风冷设备、柴油发电机组、水泵房、气体站、锅炉房等产生噪声、振动的设备，应选用低噪声产品且采取降噪措施。宜自成一区，其位置应避免对周边房间的干扰。

（2）医院的医用气体站、冷冻机房、柴油发电机房等设备用房如设在病房大楼内时,应自成一区,且采取隔振及综合降噪措施。

（3）通风空调系统应设置消声装置,消声器内的吸声材料应采用吸声性能好、满足医院洁净度、防火性能要求的吸声材料。

（4）锅炉房、水泵房、变压器室、制冷机等宜单独设置在建筑之外。有噪声源的医院建筑附属设施,其设置位置应避免对噪声敏感建筑物产生噪声干扰,必要时应采取有效的隔声、隔振措施。医院场地内不得设置未经有效处理的强噪声源。

（七）绿化管理

园林绿化应当坚持以人为本、生态优先,坚持绿化与美化相协调,生态、景观与文化相统一,遵循科学规划、因地制宜、适地适树、文化建园、建管并重、严格保护的原则。

医疗机构作为园林绿化保护责任人应当按照园林绿化养护相关标准和技术规范履行相应责任,并建立定期巡查制度,加强园林绿化的安全管理,及时采取措施消除安全隐患。

二、许可证申领及环境信用评价

（一）排污许可证申领

（1）登录亲清服务平台（http://220.160.52.213:10006/cas/login）在排污许可证模块申领;

（2）根据企业的自身情况填写相关申报材料（平台上有相关申办流程可供参考）;

（3）资料准备齐全后提交相关部门审核;

（4）领取排污许可证。

（二）辐射安全许可证申领

1.申领流程（见图 6-3,网上办）

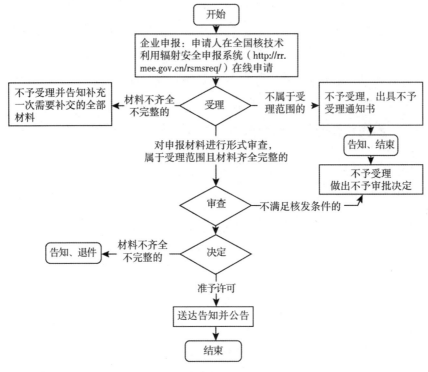

图 6-3　辐射安全申领流程图

2.申请资料

(1)辐射安全许可证申请表(全国核技术利用辐射安全申报系统申请后直接打印);

(2)企业法人营业执照或事业单位法人证正本复印件及法定代表人身份证复印件;

(3)经审批的环境影响评价文件;

(4)满足《放射性同位素与射线装置安全许可管理办法》第13条至第16条相应规定的证明材料;

(5)环境保护主管部门要求提供的其他资料。

(三)福建省企业环境信用评价

(1)登录亲清服务平台(http://220.160.52.213:10006/cas/login),在环境信用模块申报;

（2）评定周期:每年一次;

（3）根据平台提示的相关申报要求进行申报;

（4）提交系统审核。

福建省企业环境信用动态评价指标可详见表6-2。

表6-2 福建省企业环境信用动态评价指标

序号	指标类型	指标	评价依据	分值
1	企业责任指标	采用行业领先技术实施减排工程	属地环保部门	3
2	企业责任指标	环境影响评价管理制度	经营者申报	3
3	企业责任指标	按期提交排污许可证执行报告	经营者申报	3
4	企业责任指标	通过清洁生产审核	经营者申报	3
5	企业责任指标	按规定公开企业环境信息	经营者申报	3
6	企业责任指标	参保企业污染责任险	经营者申报	3
7	企业责任指标	按要求开展自行监测	经营者申报	3
8	企业责任指标	编制突发环境事件应急预案并备案	经营者申报	3
9	企业责任指标	按时编制危险废物管理计划并备案	经营者申报	3
10	企业责任指标	安装污染源自动监测设备并且与生态环境主管部门联网	经营者申报	3
11	环境管理指标	在环境管理中存在严重欺瞒行为	属地环保部门提供	一票否决
12	环境管理指标	被列入在线监控超标督办	系统推送	5
13	环境管理指标	拒不响应污染天气应急管控措施	属地环保部门提供	10
14	环境管理指标	造成较大及以上突发环境事件的	属地环保部门提供	一票否决
15	环境管理指标	造成一般突发环境事件的	属地环保部门提供	30
16	环境管理指标	危险废物规范化管理督查考核不达标	属地环保部门提供	10
17	环境管理指标	在环境管理中存在严重欺瞒行为	属地环保部门提供	一票否决
18	环境违法指标	罚款0～20万元	处罚决定书	10
19	环境违法指标	罚款20万(含)～50万元	处罚决定书	20
20	环境违法指标	罚款50万元(含)以上	处罚决定书	30
21	环境违法指标	拒不执行环境行政处罚决定的	属地环保部门提供	一票否决
22	环境违法指标	相关责任人因环境问题被行政拘留的	移送函	一票否决
23	环境违法指标	涉嫌环境犯罪并移送公安机关立案侦办的	移送函	一票否决

企业环境信用等级评定采用评分制。总得分高于90分为环保诚信企业;高于70分(含)低于90分(含)为环保良好企业;高于60分(含)低于70分为环保警示企业;低于60分或符合"一票否决"情形的为环保不良企业。

三、完善医院环境保护管理的对策

随着全球经济快速发展,环境问题越来越受到重视,人们开始意识到环境保护的重要性,并从各方面着手保护环境。医疗机构作为社会的一员,理应承担起相应的环境保护责任,执行国家、省、市污染物排放标准,遵守本单位的重点污染物排放总量控制指标,不超污染物排放标准排放污染物。面对日趋严格的环境保护要求,信息化、智能化管理已然成为医疗机构环境保护精准管理的必要手段。

以下医院环境保护管理对策供参考:

(1)新、扩、改建项目在建设之前必须进行环境影响评价,对建设项目的选址、设计和建成投产后可能对周围环境产生的不良影响进行调查、预测和评估,提出防治措施。

(2)严格执行"三同时"制度,即新建、改建、扩建的基本建设项目、技术改造项目,其环保设施必须与主体工程同时设计、同时施工、同时投入使用。

(3)重视环境保护、节能减排方面知识的宣传教育,提高干部职工的环境保护意识和法制观念,有计划的培养和引进环保专业人才,不断提高医院环保专业技术水平。

(4)每年投入相当比例的资金用于污染治理及防治,新技术研发应用,持续改善医院环境状况。

(5)加强对环境质量的监督管理,定期委托专业机构对防辐射、噪声、废气、水污染物排放等指标进行监测,持续改进。

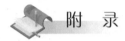

附　录

(一)环境保护相关法律及规范

1.《中华人民共和国环境保护法》,2015 年 1 月 1 日起实施。

2.《福建省生态环境保护条例》,2022 年 5 月 1 日起施行。

3.《中华人民共和国环境保护税法》(2018 年 1 月 1 日起施行)第 4 条规定:直接向环境排放应税污染物的企业事业单位和其他生产经营者为环境保护税的纳税人,应当依照规定缴纳环境保护税。有下列情形之一的,不属于直接向环境排放污染物,不缴纳相应污染物的环境保护税:

(1)企业事业单位和其他生产经营者向依法设立的污水集中处理、生活垃圾集中处理场所排放应税污染物的;

(2)企业事业单位和其他生产经营者在符合国家和地方环境保护标准的设施、场所贮存或者处置固体废物的。

(二)排污许可相关政策及规范

1.医院污水处理工程技术规范

《中华人民共和国环境保护法》第 41 条规定:"建设项目中防治污染的设施,应当与主体工程同时设计、同时施工、同时投产使用。防治污染的设施应当符合经批准的环境影响评价文件的要求,不得擅自拆除或者闲置。"各医疗机构应以《医院污水处理工程技术规范》(HJ 2029—2013)为指导性文件,规范医院污水处理工程的设计、建设和运行管理,防止医院污水污染环境,预防疾病传播和保障人体健康。

2.排放标准

传染病、结核病专科医疗机构排污单位执行《医疗机构水污染排放标准》(GB 18466—2005)表 1 中的排放限值;非传染病、结核病专科医院的医疗机构排污单位执行 GB 18466—2005 表 2 中的排放限值。地方有更严格排放标准要求的,从其规定。[①]

3.排污许可

为贯彻落实《中华人民共和国环境保护法》《中华人民共和国大气污染防治法》《中华人民共和国水污染防治法》《医疗废物管理条例》等法律法规,以及《国务院办公厅关于印发控制污染物排放许可制实施方案的通知》(国办发〔2016〕81 号)和《排污许可管理办法(试行)》(环境保护部令第 48 号)等相关要求,完善排污许可技术支撑体系,指导和规范医疗机构排污许可证申请与核

[①]　疫情防控期间医院污水排放标准还应按属地生态环境局相关规定执行。

发工作。生态环境部制定《排污许可证申请与核发技术规范 医疗机构》(HJ 1105—2020),该标准规定了医疗机构排污许可证申请与核发的基本情况填报要求、许可排放限值规定、合规判定方法、自行监测、环境管理台账与排污许可证执行报告等管理要求,提出了污染防治可行技术要求。

(三)辐射防护安全管理相关政策及规范

1.《中华人民共和国放射性污染防治法》(2003 年 10 月 1 日起施行)第 28 条规定:生产、销售、使用放射性同位素和射线装置的单位,应当按照国务院有关放射性同位素与射线装置放射防护的规定申请领取许可证,办理登记手续。

2.《放射性同位素与射线装置安全和防护条例》(2005 年 12 月 1 日起施行)第 5 条规定:生产、销售、使用放射性同位素和射线装置的单位,应当依照本章规定取得许可证。第 6 条规定:除医疗使用Ⅰ类放射源、制备正电子发射计算机断层扫描使用放射性药物自用的单位外,生产放射性同位素、销售和使用Ⅰ类放射源、销售和使用Ⅰ类射线装置的单位的许可证,由国务院环境保护主管部门审批颁发。除国务院生态环境主管部门审批颁发的许可证外,其他单位的许可证,由省、自治区、直辖市人民政府生态环境主管部门审批颁发。第 11 条规定:持证单位变更单位名称、地址、法定代表人的,应当自变更登记之日起 20 日内,向原发证机关申请办理许可证变更手续。第 12 条规定:有下列情形之一的,持证单位应当按照原申请程序,重新申请领取许可证:(一)改变所从事活动的种类或者范围的;(二)新建或者改建、扩建生产、销售、使用设施或者场所的。第 13 条规定:许可证有效期为 5 年。有效期届满,需要延续的,持证单位应当于许可证有效期届满 30 日前,向原发证机关提出延续申请。第 14 条规定:持证单位部分终止或者全部终止生产、销售、使用放射性同位素和射线装置活动的,应当向原发证机关提出部分变更或者注销许可证申请,由原发证机关核查合格后,予以变更或者注销许可证。

3.《放射性同位素与射线装置安全许可管理办法》(2019 年 8 月 22 日第三次修正)第 26 条规定:辐射工作单位因故遗失许可证的,应当及时到所在地省级报刊上刊登遗失公告,并于公告 30 日后的一个月内持公告到原发证机关申请补发。

(四)生活垃圾管理相关政策及规范

2011年《住房城乡建设部等部门关于进一步加强城市生活垃圾处理工作意见的通知》提出:到2015年,全国城市生活垃圾无害化处理率达到80%以上,直辖市、省会城市和计划单列市生活垃圾全部实现无害化处理。每个省(区)建成一个以上生活垃圾分类示范城市。50%的设区城市初步实现餐厨垃圾分类收运处理。城市生活垃圾资源化利用比例达到30%,直辖市、省会城市和计划单列市达到50%。建立完善的城市生活垃圾处理监管体制机制。到2030年,全国城市生活垃圾基本实现无害化处理,全面实行生活垃圾分类收集、处置。城市生活垃圾处理设施和服务向小城镇和乡村延伸,城乡生活垃圾处理接近发达国家平均水平。

2017年《厦门经济特区生活垃圾分类管理办法》施行,规定机关单位、事业单位,社团组织,公共场所管理单位等公共机构以及学校、国有企业,应当在生活垃圾分类工作中起示范带头作用。

(五)园林绿化相关政策及规范

《厦门经济特区园林绿化条例》(2018年8月1日起施行)第23条规定:新建、改建、扩建建设项目附属园林绿化工程,应当与主体工程同时设计、同时建设、同时验收。第36条规定:实行园林绿化保护责任人制度,学校、医院、企业等单位绿地由该单位负责。

第七章　厦门市医院国有资产管理

一、厦门市医院国有资产管理现状及分析

调查发现,目前厦门市医院在国有资产管理方面,还存在如下问题:

1.部分医院资产管理存在不相容职务未分离现象

医院的经济业务活动通常可以划分为授权、签发、核准、执行和记录五个步骤。厦门市部分医院在资产管理过程中因为人员相对紧缺,没有独立的人员或部门分别实施或执行各步骤,导致不相容职务的未分离,从而缺乏内部控制。

2.部分医院资产管理与预算管理未能紧密结合

预算管理与资产管理是互为前提和基础,既相互促进,又相互制约。一方面,财政预算是资产形成的主渠道,预算管理水平的高低决定着资产配置的合理性。医院资产的日常维持运转和价值补偿主要依靠预算安排来实现,其增量更直接来源于医院的年度预算,预算安排的不合理,将造成资产配置的不公平,导致资产的闲置浪费,降低资产使用效益。另一方面,资产存量是核定医院预算的重要基础,资产管理水平影响着预算资金分配的科学性和有效性。只有在准确掌握医院资产存量、建立科学的资产配置标准体系的基础上,才能结合医院履行职能的需要,科学核定医院资产收益、资产配置、资产消耗等预算。

3.部分医院资产管理与财务管理、实物管理与价值管理未能紧密结合

价值管理侧重于以货币形式记录单位占有、使用资源的规模、消耗和结构,与经费的收支紧密相连;实物管理则是从资产具体形态的购置、使用、处置

等各个环节入手,对资产实施全方位的管理、维护。在配置环节,实物资产既要能满足工作和业务活动需要,又要经济、节约,资产价值要及时准确入账,按制度规定真实予以反映;在处置环节,实物资产的毁损、灭失都要证明齐全、手续齐备,资产价值则要按照财务制度规定及时进行账务处理,做到账实相符;在资产使用环节,不仅要考虑实物形态的资产运行和维护,同时要考虑其价值链条。

二、医院国有资产管理案例分析
——以厦门大学附属第一医院为例

(一)医院资产管理机构设置及职责

厦门大学附属第一医院(以下简称"第一医院")资产管理实行四级资产管理架构,由资产管理委员会、资产管理办公室、职能部门、资产管理单元构成。资产管理委员会由院长任主任,党委书记、总会计师任副主任,其他院领导、职能部门负责人等共同组成。委员会下设资产管理办公室,挂靠保障部,负责资产管理日常工作。办公室设专职资产管理人员,职能部门和资产管理单元设专职或兼职资产管理人员。

1.资产管理委员会的职责

委员会是资产管理的领导机构,主要负责资产管理制度的制定和审批,监督各部门资产管理情况,解决资产管理执行过程中出现的矛盾并及时做出调整。其主要职责是:

(1)根据法律法规、政策要求、医院发展战略和市场分析,制定年度资产管理指导思想和总体指标。

(2)审议资产管理的管理制度、政策和程序。

(3)确定各部门在资产管理中的职责分工。

(4)制定资产管理绩效目标管理工作规划和规章制度,组织、指导各部门绩效目标管理工作。

(5)审议年度资产管理草案、绩效目标。

（6）监督、检查资产管理执行情况，研究解决资产管理中出现的问题。

（7）审议、审定年度资产管理报告。

（8）确定各科室年度资产管理考评指标。

（9）根据资产管理执行结果提出考核和奖惩意见。

（10）确定资产管理的改进措施。

2.资产管理办公室的职责

办公室是资产管理委员会常设机构，在委员会领导下行使资产管理及监控职能。办公室设在保障部，负责对医院国有资产实施综合监督和具体管理。其主要职责是：

（1）根据医院资产管理的有关规定，制定医院资产管理的具体办法，提交资产管理委员会审批并组织实施。

（2）组织拟定年度资产管理考评指标，提交资产管理委员会审议，并根据委员会决定进行考评。

（3）负责医院资产验收入库、出库、调拨、报废等日常管理，以及医院资产的账卡管理、清查登记、统计报告及日常监督检查工作。

（4）组织和指导职能部门和基层资产管理单元进行资产管理。

（5）办理医院国有资产配置、处置和对外投资、出租、出借和担保等事项的报批手续。

（6）负责医院用于对外投资、出租、出借和担保的资产的保值增值，按照规定及时、足额缴纳国有资产收益。

（7）负责医院存量资产的有效利用，资产使用效益评估分析，参与大型仪器、设备等资产的共享、共用和公共研究平台建设工作。

（8）接受主管部门和同级财政部门的监督、指导并向其报告有关国有资产管理工作。

（9）对国有资产管理情况进行年度分析研究，提供相关数据和报告，供医院资产管理委员会进行资产管理决策。

3.职能部门的职责

各职能部门是资产管理的执行机构，也是资产管理的主要责任人。各职能部门主要职责是：

（1）设备物资部

①制定医疗设备资产管理办法和工作规划，并组织实施；

②负责采购医疗设备、高值耗材、低值耗材、试剂、信息软硬件（计算机、打印机、计算机耗材）、电器、家具、印刷品、卫生布类、清洁用品、水电器材、车辆、汽油、各类未列明细的办公用品。

③负责医疗设备购置预算、计划、申购、论证、采购、验收、维护、档案管理及配合财务部进行大型医疗设备效益分析。

④负责审核医疗设备医院内部调配，合理配置资源，负责医疗设备报废、报损的技术鉴定及放射源拆除等技术处理，审批科室资产报废、报损申请表。

⑤配合信息部门建立和完善资产管理信息系统，实施资产动态管理。

⑥参与全院医疗设备清查盘点。

（2）计算机中心

①制定信息资产管理办法和工作规划，并组织实施；建立和完善资产管理信息系统，实施资产动态管理。

②负责信息资产购置预算、计划、申购、论证、维护和档案的管理。

③负责审核信息资产医院内部调配，合理配置资源。

④负责信息资产报废、报损的技术鉴定及信息设备硬盘的销密等技术处理，审批科室资产报废、报损申请表。

⑤参与全院信息设备清查盘点。

（3）保障部

①制定总务资产管理办法和工作规划，并组织实施。

②配合信息部门建立和完善资产管理信息系统，实施资产动态管理。

③负责总务资产购置预算、计划、申购、论证、验收、维护和档案的管理。

④负责总务资产医院内部调配，合理配置资源。

⑤负责总务资产报废、报损的技术鉴定及审批科室资产报废、报损申请表。

⑥办理医疗设备、信息及总务资产增加验收入库、领用、打印资产标签并由相关专业人员配合使用科室的资产管理员粘贴标签。

⑦办理全院科室固定资产及低值资产的内部调配手续，办理科室报废资产回收及临时保管。

⑧按上级部门规定流程进行固定资产处置报批,与市资产管理中心办理报废资产回收交接手续,依法处置固定资产。

⑨定期、不定期组织全院固定资产清查盘点。

(4)财务部

①负责审议和批准资产预算草案、资产预算调整方案,以及审议资产预算执行报告和审定资产决算报告,监督资产预算的执行,解决资产预算执行过程中出现的矛盾,发现医院活动与资产预算的偏差并及时做出调整。

②贯彻执行国家有关资产的法律、法规、政策,建立健全资产管理制度。

③配合信息部门建立和完善资产管理信息系统,协助计算机中心进行系统字典维护,实施资产动态管理。

④负责医院资产的财务监督和会计核算工作,加强对实物资产管理的监督和控制。

⑤负责医院资产管理系统账务处理,进行资产出入库审核,根据相关单据进行账目调配、核销账务处理,报表管理。

⑥负责市财政专网资产管理信息系统的维护及账务处理。

⑦进行资产预算审核、总量控制及效益分析统计。

⑧参与全院固定资产清查盘点。

(5)科研部

①制定无形资产管理办法和工作规划,并组织实施。

②配合信息部门建立和完善资产管理信息系统,实施资产动态管理。

③加强对医院专利权、著作权、非专利技术等无形资产的管理,防止无形资产流失。

④负责合理配置无形资产。

(6)教学部

加强对图书类固定资产的管理,做到账账相符,账物相符。

(7)监察审计室

负责建立健全科学合理的医院国有资产监督管理责任制,将资产监督、管理的责任落实到具体部门、单位和个人。

(8)运营管理部

根据资产管理委员会审议过的年度资产管理考评指标进行考评,进行贵重医疗设备单机核算和设备资产效益分析。

4.资产管理单元的职责

资产管理单元包括全院所有临床、医技等科室以及行政后勤的所有科室，是资产管理的直接责任人，对国有资产的安全完整负直接责任，与财务核算单元一致；承担本科室需求申报、验收领用、维护保管、日常盘点清查、资产报废等具体工作。

(二)医院国有资产管理主要内容

1.物资管理

(1)采购管理

采购管理包括采购的预算、采购的申请、采购计划的编制、采购方式的确定、供应商资质审核、供应商评价、采购管理的规范化。

(2)库存管理

库存管理采用总库房管理，总库房下设大类分库(医用耗材库、总务物资库、高值耗材库、医疗设备类固定资产库、总务和信息设备类固定资产库、报废报损库)存放管理，发放到具体科室后用量大的科室设立二级库房。库存管理包括物资的验收入库、库存量确定、供应管理、发放物资成本分析、物流配送技术应用、无线射频识别技术应用。

2.固定资产(设备)管理

(1)分级管理

按照分级管理的模式，实施医院资产管理委员会、管理职能部门、使用科室的三级管理。资产管理委员会由院领导及相关职能部门组成，其职责是制定相关工作制度，审核年度固定资产计划，监控固定资产的使用质量。设备物资部负责医疗设备管理、维护、技术指导；计算机中心负责信息设备管理、维护、技术指导；保障部负责总务设备管理、维护、技术指导；使用科室负责固定资产的规范使用和财产保管。

(2)动态管理

根据医院规划、医疗任务、学科发展需求、新内科大楼投入使用，对人员、资金、设备和相关资料经常进行调配和科学组合，以期达到最大利用效率，避免闲置和浪费。

（3）固定资产全生命周期管理

固定资产全生命周期管理包括固定资产预算、申请采购、采购与招标、安装验收、使用管理、维修保养与档案管理、固定资产处置。

（4）固定资产信息化管理

固定资产信息化管理向自动化、数字化、智能化方向发展，努力构建科学、高效的固定资产信息管理系统，实现信息管理的实时化、网络化、多媒体化、智能化。

3.房产管理

（1）房产全生命周期的运行管理

包括房屋竣工后及时入固定资产账、房产竣工的接管验收管理、房产运营的前置性管理、房产全生命周期的安全使用、房产日常维护及维修管理、房产大修管理、房产的档案管理。

（2）房产管理的信息化技术应用

包括 BIM 技术在医院运营的运用、建立房屋及建筑物的数字化信息平台。

4.医院经营性资产管理

将医院出租出借房屋及建筑物及时通过市公共资源管理平台进行招标，进一步推动和完善医院公共资源配置市场化，并将招标相关手续资料上传政府财政专网中的固定资产管理信息系统。

5.无形资产管理

无形资产包含医院的知识产权、商誉权、购买及自行或合作研发的应用及管理软件、土地使用权、其他知识产权。通过对无形资产切实有效的管理，防止无形资产随意流失和被盗用，保护无形资产完整。通过对无形资产有序的管理，强调无形资产和其他资源搭配、组合，促使医院无形资产价值和量的转换，提高社会效益和经济效益。

（三）医院资产管理内部控制

1.资产预算管理

（1）风险点

①预算管理组织不健全，相关部门及人员职责不明晰，致使预算管理松散、随意，预算编制、执行、考核等各环节流于形式，预算管理作用不能发挥。

②预算编制范围和项目不全面、预算编制程序不规范、目标及指标体系设计不健全,导致各个预算目标准确性、合理性、可行性不足,影响医院发展规划实现。

③预算未经适当审批或超越授权审批,可能导致未能对预算方案进行有效评估,出现重大预算偏差,无法指导业务开展及目标实现。

(2)控制措施

①医院应当建立预算工作管理架构,明确各部门在预算管理工作中的职责权限、授权批准程序和工作协调机制。

医院可考虑设立预算管理委员会,全面负责本院预算管理工作,职责包括但不限于确定预算管理政策、审批预算草案、预算追加及调整方案、审定预算考核结果等。

②各业务部门为预算执行部门,负责本部门预算草案编制及上报、预算方案执行、预算调整申请等。另外,医院还可根据自身组织结构特点,指定各类预算归口管理部门,分别负责管理相应业务预算的编制、执行监控、分析等工作。

2.采购合同及订单管理

(1)风险点

①采购预算和计划编制不合理,导致采购和医院业务活动相脱节,造成资金浪费或资产闲置等问题。

②采购申请不充分、不合理,相关审批程序不规范、不正确,可能导致采购的货物或服务不符合业务需要,造成资产损失、资源浪费或舞弊现象发生。

③采购订单或合同未经适当审批,影响合同条款的合理性与合法性,可能导致因重大差错、舞弊、欺诈等行为使医院利益受损。

(2)控制措施

①建立健全采购管理制度,合理设置岗位,明确相关岗位职责权限,确保采购申请与采购审批、采购申请与采购执行、采购合同及订单的编制与审核等不相容岗位相互分离。

②采购申请须列明申请原因、采购要求、技术参数等关键信息,按规定获得预算归口管理部门、分管领导等相关部门及领导审批后方能交采购部门执行采购。

③采购合同须列明交付、验收及结算条件,明确供方质量责任及承诺,明确退换货及索赔条款和信息保密条款等。

3.采购验收管理

(1)风险点

①验收标准不明确、验收程序不规范,可能导致接收物资质量不合格、库存资产账实不符、出现舞弊等情况,使医院遭受物资损失。

②采购物资未及时入账,导致库存物资账实不符,无法准确进行结算,而影响财务信息的真实完整性。

③有质量问题或积压的物资未得到及时退换处理,可能造成由于超过质保期而不能退换,导致医院遭受经济损失。

(2)控制措施

①建立健全采购验收制度,合理设置岗位,明确相关岗位职责权限,确保采购执行与收货、收货与账务处理等不相容岗位相互分离。

②验收人员须根据采购合同中约定的验收相关条款以及所购货物或服务等的品种、规格、数量、质量和其他相关内容进行验收,验收须留下书面记录并由各验收人员签字确认。

③仓库人员须按照国家规定,对相关医用材料及药品进行批次登记管理。

④验收合格的货物或服务须由仓库人员及时办理入库,编制入库单并归档保存。

⑤入库单据每月应及时汇总至财务部门,由财务人员进行入账处理。对于货到票未到的情况,财务人员应进行专门统计和暂估。

⑥验收过程中如发现异常情况,须立即向采购部门报告,采购部门须查明原因,及时处理,并形成书面记录归档保存。

4.存货管理

(1)风险点

①存货物资收发未被及时准确记录,导致账实不符。

②仓库缺乏必要的管理措施,可能导致物资丢失、变质或遭受意外灾害,给医院带来经济损失。

③物资的报废及处理未经过适当审批,可能因不合理报废造成浪费,甚至出现舞弊行为。

④未对物资的领用进行必要控制,或是审核不严格、手续不完备,可能导致物资出现过量或不当领用,造成耗占比增高。

(2)控制措施

①建立健全存货日常管理制度,合理设置岗位,明确相关岗位职责权限,确保物资领用申请与领用审批、物资领用与实物保管、盘点监督与实物保管等不相容岗位相互分离。

②仓库须合理设置进入权限,安装监控、消防等安全设备。

③应建立物资出入登记机制,并保留相关单据,确保物资收发均可追溯。

④由专人对物资的有效期、保存状况进行监控,并进行定期检查。

⑤物资领用均需经过适当审批,并进行妥善记录。

⑥财务部门根据物资领用记录及时进行相应账务处理。

⑦医疗废弃物须按国家相关规定委托具有资质的单位进行处理,并与其签订合同,明确相关权利与义务。

⑧建立盘点清查制度,确定盘点周期、盘点流程、盘点方法等内容,定期盘点与不定期抽查应结合开展。

⑨仓库人员须定期对库存进行盘点,由独立人员进行监盘。盘点须形成书面盘点记录,并由盘点人、监盘人签字确认。

⑩盘点差异须按规定提交审批,仓库人员根据审批意见进行相应处理,处理结果须经过独立人员复核。

⑪物资报废须按医院规定获得相关部门及领导的审批后方能进行,审批需留下书面痕迹。

5.固定资产及无形资产的取得与验收

(1)风险点

①资产的获取未按照医院或国家相关规定履行必要的审批手续或法律程序,可能导致医院未能合法取得资产所有权及使用权或是未能有效防范舞弊事项发生。

②新增资产验收程序不规范,可能导致资产质量不符合要求,进而影响资产运行。

③资产登记内容不完整,可能导致资产流失、资产信息失真、账实不符。

（2）控制措施

①建立、完善资产管理制度，明确各类资产获取方式的管理要求，对于外购资产，医院应根据外购资产类型、金额、资金来源的不同设计相应购置流程。

②资产归口管理部门应负责对资产新增需求合理性进行评估，并根据资产价值报相应权限人审批后，方可执行相关业务。

③对于由政府统一招标采购的设备，应在制度中明确相关部门管理职责。

④医院应对供应商资质情况进行检查。

⑤外购资产应签订合同，明确合同标的、结算条件、售后服务等合同要素。

⑥对于自行建造的资产，医院需根据会计准则要求，在资产达到预定可使用状态时，启动验收转固流程。

⑦外单位捐赠资产应由专门部门负责与捐赠单位进行对接，讨论捐赠事项，签订捐赠协议，明确双方权利与义务。

⑧建立严格的资产验收制度。对于外购或接受捐赠的资产，医院应当根据合同、供应商发货单等对资产品种、规格、数量、质量、技术要求及其他内容进行验收，出具验收单，编制验收报告。

⑨如为医疗设备，临床科室应指派相应人员参与资产验收。

⑩对于自行建造的资产，应由建造部门、资产管理部门、使用部门共同填制《资产移交使用验收单》，验收合格后移交使用部门投入使用。

⑪未通过验收的不合格资产，不得接收，必须按照合同等有关规定办理退换货或采取其他弥补措施。

⑫对于具有权属证明的资产，取得时必须有合法的权属证书。

⑬验收过程应被妥善记录。验收凭证须及时传递至财务部门，确保入账入库的准确性和及时性。

⑭资产验收合格后，资产管理人员须及时办理入库，编制入库单，创建资产卡片，登记资产信息。

⑮资产入库单须及时交财务部门进行相关账务处理。

6.资产日常管理

（1）风险点

①资产登记内容不完整，可能导致资产流失、资产信息失真、账实不符。

②资产操作不当、失修或未经适当维护,可能造成资产使用效率低下,影响医疗服务效率和效果,甚至发生事故。

③资产折旧/摊销未能真实、准确、完整地记录在恰当的会计期间,导致财务报表错报漏报。

④资产调拨缺少合理审批或未及时更新资产信息,导致医院资产账实不符,可能出现资产不当流失。

⑤未能及时发现资产丢失、毁损等情况,造成账实不符。

⑥未查清盘点差异原因、追究责任,未对差异进行及时、妥善处理,可能导致资产不当流失,造成账实不符。

(2)控制措施

①根据资产定义,结合自身实际情况,制定资产目录,列明资产编号、名称、种类、所在地点、使用部门、责任人、数量、账面价值、使用年限等内容,并按照单项资产建立资产卡片及资产标签。

②资产卡片应在资产编号上与资产目录保持对应关系,详细记录各项资产的来源、验收、使用地点、责任部门和责任人、运转、维修、折旧、盘点等相关内容。资产标签应张贴在明显位置,便于资产的有效识别。资产目录和卡片均应定期或不定期复核,保证信息真实和完整。

③建立严格的资产日常运行维护管理制度。资产使用部门及归口管理部门负责资产日常维护工作,资产维修保养计划须按规定获得相关部门及领导审批,归口管理部门按时对设备进行维修保养。

④使用部门须及时上报设备运转异常情况;资产归口管理部门须对医疗设备及重要的非医疗设备进行定期巡检,并保留相应巡检记录,巡检情况须得到独立部门的监督检查。

⑤医院须依据国家有关规定,结合医院实际,确定资产折旧/摊销政策,财务部门须将资产折旧/摊销真实、准确、完整地记录在恰当的会计期间。

⑥医院对于资产的内部调拨,须填制《资产内部调拨单》,明确资产调拨时间、调拨地点、编号、名称、规格、型号等,经有关负责人审批通过后,及时办理调拨手续。

⑦建立盘点清查制度,确定盘点周期、盘点流程、盘点方法等内容,定期盘点与不定期抽查应结合开展。

⑧资产归口管理部门应组织财务部门与资产的使用部门共同进行资产的盘点清查,明确资产使用情况,确保实物、资产卡片、财务账目信息一致。盘点清查工作每年至少进行一次。盘点清查前应编制清查方案。盘点清查结束后,盘点人员需要编制《盘点清查报告》,相关部门需就清查报告内容进行沟通,确保真实性、准确性。

⑨盘点清查过程中发现的问题(盘盈或盘亏),资产归口管理部门应分析原因、追究责任,并根据管理要求上报审批。报告审核通过后,财务部门应及时调整资产账面价值,确保账实相符。盘点差异处理的审批、复核须留下书面痕迹。

7.资产处置

(1)风险点

①资产处置方式不合理,可能造成经济损失。

②资产处置款项未能及时收回,或资产处置事项未能及时入账,造成账实不符。

③资产处置/报废未经合理审批,可能导致报废处理不当,国有资产流失。

(2)控制措施

①医院应当根据上级主管部门的相关要求,建立健全本院资产处置相关制度,明确资产处置范围、标准、程序和审批权限,保证资产处置的科学性。

②资产报废申请须根据医院规定获得相应审批后进行处理,报废申请与审批须留下书面记录并归档保存。

③资产处置须由独立于资产使用部门的其他部门或人员办理。

④资产处置完成后,相关单据应及时传递至财务部门,由财务部门进行相关账务处理,确保资产账实相符。

(四)医院资产信息化管理体系建设

(1)建设信息平台,在财务部的医院资源管理信息平台中设置内部链接资产预算系统、资产采购系统、合同管理系统、物资管理系统、固定资产管理系统、房产管理系统、经营性资产管理系统。在建设数字化医院的背景下,建立资产动态信息管理平台,及时掌握资产结构,提高资产利用率、增强资产管理时效性与准确性。

（2）资产管理部门与财务部账务管理部门、科室使用部门基于同一个平台进行资产信息管理，实现信息共享。资产管理部门可以查询全院资产情况，资产使用部门可以进行科室资产台账查询，管理层查询全院分布情况。资产变动时，使用部门将资产变动信息及时上报，资产管理部门根据上报情况，将信息准确地录入资产管理信息系统。

（3）利用信息化手段在资产信息管理平台中有效嵌入内控控制风险点，保证资产的购入申请、出入库管理、调拨、报废等资产状态及存放地点清晰可查，责任审批明确，资产信息数据完整清楚。

（4）财务部通过使用财务软件进行固定资产卡片管理，可实现对固定资产卡片的计算分类、汇总、统计、查询、折旧等功能，并生成相关会计凭证和财务报表等，实现财务部门对固定资产的数据跟踪管理。

（5）高值耗材智能库房管理是以二维码为载体的耗材管理系统，实现高值耗材"一物一码"、双向追溯的信息化管理目标，将耗材的全生命周期贯穿起来，提高数据精确度，增加医院使用高值耗材透明度。在部分使用科室配备智能柜，用于存放急救、抢救等耗材，起到急用即取、安全存储、用量监管的作用，提高急救耗材领用效率，取消夜班配送耗材模式，减少人力成本，护士凭 ID 取货，避免耗材丢失，有利于精准记账，避免计费遗漏现象，加强高值耗材调控与监管，提高医用耗材管理体系的资源利用率。

（6）采用医用耗材 SPD 管理模式（低值耗材第三方延伸服务），以保证院内医用耗材质量安全、满足临床需求为宗旨，以物流信息技术为支撑，以环节专业化管理为手段，对全院医用耗材实行院内供应、加工、配送等环节全流程管理。

（7）采用医用耗材 SPD 智慧管理模式，开发完备的信息系统，通过中心库、二级库、手术套包、库存控制模型、供应商考评、资质证照管理等方面的建设工作，实现智能采购、智能推送、智能存储、智能追溯"四位一体"的建设目标，提高医用耗材管理效率，降低医院成本。

三、完善医院国有资产管理的对策

(一)认真组织学习,切实提高认识

认真组织学习《财政部关于加强行政事业单位固定资产管理的通知》,深入领会通知精神,切实贯彻落实过紧日子的有关要求,进一步提高加强和改进医院固定资产管理工作重要性的认识,把通知要求贯穿在医院国有资产管理工作各环节,转变"重购置,轻使用;重支出,轻管理"的观念,增强管理固定资产的积极性和主动性,真正做到固定资产的有效管理和高效使用。

(二)强化管理责任,明晰职责分工

医院要承担本单位占有、使用固定资产的具体管理职责,完善内部管理制度,建立资产管理岗位责任制,指定专人负责,通过加强日常管理,确保资产安全完整,提升管理效能。建立健全固定资产管理规章制度,加强固定资产配置、使用、处置等事项的审核和监督管理。

(三)坚持问题导向,严格整改落实

认真研究梳理审计、巡察等检查中针对资产管理方面反馈的突出问题,切实加强组织领导,依照全面从严的原则,细化整改措施,压实整改责任。坚持问题导向,对于资产配置未纳入预算,超标准配置,违规出租出借和处置资产,资产使用和处置收益未按规定上缴,账实不符、账账不符等问题做到立行立改;对于在建工程长期未转固、资产闲置或低效运转,资产权属不清等问题,要及时采取有效措施限期完成整改。注重源头治理,把整改措施和提高内控管理水平相结合,及时堵塞管理漏洞,推动完善资产管理制度。

(四)规范日常管理,提高管理效率

认真贯彻落实中央过紧日子要求,严控新增资产配置,优先通过调剂方式配置资产,对已达更新年限尚可继续使用的固定资产,不得进行报废,积极推进固定资产共享共用,提升固定资产配置、使用和处置各环节效率。强化固定资产基础管理工作,运用信息化手段,依托厦门市政府资产综合管理平台实行全流程动态监管。

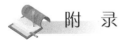

附　录

医院国有资产管理相关政策法规

1.《事业单位国有资产管理暂行办法》(财政部令第 36 号,2019 年 3 月 29 日第二次修改)

2.《行政事业单位国有资产管理信息系统管理规程》(财办〔2013〕51 号)

3.《行政事业单位资产清查核实管理办法》(财资〔2016〕1 号)

4.《行政事业单位国有资产年度报告管理办法》(财资〔2017〕3 号)

5.《医院会计制度》(财会〔2010〕27 号)

6.《医院财务制度》(财社〔2010〕306 号)

7.《国务院办公厅关于建立现代医院管理制度的指导意见》(国发办〔2017〕67 号)

8.《关于进一步加强和改进行政事业单位国有资产管理工作的通知》(财资〔2018〕108 号)

第八章　厦门市医院安全管理

一、厦门市医院安全管理现状及分析

(一)医院安全管理的特点

近年来,随着我国综合国力不断增强,人民群众的生活水平不断改善,对身体健康的要求也越来越高。目前,在国家大健康产业发展政策支持下,就医需求也在不断增加,医院在向现代化、综合性的标准靠拢,功能由原来的单一化逐步向多元化、复合化发展,建筑也向大型化、高层化发展。根据 2021 年度第四季度厦门市各大医院数据(表 8-1),医院具有人员密集、流动量大等特点,医疗工作的性质决定了医院常年处于 24 小时工作状态,并且医疗设备和易燃化学品(酒精、乙醚等)多,一旦发生火灾,扑救和疏散逃生难度大,极易造

表 8-1　2021 年度第四季度厦门市各大医院门诊出院数据

项目	单位	厦门大学附属第一医院	厦门大学附属中山医院	厦门市中医院	厦门市海沧医院	医学院附属第二医院	医学院附属口腔医院	厦门大学附属心血管病医院	厦门市妇幼保健院	厦门市儿童医院	厦门市仙岳医院
门诊数量	人次	774650	686490	420320	284833	222682	150769	66136	432765	154185	81224
出院数量	人次	37142	20773	10435	5753	12499	77	4825	10389	3772	3208

成群死群伤的恶性事故,因此上级管理部门把医院定位为人员密集场所、消防重点单位及反恐重点单位。

(二)医院安全管理的基本内容

医院安全管理是指通过对医院有效和科学的管理,保证医务人员在提供医疗服务和患者及其家属在接受卫生服务的过程中,不受医院内在不良因素的影响和伤害。医院安全管理最根本的目的是保护人的生命和健康,预防和减少患者及医务人员在诊疗过程中的不良事件,以保障患者、医务人员人身和财产的安全及合法权益。医院的安全管理包括一般安全管理和医疗安全管理,其中医疗安全管理是医院管理的核心内容,是全面提升医疗质量的关键,是实现优质医疗服务的基础。

医院安全管理的基本内容如下:

1.消防安全

医院受到其本身特殊性的限制,消防管理工作较为复杂,虽然当前消防管理工作已经取得进步,但仍存在不足之处,需要进一步完善。在开展消防工作过程中,应结合医院特殊性,对医院的消防设备设施进行日常维护以及保养,加强医护人员的疏散培训和演练,利用每年安全生产月和"11·9"消防月,邀请消防专家进行消防安全知识专题培训,组织重点岗位人员进行消防疏散及明火扑救演练,对微型消防站成员每月组织一次消防知识培训和实操训练,灭火器的正确使用等必须做到100%全覆盖,一旦医院出现火灾情况,医院工作人员能够根据本身掌握的消防基本知识来应对问题,尽量在火灾初期阶段便处理完毕。同时还应该对患者进行日常消防知识的宣教,指导住院患者知晓最近的灭火器及疏散通道位置,一旦发生火灾如何安全撤离,避免人员发生严重伤亡。

2.日常安全

医院安全工作涉及各科室各部门,要严格落实安全责任制,按照"一岗双责""党政同责""谁主管、谁负责"的原则,"一对一负责"管理制度,明确责任、明确目标、明确时间节点,各部门科室要签订安全生产责任书,形成安保工作群策群力、齐抓共管的良好运行环境。结合每月、法定节假日、大型活动举办期间的安全检查,在院领导的带领下,保卫部组织相关部门科室进行安全生产检查,按照发现问题、明确责任、落实整改的方法,及时消除各种隐患,并督促全院各科室安排好节假日的值班工作。同时注重技防基础设施的建设,各主要通道、人员聚焦场所、公共场所、重点部位等安装摄像头,基本做到视频监控全覆盖,视频存储时间都能达到 90 天以上。各门诊导诊台、诊室、住院部护士站、医生办公室、急诊抢救室、各医技科室登记处、收费窗口等安装一键报警装置,确保有突发情况发生时,事件发生点能第一时间发出求救信号,做到第一时间报警、第一时间响应、第一时间处置。各药品库房、血库、档案室、信息中心等核心部位安装入侵报警装置;行政办公区、各类重要库房、药房、重点医技科室等重要部位安装门禁系统。近年来,为响应国家开展"扫黑除恶"专项行动,创建平安医院,厦门各大医院的辖区派出所均在院内设立警务室,派驻值班民警,针对医闹、暴力伤医、报复破坏等事件,组织医护人员、保卫人员联合派出所民警进行应急处置演练,医患纠纷明显减少。

3.危化品安全

《危险化学品安全管理条例》(国务院令第 591 号)规定:"危险化学品是指具有毒害、腐蚀、爆炸、燃烧、助燃等性质,对人体、设施、环境具有危害的剧毒化学品和其他化学品。"应严格按照危化品使用管理有关制度要求及上级相关部门的指示要求,落实医院危化品使用管理工作。强化培训、持证上岗。落实危化品使用管理重点部位、重点岗位人员的培训,对病理科、检验科、污水处理站、实验室等相关危化品使用管理人员进行培训,做到 100% 持证上岗。完善仓储管理机制,对涉及剧毒化学品、易制化学品的检验科、药剂科、病理科、污水处理站、实验室等部门的物品管理采取封闭墙体,库房独立,安装防盗门、防护栏,门外及存放区均设置监控,对进出库房的化学危险药品实行科室负责人和经办人共同管理制度,严格落实双人管理、双把门锁、双人领发、双人使用制度。做好自查和"一体化平台"建设,即坚持每月例行、重大节日、敏感时期进行危化品使用管理检查,督导科室台账规范登记,账物相符。

4.医院医疗废弃物、特种设备等高风险设备的安全

医疗废弃物的处置要结合院感部门的要求,严格按照医疗废弃物处置的规章制度进行管理,使用专用垃圾袋和垃圾桶存放,使用专用车辆进行运输清理,防止传播性疾病的发生,保障院内人员的身体健康。特种设备包括医院的各种电梯(客梯、货梯、滚梯)、液氧站、高压消毒锅、锅炉设备、变配电设备等,

其运行区域也被列为重点的消防区域。必须督促维保单位对医院的各类电梯实行定期保养和维护,同时做好保养记录,防止意外摔伤和踩踏事件的发生。液氧站作为医院的重要供氧源,其液氧罐所在的相应区域范围内严禁烟火,严格按照规范操作及装卸,防止意外发生,还必须定期对液氧站的设备、设施如液氧储罐进行检测和维护,确保设备的安全可靠。高压消毒锅、锅炉设备、变配电设备等高风险设备也要参考以上设备进行风险管控。

5.网络防诈骗安全

网络诈骗已成为现在主要的诈骗手段。医院应根据所在辖区派出所反诈骗工作要求,结合本院卫生健康、疫情工作实际,制定《常态化开展防范电信网络诈骗宣传工作方案》,在全院内开展以"强化自我防范意识、提高识骗防骗能力"为主题的防范电信(网络)诈骗犯罪宣传活动,配合辖区江头派出所民警、辅警到一线临床科室宣讲反诈骗工作,并指导职工和新入职员工做好反诈骗答题工作,答题人数和答题情况录入公安反诈骗问答系统。通过医院"治保交流平台"、微信群、医院内网 T9 平台,每周不少于 2 次转发辖区派出所或上级公安部门以及市反诈骗中心关于防范网络电信诈骗宣传动态和知识,宣传防范虚假信息网络诈骗等,达到宣传无死角,通过各种手段努力守护好职工及患者的钱袋子。

(三)厦门市医院安保管理模式剖析

根据第三方安保公司市场调研情况,厦门市各大医院对安保队伍的管理模式主要有三种。

模式一:通过招标将医院的安保队伍全部委托给具有安保资质的物业公司或保安公司,医院成立相应的管理部门如保卫部或后勤保障部,由保卫部或后勤保障部进行日常监管和考核,督促物业公司或保安公司完成日常各项工作。采用这种管理模式的有厦门市中医院、厦门医学院附属口腔医院、厦门市第五医院等。该模式的好处在于医院和物业公司权责分明,保安公司年服务费可控,医院的管理部门的管理人员数量少,有利于医院控制整体运行成本。其弊端在于由于物业公司或保安公司属于第三方,其员工整体素质低而且对医院没有归属感,因此日常工作责任心不强,需要医院管理部门监管到位。

模式二:医院成立相应的管理部门如保卫部或后勤保障部,安保人员全部由医院招聘,保卫部或后勤保障部直接管理安保人员。采用这种管理模式的有厦门大学附属第一医院、厦门大学附属中山医院等。该模式的好处在于安保人员编制属于医院,员工对医院有归属感,因此日常工作责任心强。其弊端在于安保人员编制属于医院,而医院管理部门由于直接垂直管理,需要配备的管理人员数量也多些,相对物业公司或保安公司来说医院的整体运行成本更高。

模式三:介于上述两者之间,医院成立相应的管理部门如保卫部或后勤保障部,安保人员部分归属医院管理,部分归属物业公司或保安公司管理。采用这种管理模式的有厦门大学附属妇幼保健院、厦门医学院附属第二医院等。该模式的弊端在于由于安保人员的属性不同,监管部门管理需要投入更多精力,管理的精细化程度相应更高。

经过走访几家医院的保卫部或后勤保障部,总结管理经验,剖析优势和劣势,我们就如何有效地监管物业公司或保安公司,提出如下措施:

(1)划片管理、细化责任分工,保卫部或后勤保障部成立管理小组,分别对院区物业保安工作实施划片区管理,各组长及组员直接负责对应各楼保安管理组具体监督和指导工作。

(2)明确职责,制定考核方案、考核细则和工作标准,各管理组长制订工作计划,每日到分管现场指导工作,不定时抽查调取各岗录像,对各岗履行职责情况进行跟踪,对保安工作情况提出考核意见或建议。

(3)实行组长责任制,各管理组长工作效率与奖金挂钩,确保组长恪守职责,发挥应有作用。

(4)每周保卫部或后勤保障部与物业保安部召开周例会,帮助保安部分析查找问题,提出指导性意见,协调解决遇到难题以及布置本周工作任务。

(5)对保安进行系列专业性培训和指导。

(6)对保安久拖不改、反复出现、影响较大的问题,采取下整改书和月考核扣管理分的方式,督促限期整改,确保安保工作的全面落实。

二、医院安全管理案例分析

——以厦门市中医院为例

　　当前,新冠肺炎疫情防控已趋于常态,根据《厦门市医疗机构秋冬季新冠肺炎疫情常态化防控方案》(厦院感发〔2020〕44号)文件,要求加强预检分诊能力建设。为落实文件精神,厦门市中医院(以下称"中医院")将预检分诊纳入常态化防控工作中,在门诊、急诊及住院入口处安排人员进行测量体温及查验健康码,询问是否有咳嗽、咽痛或胸闷、腹泻等症状,发现可疑患者,登记患者信息,指引患者及其陪同人员正确佩戴口罩、注意咳嗽礼仪,由工作人员按照指定路线送至发热门诊就诊。根据厦门市卫健委《关于进一步加强新冠防控期间医疗机构内部管理、防止院内感染的若干意见》文件精神,要求加强病房管理,制定严格的陪护和探视制度,鼓励实施视频探视,加强优质护理服务,实施非必要不陪护、不探视。为落实文件精神,中医院修订了《厦门市中医院陪护及探视管理制度》,并且倡导线上探视方式,拒绝现场探视,为患者和医护营造良好的诊疗环境。中医院在住院楼一楼入口处设置了2名保安,专门查看进入病房人员的相关证件(陪护证、探视证及近期7天内的核酸检测报告),病区的通道仅开放一个病人入口处,平时由病区的医务人员进行管理。

(一)针对中医院急诊门口、住院部、门诊部入口及行政大楼的管控

　　目的:在大门部署通道闸机和人脸识别机测温机,通过人脸测温,没有问题直接从闸机通道通行。依托人脸识别测温,提升整体的通行效率,解放人员,减轻人员的工作量(如图8-1、图8-2、图8-3)。

　　根据中医院实际情况需设置:

　　(1)急诊门口4个通道。两进两出的设计,在闸机上部署2台人脸测温面板机,实现人脸测温入闸。

　　(2)住院部门口增加1个职工通道闸机,闸机部署1台人脸测温面板机。

　　(3)门诊部门口增加1个职工通道闸机,闸机部署1台人脸测温面板机。

(4)行政楼增加2个门禁点位,部署2台人脸测温面板机及1个不锈钢铁门。

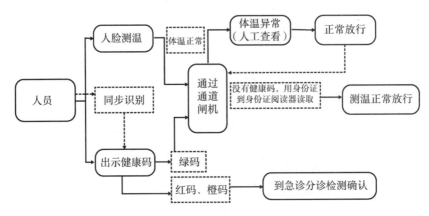

图 8-1 人员通行流程设计

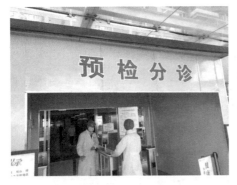

图 8-2 厦门中医院门诊入口

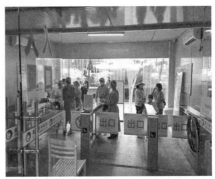

图 8-3 厦门中医院急诊入口

(二)针对医院住院楼层的管控

(1)住院部一楼正大门电梯(9♯、10♯、11♯、12♯)口设置4个通道。两进两出的设计,同时在侧边门设置玻璃围挡,闸机上安装二维码与刷卡一体机设备及人脸识别设备,由4台人脸识别机与4台二维码读卡一体机组成。该区域设置为住院病人及外来人员通道区域。

(2)住院部一楼侧边电梯(2♯、3♯、4♯、5♯)采用自动平移门设计,设置侧边1台刷脸识别设备,同时设置正前方1台摄像头刷脸设备。该区域设置为医务人员专用电梯区域。

（3）食堂斜对面 13♯ 电梯间（1—3 楼）门口，由原先指纹机更换成人脸识别机，设置为医务人员专用电梯区域，有效避免交叉感染的风险。

（4）6♯ 电梯在一楼处日常有不锈钢拉闸门封闭管理，6♯ 电梯已改造专供物业使用，其余人员无法使用该电梯。

（5）住院楼 4 楼以上楼层设置 9 号电梯右侧的通道为患者及其他人员的唯一出入口，2 号梯旁的通道为病人使用病床、轮椅进行检查或手术的通道，利用门禁系统由科室自行管理。

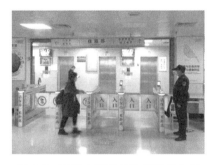 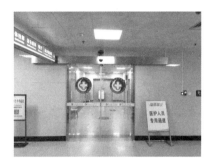

图 8-4　厦门中医院住院楼患者入口　　　图 8-5　厦门中医院住院楼医务入口通道

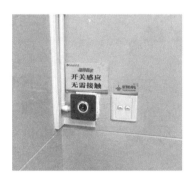 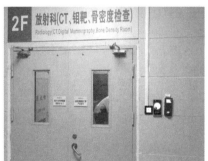

图 8-6　厦门中医院医技检查医务人员专用通道

（三）发热门诊区域安排保安重点值守

疫情最严重期间，人心惶惶，许多来就诊的群众不理解国家规定的发热病人诊疗流程，拒不配合医学检查甚至强行离院，为了执行上级主管部门的要求，在发热门诊区域设置了 2 个 24 小时专岗保安，除了耐心向就诊群众解释国家政策外，还对突发情况进行紧急处置。

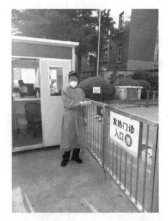
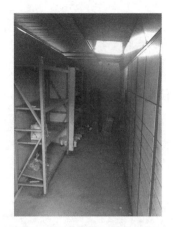

图 8-7　发热门诊专职保安值守　　　　图 8-8　外卖和快递管控区域

（四）对外卖及快递进行管控，避免院内交叉感染

由于外卖及快递人员日常在社会上活动频繁，为了避免外卖及快递人员随意进入院区造成院内交叉感染，中医院在医院进口的右侧设置了外卖及快递存储区进行管控。

（五）警民联动机制发挥重要作用，保障临床诊疗工作顺利进行

中医院与所属辖区江头派出所进行有效沟通，为确保新型冠状病毒感染肺炎引发不稳定情况特成立中医院联动处置小组，建立了"新型冠状病毒感染肺炎厦门定点医疗机构——厦门市中医院联动处置机制"，针对疫情防控期间病人不配合医学检查以及留院观察的情况进行紧急处置，共计处理 10 余例紧急事件，有力地确保临床诊疗工作正常进行。

三、完善医院安全管理的对策

医院是治病救人的机构，服务对象是患有疾病的特殊公民，医院一旦发生重大安全事故，不但会给医院、患者人身、财产造成损失，还会在社会上产生重大影响，给社会稳定造成严重冲击。因此，医院坚持"以预防为主"的方针开展加强医院的日常安全管理，其意义重大。基于此，我们提出如下建议：

(一)建立健全各级安全管理体系

医院要建立以院长或书记为主任委员的安全管理委员会,按照"一岗双责,党政同责,齐抓共管,失职追责"的原则,建立各级安全生产组织机构、各项安全管理制度、岗位职责和操作规程,定期召开安全管理相关会议,总结和部署医院的安全相关工作。

(二)培养培训专兼职科室安全管理人员,形成有效的管理网络

按照院科两级管理负责制,医院领导和科室主任签订安全生产责任书,通过培训培养科室专兼职科室安全管理人员。科室安全管理人员作为医院消防、治安的管理人,必须树立"预防为主、安全第一"的原则,掌握国家有关安全生产的方针、政策、法律和法规,如《医疗机构消防安全管理》《人员密集场所消防安全管理》《中华人民共和国反恐怖主义法》《中华人民共和国国家安全法》《易制爆危险化学品治安管理办法》《剧毒危险化学品、放射源存放场所治安防范要求》《易制爆危险化学品存储场所治安防范要求》等消防、治安及危化品管理规范和规定,最后形成安保工作群策群力、齐抓共管的良好运行环境。

(三)采取"预防为主,防消结合"的措施,加大安全隐患排查力度

厦门不少医院由于年代久远,存在线路老化等隐患,且不具备火灾自动报警和自动灭火系统等现代化设施。因此,每月例行、法定节假日、大型活动举办期间的安全检查尤为重要,应按照发现问题、明确责任、落实整改的方法,及时消除各种隐患。在设备使用上,要严格按照操作规程,做好设备运行和维护保养记录,发现问题应及时上报有关部门以便限期整改,将火灾隐患消灭在萌芽状态,同时采用 PDCA 循环、鱼骨图等质量管理工具进行分析,做到隐患整改切实到位。

(四)完善应急机制,加强应急训练,提高应对突发事件的能力

医院人员组成主要为医护人员和病员,尤其是危重病员和术后病员,自身活动能力较差,一旦发生火灾,医护人员要及时组织、协助病员安全疏散。首先要通过多种形式开展经常性的消防宣传和教育培训,明确各岗位在发现火

情后如何及时有效地报警。其次应尽可能利用现有的灭火器、消火栓等消防器材进行有效扑救，把火灾控制在初期阶段。再次应将病房及疏散通道的位置制成安全疏散指示图，张贴在每间病房的显要位置，让病员从住院时就了解自己所处的位置和遇到紧急情况时的逃生路线。最后要定期组织演练，模拟某部位发生火情，提高应对突发事件的能力。

（五）加强外联，警医携手，共筑平安医院

医院具有人员密集、流动量大等特点，医疗工作的性质决定了医院常年处于 24 小时工作状态。在创建平安医院的过程中，医院要联合辖区所在派出所在院内设立警务工作站，派驻值班民警和医院同步上下班。疫情防控期间，厦门市中医院和江头派出所建立了"新型冠状病毒感染肺炎厦门定点医疗机构——厦门市中医院联动处置机制"，警民联动机制发挥重要作用，保障了临床诊疗工作的顺利进行。

（六）构建医院安全文化

推行全员安全建设，通过定期培训，使得"安全无小事""安全生产，人人有责，人人尽责""安全生产一岗双责"等安全文化理念深入人心。每一位员工都要意识到安全的重要性，既要自觉地规范自己的安全行为，也要自觉地帮助他人规范安全行为。

（七）提升医院安保管理部门人员的工作素养，提高医院安全管理水平

安保工作无外乎"人防""技防""物防"三种手段，其中，人的因素起主导作用，尤其是管理人员，在医院安全管理环节中始终发挥着重要作用。因此医院应当邀请消防、公安等业务指导部门积极展开相应的业务培训工作，从思想教育与技能培养方面入手来全面提升管理人员的综合业务水平，利用绩效考评制度激发管理人员的积极工作态度，努力为医院安全管理做出贡献。

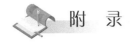 附　录

医院安全管理相关法律法规

1.《医疗机构消防安全管理》(WS 308—2019)(中华人民共和国国家卫生健康委员会发布,2020 年 5 月 1 起实施)

2.《人员密集场所消防安全管理》(GB/T 40248—2021)(中华人民共和国公安部 2007 年 1 月 1 起实施)

3.《中华人民共和国安全生产法》(2021 年 6 月 10 日第十三届全国人民代表大会常务委员会第 29 次会议通过,2021 年 9 月 1 日起实施)

4.《中华人民共和国反恐怖主义法》(第十二届全国人民代表大会常务委员会第 18 次会议通过,2016 年 1 月 1 日起实施)

5.《中华人民共和国国家安全法》(第十二届全国人民代表大会常务委员会第 15 次会议通过,2015 年 7 月 1 日起实施)

6.《易制爆危险化学品治安管理办法》(中华人民共和国公安部令第 154 号,2019 年 8 月 10 日起实施)

7.《剧毒危险化学品、放射源存放场所治安防范要求》(GA 1002—2012)(中华人民共和国公安部发布,2012 年 9 月 1 日起实施)

8.《易制爆危险化学品存储场所治安防范要求》(GA 1511—2018)(中华人民共和国公安部发布,2018 年 11 月 1 日起实施)

9.《易制爆危险化学品名录》(中华人民共和国公安部发布,2017 年 5 月 11 日起实施)

第九章　厦门市医院餐饮管理

随着我国社会主义现代化的飞速发展和以人为本的社会主义理念不断深入,越来越多的医院为保证单位正常、稳定和高效运行,都加大了对后勤食堂的投入与管理,使之能够真正为单位员工服务,解决员工后顾之忧,激发员工劳动热情,创造更大社会价值。然而食堂的运营管理必须符合国家的法律法规和地方规章,符合单位的实际情况,符合食堂运行的基本要求。本章将从法律法规、厦门市的基本情况和厦门大学附属翔安医院食堂管理案例三个方面,对厦门市医院后勤餐饮管理加以简要阐述。

一、厦门市医院餐饮管理现状及分析

随着我国餐饮行业的不断发展,餐饮行业的业态逐渐由单一走向多元化。同时为了更好地适应广大消费者的消费需求,餐饮业的业态细分更加精准,如正餐、团餐、快餐、外卖、小吃,以及西餐、日料、东南亚等各国餐饮,乃至烤鱼、小龙虾、茶饮、地方小吃、非遗美食,各地老字号美食产品等,为民众提供了丰富多样的市场选择。

厦门经济一直保持中高速发展水平,而餐饮行业的发展规模和发展速度及行业水平直观体现了一个地区的市场经济发展程度,厦门的经济发展状况正好为餐饮业提供了良好的发展条件和基础,孕育了一大批优秀品牌企业。

(一)创建食品安全示范城市

2014年11月,国务院食安委在厦门召开治理"餐桌污染"现场会,时任国务院副总理汪洋宣布启动创建国家食品安全示范城市工作。

2015年9月厦门被国务院食安办确定为第二批创建国家食品安全示范城市试点城市,自2015年10月开展创建工作以来,厦门市委市政府迅速部署启动创城工作,并将其列为市委、市政府"一把手"主抓的民心工程、民生工程。结合疫情防控,重点从以下几个方面进行推广:

(1)通过明察暗访与全面自查来集中整治;

(2)设立食品安全"五主"责任体系;

(3)首次开展"菜篮子"市长负责制考核;

(4)食品安全列入对区政府绩效考核;

(5)出台《厦门市实施食品安全战略创建人民满意的食品安全城市工作方案(2020—2022年)》;

(6)加强进口冷链食品疫情防控监管;

(7)多措并举推进监管仓高效有序运转;

(8)开展校园食品安全守护行动;

(9)加强食品抽检化解安全隐患;

(10)营造食安创城浓厚氛围。

厦门市切实按照国务院食安委的部署,全面贯彻落实了习近平总书记关于食品安全的"四个最严"要求,进一步健全食品安全治理体系,提升食品安全工作规格,提高群众对食品安全现状总体满意度,确保人民群众的饮食安全,达到食品安全状况良好、党政同责全面落实、食品安全放心工程成效显著、食品产业高质量发展等标准,并有效地推动了食品安全信用监管、智慧监管等工作机制的创新。因此,近年来福建省食安委对各设区市食品安全年度考核综合排名中,厦门均位列第一或A级。

(二)首创全国生鲜食品安全监督管理系统——入市必登

2005年厦门率先在全国建设生鲜食品安全监督管理系统。经过10多年的探索和建设,领先全国建成食品安全信息追溯统一平台,构建覆盖"从农田到餐桌"全过程的追溯体系。

1.全国首创"入市必登"机制,实现关口前移

"入市必登"要求生产经营者必须上传合格证明才能打印"上市凭证",具

备凭证才能入市销售,切实把好源头准入关。目前,全市已有9.9万家食品生产经营主体、49.55万种食品纳入追溯系统,生产经营者累计备案台账超过3.5亿笔,追溯覆盖面超过90%,预包装食品追溯量居全省第一。

2.入市必登系统是一个食品生产经营者自律备案平台

《中华人民共和国食品安全法》规定食品经营企业应当建立食品进货查验记录制度,如实记录食品的名称、供货者名称等内容,并保存相关凭证。对未按规定及时上传食品安全追溯信息的食品生产经营者,市场监管部门可根据《福建省食品安全信息追溯管理办法》(福建省人民政府令第198号)第32条等规定依法查处。该平台上可追溯食品生产经营者的进货来源;下可追踪食品生产经营者的销售去向,清楚了解每种原料、每次投产及每笔交易的具体情况。

(三)医院餐饮管理相关规定

凡是国家、地方、部门针对食品饮食行业制定的法律法规,均与医院餐饮经营管理活动息息相关。

具体而言,在国家陆续制定《中华人民共和国食品安全法》《中华人民共和国食品卫生法》《中华人民共和国食品安全法实施条例》等基本法律后,相关部门及厦门市又制定了《餐饮服务许可管理办法》《餐饮服务食品安全操作规范》《餐饮业食品卫生管理办法》《餐饮服务单位食品安全主体责任清单》《厦门市食品安全突发事件应急预案》等一系列与之相配套的法规,以规范食品饮食行业的经营活动。

从事医院餐饮经营管理活动的人员须无条件遵循上述法律、条例和规章制度,也须以此为准则,自觉规范经营管理的各项活动。

以下简述法律法规对医院餐饮经营管理活动的基本要求。

1.餐饮管理与监督的基本要求

(1)建立食品卫生专人负责制,配备专职或兼职的食品卫生管理人员。

(2)建立健全食品卫生的管理制度及岗位责任制度。制定完备的卫生管理、检查制度,原料采购索证,采购食品的卫生许可证、检验合格证、化验单、购货凭证、库房管理、粗加工管理、烹调加工管理、面点制作管理、用具清洗消毒、食品留样制度等。相关的卫生管理条款应整理成册,接受监督和检查。

(3)建立食物中毒或者其他食源性疾患等突发事件的应急处理机制。在发生食物中毒或疑似食物中毒事故后应采取以下措施:立即停止生产经营活动,并向所在地主管部门报告;协助卫生机构治病救人;保留造成食物中毒或者可能导致食物中毒的食品及其原料、工具、设备和现场;配合卫生部门进行调查,按卫生行政部门的要求如实提供有关材料和样品;落实卫生行政部门要求采取的其他措施,把事态控制在最小的范围。

(4)建立健全食物中毒或者其他食源性疾患的报告制度,发生食物中毒或疑似食物中毒事故应及时主动报告主管部门和卫生行政部门。

(5)建立严格的安全保卫措施,严禁非食堂工作人员随意进入食堂的食品加工操作间及食品原料存放间。防止投毒事件的发生,确保用餐卫生与安全。

(6)建立食品卫生责任追究制。为落实食品经营者食品安全第一责任人责任,加强食品安全管理,建立以下制度:

①建立食品安全责任制,法定代表人(负责人)对本单位食品安全负首要责任,食品安全主管人员对本单位食品安全负直接责任,食品安全管理员对本单位食品安全负具体责任,从业人员对本单位食品安全负岗位责任。

②特聘单位食品安全管理员,授予如下职责:

a.协助食品安全管理工作领导小组制定本单位食品安全管理制度,对执行情况进行督促检查。

b.制定本单位食品安全自查、自纠计划并组织实施,对自查、自纠中发现的不符合食品安全要求的行为及时制止并提出处理意见。

c.制定本单位从业人员食品安全知识培训计划并组织实施,建立培训档案。

d.对本单位从业人员进行健康管理,督促接触直接入口食品的从业人员进行健康检查,督促患有有碍食品安全疾病的人员及时调离相关岗位。

e.配合市场监管部门对本单位开展食品安全监督检查,并如实提供有关情况及资料等;向市场监管部门提交本单位食品安全整改情况等。

f.发生食品安全事故(事件)时,及时报告市场监督管理部门及卫生行政部门,采取措施防止事态扩大,配合监管部门调查处理。

g.建立完善本单位食品安全管理档案,保存各种检查记录,各种检查记录至少保存两年。

h.落实与保证餐饮服务食品安全相关的其他工作。

2.餐饮加工操作间的基本要求

(1)墙壁应有瓷砖或其他防水、防潮、可清洗的材料制成的墙裙,地面应由防水、防滑、无毒、易清洗的材料建成,具有一定的坡度,易于清洗与排水。

(2)配备足够的照明、通风、排烟装置和有效的防蝇、防尘、防鼠。

(3)污水排放应符合卫生要求,保持环境清洁。

(4)台面、地面每餐至少打扫一次,废弃物应该放在有盖的容器内,一餐一清。

(5)定期清洗排烟罩。盛调料的容器要保持清洁卫生,调料内无异物,用后加盖防尘,每次用后要将容器清洗一次,再倒入新的调料。

(6)厨房内不得存放私人物品、杂物。

(7)未经初加工的食品不得进入厨房。

(8)严禁非食堂工作人员随意进出食品加工操作间。

3.餐饮从业人员的基本要求

餐饮从业人员、管理人员必须掌握有关食品卫生的基本要求,每年必须进行健康检查。新参加工作和临时参加工作的食品生产经营人员都必须进行健康检查,取得健康证明后方可参加工作。凡患有痢疾、伤寒、病毒性肝炎等消化道疾病,包括病原携带者、活动性肺结核、化脓性或者渗出性皮肤病以及其他有碍食品卫生的疾病的人员,不得从事接触直接入口食品的工作。餐饮从业人员及集体餐分餐人员在出现咳嗽、腹泻、发热、呕吐等有碍食品卫生的病症时,应立即脱离工作岗位,待查明病因、排除有碍食品卫生的病症或治愈后,方可重新上岗。餐饮从业人员应具备良好的个人习惯,必须做到在工作前、处理食品原料后、便后用肥皂及流动清水洗手,接触直接入口食品之前应洗手消毒,穿戴清洁的工作衣、帽,并把头发置于帽内,佩戴口罩。不得留长指甲、涂指甲油和佩戴首饰,不得在食品加工和销售场所内吸烟。

4.食品采购、贮存、加工、销售环节的基本要求

(1)采购环节。严格把好食品采购关。食品采购员必须到持有卫生许可证的经营单位采购食品,并按照国家有关规定进行索证,以保证其质量。严禁采购以下食品:腐败变质、油脂酸败、霉变、生虫、污秽不洁、混有异物或者其他性状异常,含有毒有害物质或者被有毒有害物质污染,可能对人体健康有害的食品;未经卫生检验或者检验不合格的肉类及其制品;超过保值期或不符合食

品标签规定的定型包装食品;其他不符合卫生标准的食品。

(2)贮存环节。原辅料进库前必须严格检验,发现不合格或无检验合格证书又无化验单者,验收人员应拒绝入库。验收之后进行登记,登记内容包括品名、供货单位、数量、进货日期、感官检查情况、索证情况等。食品贮存应当分类、分架、隔墙、离地存放,定期检查,及时处理变质或超过保质期限的食品。食品贮存场所禁止存放有毒、有害物品及个人生活物品。用于保存食品的冷藏设备,必须贴有标志,生食品、半成品和熟食品应分柜存放。贮存场所要做到通风、防潮,保持室内干燥,地面、货架保持清洁,设有防鼠、防蝇措施并避免阳光直晒食品,容器要加盖防尘。严禁非食堂工作人员随意进出食品贮藏间。

(3)加工环节。用于原料、半成品、成品的刀、墩、板、桶、盆、筐、抹布以及其他工具、容器必须标志明显,做到分开使用,定位存放,用后洗净,保持清洁。食堂采购人员必须采用新鲜洁净的原料制作食品,不得加工或使用腐败变质和性状异常的食品及其原料。加工食品必须做到熟透,加工后的熟制品应该与食品原料或半成品分开存放,半成品应当与食品原料分开存放,防止交叉污染。食品制成后必须留样。食品不得接触有毒物、不洁物。不得出售腐败变质或者感官性状异常,可能影响健康的食物。厨师品尝味道要用专用的工具,食物品尝后必须废弃,不准用炒菜勺或用手抓取品尝食物。应特别注意危险食品的加工,如四季豆、皮蛋、豆浆制品等。

(4)销售环节。食品在烹饪后至出售前一般不超过 2 小时,若超过 2 小时存放的,应当在高于 60 度或低于 10 度的条件下存放。剩余食品必须冷藏,冷藏时间不得超过 24 小时,在确认没有变质的情况下,必须经高温彻底加热后,方可继续出售。销售直接入口的食品应当使用专用工具分拣传递食品,不得用手直接抓取食物。专用工具应当定位放置,防止污染。

5.消毒环节的基本要求

供餐场所应使用由耐磨、易清洗的无毒材料制造或建成的餐饮具专用洗刷、消毒池等清洗设施设备。若对餐饮具进行化学消毒,必须设有两个以上的水池,不得与清洗蔬菜、肉类等设施设备混用,餐饮具使用前必须洗净、消毒,符合国家有关卫生标准。未经消毒的餐饮具不得使用。禁止重复使用一次性餐饮具,消毒后的餐饮具必须贮存在餐饮具专用保洁柜内备用。已消毒和未消毒的餐饮具应分开存放,并在餐具贮存柜上有明显标记。餐具保洁柜应定期清洗、保持洁净,餐饮具所使用的洗涤、消毒剂必须符合卫生标准或要求,洗涤、消毒剂必须有固定的存放场所,并有明显的标记。

6.就餐场所的基本要求

就餐区应保持整洁,在餐具摆台后或有人就餐时不得清扫地面。餐具摆台超过当次就餐时间尚未使用的应当回收保洁。

当发现或被告知所提供的食品确有感官性状异常或可疑变质时,餐厅服务人员应当立即撤换该食品,并同时告知有关备餐人员。备餐人员应该立即检查被撤换的食品和同类食品,做出相应处理,确保供餐的安全卫生。

供就餐者自取的调味料,应当符合相应的食品卫生标准和要求。供餐场所应设置供用餐者洗手、洗餐具的自来水装置。

二、医院餐饮管理案例分析
——以厦门大学附属翔安医院为例

厦门南强后勤服务有限公司于 2021 年 9 月 1 日承接厦门大学附属翔安医院餐厅项目。餐厅自营业以来,一直致力于为医护人员及患者提供温馨可口的饭菜和贴心温暖的服务,受到了广大医护人员及患者的好评。

(一)5D 管理体系

餐厅采用厦门大学后勤集团首创的 5D 管理体系,从进货到售卖严格落实整理到位、清扫到位、清洁到位、检查到位和习惯到位的管理措施。

"5D"的"D"是到位的"到"字拼音的首字母。"5D"是指餐厅现场管理应实现整理到位、清扫到位、清洁到位、检查到位和习惯到位。对每一个工作区域、工作岗位,按照区域的管理和要求,做好整理、清扫、清洁工作,检查制度的落实情况,让员工养成良好的工作习惯,做到流程化、标准化、规范化,实现精益化管理。

1.整理到位

是指处理好人、物、空间三者之间的关系,坚持以人为本原则,规划好人、物、空间的和谐关系。

2.清扫到位

是指及时清扫各功能区垃圾、灰尘、污物,做到干净、明亮、整洁,及时擦除滴落的水渍和油渍,时刻保持地面干净,做到走路不湿鞋。

3.清洁到位

是指采用多种方式方法规范操作,去除设备上的杂物、污垢、细菌,做到"处处保清洁"。

4.检查到位

是指对每一个岗位、物品、区域的管理要求进行验证,及时纠正,持续改进。

5.习惯到位

是指制订培训计划,将良好的工作习惯渗透到工作的点滴之中,宣灌规范意识。

"5D"管理的核心内容是安全、增效、节约、习惯、文化。"5D"管理的实施有利于理顺各部门工作流程,改善各部门工作环境,规范产品和服务的要求,保障安全生产。

(二)实际操作

医院餐厅从采购到售卖形成了一套完整的体系,避免食品在生产加工等环节中出现交叉污染问题,保证食品安全。

1.采购验收

采购的原材料需符合食品安全标准,统一配送,做到一品一码,经入市必登系统检查合格方可验收。采购所选择的供货商具有相关资质证明及产品合格证明文件,索票索证齐全,符合市场监督管理局的检查标准。

2.入库存放

验收后需要放进仓库的原材料去除外面的纸箱,仓库储存做到隔墙离地10 cm,规范标签标识。

3.清洗加工

遵循一浸、二洗、三清、四进筐的原则进行清洗,食品加工操作规范。实际操作中清洗四次。

4.烹饪和留样

烹饪时,每道菜品出锅后都要测量中心温度,确保达到70摄氏度以上,每道菜品还需留样,并做好留样记录。

5.餐具消毒

每餐收回的餐具用品需热水清洗(浸泡、清洗、精洗)、高温消毒、专柜保洁存放。开餐前筷子、汤勺从紫外线机中取出。

此外,餐厅还设置明厨亮灶,让后厨透明可视。

(三)营养膳食

膳食是患者获取营养的主要途径。由于住院患者的病情不同,对于食物的消化能力和耐受能力不同,因此,医院膳食在质地、制备方法以及食物的选择和调配上,须适应患者的不同需要和耐受能力。根据人体的基本营养需要和各种疾病的治疗需要而制订的医院患者膳食,可分为基本膳食、治疗膳食、诊断膳食,各种膳食的食谱应按膳食常规要求进行设计和配制。

1.基本膳食

基本饮食又分为普通饮食、软质饮食、半流质饮食和流质饮食。基本饮食对应食品在医院营养食堂或者超市的工作时间内皆可正常购买,无须提前预定。

(1)普通膳食

普通膳食简称普食,它与正常健康人平时所用的膳食相同。其能量和营养素可充分供给,达到平衡膳食的要求,为平衡膳食。适用范围:消化道功能正常、无发热、无特殊营养治疗要求且不需要膳食限制的患者、疾病恢复期患者和产妇等。普通膳食的能量及蛋白质、维生素、矿物质、膳食纤维等营养素含量必须能满足正常营养需要,达到每日膳食推荐量的标准。①能量:轻体力劳动者每天 8.79～9.41 MJ(1800～2250 kcal),根据个体差异(如年龄、身高和体重)可适当增减。②蛋白质:每天 55～65 g,占总能量的 12%～14%,优质蛋白质应占蛋白质总量的 1/3 以上,其中有一部分应为大豆蛋白质。其他营养素如无机盐、维生素、膳食纤维、水分等都应达到供给量的标准。③食物应清淡少盐、美观可口,注意色、香、味、形,新鲜卫生和多样化,以提高患者食欲并促进消化。④应少用一些较难消化的食物、具有刺激性的食物及浓烈的调味品等。

（2）软制膳食

软制膳食是比普通膳食易消化,介于普通膳食和半流质膳食之间,制作要求比普通膳食更高的膳食,为营养平衡的膳食。须注意改进烹调方法,便于咀嚼,易于消化。适用范围:消化吸收能力稍弱、牙齿咀嚼不便、轻微发热、牙病和消化道疾病患者,老人及幼儿。饮食原则和要求:①营养素应能达到患者的营养需要,是一种营养平衡的膳食。能量每天 7.5～9.2 MJ(1800～2200 kcal),蛋白质每天 70～80 g。②食物选择:少含粗糙的膳食纤维及较硬的肌肉纤维,或经过制备后使它们软化。③制备方法:要适当,应达到易咀嚼、易消化、比较清淡、少油的目的。④可用食物:a.主食类,如软米饭、馒头、饺子、粥等,米饭、面条等要烹制得比普食软烂;b.肉类,宜选择肌纤维较短的肉,如鱼、虾类、肉末等;c.蛋类,选择蛋花、蒸蛋羹、荷包蛋等;d.蔬菜类,选择粗硬纤维较少的蔬菜,如胡萝卜、南瓜、花菜等,一般要切细煮软;e.豆类,如豆浆、豆腐等;f.水果类,选择果汁、去皮煮水果、熟香蕉等;g.奶类,如牛奶、酸奶等。

（3）半流质膳食

半流质膳食是介于软制膳食与流质之间的膳食,外观呈半流体状态,比软制膳食更易消化,是限量、多餐次的膳食形式。适用范围:体温较高、口腔疾病、咀嚼或吞咽困难,有较严重的消化管疾病,体弱、缺乏食欲、手术后的患者及刚分娩的产妇等。饮食原则和要求:食物宜细软,膳食纤维较少,易于咀嚼和消化;少量多餐,每天 5～6 餐;营养充足平衡合理,味美可口。可用的食物有:①主食类,如各种粥(白米粥、肉末粥等);②面食类,如面条、馄饨、面包等;③蛋类,如蒸蛋羹、蛋花汤、煮的嫩鸡蛋等;④奶类,如牛奶、酸奶及其他奶制品等;⑤豆类,如豆浆、豆腐脑、豆腐汤等;⑥水果类,如鲜果汁、果泥等;⑦菜类,如菜汤、西红柿汁、菜泥;⑧肉类,如各种肉汤、鸡汤、嫩肉丝等。

（4）流质膳食

流质膳食通常分为流质膳食、清流质膳食和冷流质膳食。

①流质膳食。流质膳食也称流质饮食,含渣很少,呈液体状态,或在口腔内能融化为液体,比半流质更易吞咽和消化。适用范围:急性重症、极度衰弱、无力咀嚼食物、高热、口腔手术及外科大手术后的患者,消化道急性炎症患者及食管狭窄(如食管癌等)患者。饮食原则和要求:首先由于所供能量、蛋白质及其他营养素均不足,只能短期或过渡期应用;如长期应用,必须增加能量、蛋

白质等的入量,可添加肠内营养制剂。其次是少量多餐,每天 6～7 次,每次 200～400ml。可用的食物有:a.谷类,如各种浓米汤、藕粉、稀粥类,根据情况也可用白米稀粥;b.蛋类,如肉汤冲鸡蛋、蒸的嫩蛋羹等;c.奶类,如牛奶及各种奶制品;d.豆类,如豆浆等;e.菜类,如新鲜菜汁、菜汤;f.汤类,如清鸡汤、清肉汤、肝汤等;g.水果类,如鲜果汁(橘、橙、梨、葡萄等原汁)等。

需要注意的是:较大的腹部手术及胃肠炎症急性期患者,不宜食用牛奶、豆浆及过甜的食品,以预防发生腹胀。喝牛奶后感觉胃不适者,可以试用酸奶或在牛奶中加入其他食物以冲淡乳糖及肠内营养制剂。

②清流质膳食。清流质膳食是一种限制较严的流质膳食,不含胀气食品,在结肠内残留最少的残渣。它比一般全流质膳食更清淡。服用清流质膳食,可由外周静脉供给液体及少量能量和电解质,以防身体脱水。适用范围:腹部手术后,由静脉输液过渡到食用全流质或半流质膳食之前,先采用清流质膳食;用于准备肠道手术或钡灌肠之前;作为急性腹泻的初步口服食物,以液体及电解质为主,仅可作为严重衰弱患者的初期口服营养。饮食原则和要求:a.不用牛奶、豆浆、多糖及一切易致胀气的食品;b.每餐量不宜过多;c.所供能量及其他营养素均不足,只能在极短期内应用(如长期使用,将导致营养缺乏);d.可用的食物:米汤、稀藕粉、少油过滤菜汤;e.按比例稀释后的肠内营养制剂;f.根据病情可用蒸嫩蛋羹、冲鸡蛋等。

③冷流质膳食。冷流质膳食是指冷的、无刺激性的流质膳食,适用于喉部手术后第 1～2 天的患者,如扁桃体切除患者及上消化道出血患者。饮食原则和要求:a.不用热食品、酸味食品及含刺激性香辛料的食品,以防止伤口出血及刺激喉部,其他原则同流质膳食;b.可用食物有冷牛奶、冷蛋羹、不酸的果汁(甘蔗汁、百香果汁)等。上消化道出血患者一般于禁食后先用冷流质食品。

2.治疗膳食

治疗膳食是在常规膳食的基础上采取调整膳食中营养成分或制备方法而制作的膳食。营养食堂供应的治疗性膳食,无法替代肠内营养制剂或肠外营养的专用功能。

(四)疫情防控

在疫情防控期间,医院餐厅作为为患者和医护人员提供食物的聚集性公共场所,对食品安全和卫生消毒的要求都有了较大的提高。

疫情反复发生,餐厅始终坚守岗位,保证正常供餐,做到营养搭配、暖心暖胃,同时也做好疫情防控,筑牢疫情防控的严密防线,为医护人员与患者提供安全稳定、可口温馨的餐饮服务。公司从防疫物资储备、食材供应、人员调配、防疫宣传等方面为餐厅提供最大限度的支援。

1.供应、储备

厦门南强后勤服务公司根据消耗量、库存容量、在途物资供给效率、运距等多因素调配储备物资,协助医院完成多项储备,共克时艰。

2.人员管理、培训

(1)封闭管理,院区"三点一线"。疫情防控期间,人员封闭管理,在院区内工作、住宿、配餐。严格落实员工管理,每日进行健康检查,建立一人一档,杜绝带病上岗。

(2)医院感控部门循环培训。邀请感控部门人员列席晨会,按照感控要求操作,每三天一小结,每周一总结,随时解决问题。督导负责人带领员工积极配合院方周密部署,根据疫情防控供餐预案的要求,做好员工管理、服务培训、核酸检测、消杀通风等各项防控措施,分工落实科学防疫与供餐服务细节。

餐厅还根据医院防疫工作要求,邀请院方医生为餐厅全体人员进行专业的疫情防护培训,包括隔离病房送餐流程、消毒方法、个人防护等。

3.配餐

餐厅科学搭配、贴心定制了发热门诊套餐、住院患者套餐、医护人员套餐、新冠康复病区套餐、手术室套餐五大类温馨餐食。餐厅根据服务对象不同,因地制宜,制定两种供餐模式,分对外营养餐厅和对内职工餐厅,确保医院餐饮服务稳定有序。餐厅内设置了"进入食堂佩戴口罩""保持一米社交距离"等指示牌,并安排专人专岗在餐厅出入口引导体温监测和消毒洗手。餐厅在确保防疫安全的前提下,为顺利完成高效打包外送服务,对前厅进行合理的设置和引导,按照批次和规定通道进入食堂取餐和送餐。

疫情严峻时,翔安医院被认定为新冠肺炎定点康复医院,承担医治新冠肺炎病患的康复工作。为保障抗疫一线医务人员的用餐,餐厅24小时待命,排班执行四班倒,除一日三餐正常供餐外,还会在凌晨三四点时为医护人员提供餐食。餐厅还为需随时驰援一线的医护人员提供即时的送餐服务。

4.暖心、爱心

疫情防控期间,餐厅工作人员为封控院区康复人员提供各种爱心服务和各种用品:快速解决中学生上网课问题;为儿童送去绘本、玩具;硕、博研究生辅导中小学生功课;为93岁老先生过生日;为康复人员每餐提供5个可供选择的套餐,每天菜品不重样;中秋佳节之日为值守人员制作节日食品,传递节日问候,奉献爱心。

翔安医院餐厅坚持以用餐者为中心,注重合理需求,尽可能满足其需要。餐厅严把食品安全关,为用餐者提供安全美味的食物。

三、完善医院餐饮管理的对策

厦门经济一直保持中高速发展水平,而餐饮行业的发展情况及总体水平直接体现了厦门市场经济发展程度。勇立潮头逐浪高,厦门在全国首创"入市必登"机制,实现关口前移。特区的"软硬件"为餐饮业蓬勃发展奠定了坚实的基础,同时也孕育了一大批优秀品牌餐饮企业。

食堂作为医院的重要组成部分,应严格执行5D管理体系,保障食品卫生安全,不断加强食堂精细化管理,加强重点环节的监督,以服务医院职工、患者及其家属为宗旨,与时俱进,努力创新,不断提升医院食堂服务质量,提高医院职工、患者及其家属满意度。尤其在疫情防控常态化形势下,医院食堂应实现封闭式管理,并提供定制化、智能化的食堂解决方案。

(一)智能识别付款

付款方式上,传统的饭卡不便携带,容易遗忘,加之现金、一卡通充值流程烦琐,不符合疫情防控和院感控制规范。因此应采用数字人民币人脸识别扫码付款,不仅能够简化使用流程,操作者还能知道以往的用餐时间、金额使用情况、余额提醒等。

(二)云点餐,预定餐,智能取餐

营养餐厅、职工餐厅、宿舍可以增设智能取餐保温柜,使用餐者享受到智能、无接触、快速取餐的即时性用餐体验。

(三)信息提醒

通过人脸识别,使用者能够快速查看订单情况、当日的餐食情况、摄取热量、待取餐情况等,同时可在医院内设定人脸识别区域,实现院区导航、导诊、医护人员备忘录等功能。

民以食为天,食以安为先。为保证智能订餐用户用餐体验和口感,尤其是保证食品安全,应设定取餐时间提醒,在规定的时间范围内食用。

(四)健康点餐,营养均衡

根据用餐者喜好和习惯,采取堂食和智能化点餐系统相结合的经营方式。传统现场选餐一般都是按照个人偏好挑选,不易实现营养均衡。智能食堂点餐系统自带营养分析功能,可以对选定的餐品进行营养分析,帮助用餐者实现营养点餐。同时,使用者可以通过医院公众号等方式进入食堂管理的小程序点餐,也可以在院内的任一有智慧点餐系统的终端上,实现提前点餐备餐。在该系统中还可设定取餐时间、取餐地点,查看菜品来源、烹饪方法等。

(五)医院多系统联动

将餐饮管理系统接入医院已有信息系统,让"一陪一护"人脸识别门禁系统、医护系统、院内导航系统、泊车系统、安保系统、物业系统、无纸化办公系统等多系统联通联动。患者、医护人员、教职工等能在更加智能化、智慧化的院区就诊、工作和学习。

第十章　厦门市医院后勤信息化管理

一、厦门市医院后勤信息化管理现状及分析

(一)医院后勤信息化现状

厦门市医院后勤管理信息化各系统日益向数字化和高度集成、统一管控的方向发展。自 2010 年以来,智能化安全防范系统、建筑设备监控系统等后勤相关信息设施系统经历了模拟系统向数字化的升级换代,使得智能化系统、信息化设施系统、信息化应用系统在框构和管理上日趋统一。厦门市医疗机构整体网络规划大多分为医疗办公、医护业务、机电设备(含智能化设备)等几大模块,并对以上功能模块进行统一构建,实现各业务模块信息交互和数据共享,有效提高医院运营和管理效率。

根据系统功能,医院目前智能化管理可分为三类:

1.办公管理

办公管理涉及日常运营、后勤、会务、教研等业务,主要包括综合布线、网络、考勤、一卡通消费、会议系统、远程示教等子系统。

2.业务管理

业务管理涉及门诊、检查、手术、住院护理、VIP 特护等业务,主要包括病房呼叫对讲系统、ICU 探视系统、手术示教系统、排队叫号系统、VIP 病房系统、信息导引及发布系统、数字时钟系统、门诊输液管理系统等。

3.机电设备管理

机电设备管理涉及暖通空调、供电照明、物流配送、设备监控、安全防范、车位管理、信息设备等，主要包括安防系统、公共广播系统、可视对讲系统、停车场管理系统、楼宇自控系统、智能照明系统、能源计量、特护病房智能家居系统等。

医院的业务网络、办公网络纳入数据内网，接入医院数据中心机房，机电设备网络通常分为建筑设备楼宇控制管理机房和消控中心(安防消防中心)机房。各机房核心交换机以主干光纤互通，实现医疗办公、医疗业务数据网络与机电设备网络的数据、信息交互，使医院集成平台能够满足信息集成显示、监控设备运行、调整运行状态、下达相关事件处置指令、应急辅助决策等需求。详见图 10-1。

以往医院的 HIS 业务系统与建筑设备管理系统、数据网络系统、安防及消防系统缺乏信息整合，这几类系统没有系统管理平台的互访和互操作，紧急事件发生时，应急预案无法调配相应物资、人员及相关医院各类设备及时、统一响应，指挥处理人员也难以在统一的管理平台进行调度指挥。

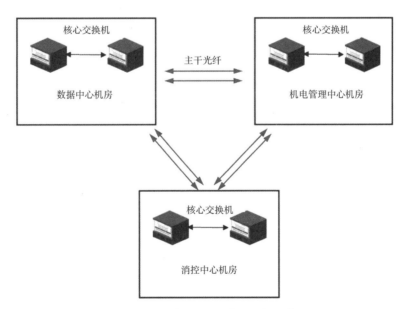

图 10-1　医疗数据网、机电网连接示意图

针对上述问题,复旦大学附属中山医院(厦门)后勤信息化管理平台采用SOA架构模式搭建医院集成平台。

(二)医院后勤信息化的特点

1.高度集成化

平台在 SOA 架构把楼宇自控管理平台、建筑物设备监控平台(BA)、应急预案处理平台、安防系统、消防系统等整合统一管理,具有灵活、全面、可扩展的优势,可适应不断变化的政策及相关因素,应用程序不需要做太大调整就能够即刻适应可方便使用,是一种可以"随需而动""随需而变"的柔性结构。

2.完备的应急预案管理

医院信息综合处理平台根据安防、消防、建筑设备监控系统、医疗设施故障等警情的分析处理,判断是否启动应急预案,供相应领导工作小组进行决策。管理平台可配置近 30 套处置预案,还可根据医院需求进行应急预案处置流程数字模型的构建。

通过应急预案管理、云端储备库管理、历史数据匹配、大数据分析等技术对突发事件处置给予辅助决策,如制作应急处置个预案流程电子表单,在应对突发事件时,启动对应的处置流程,可提示处置方法及作为决策依据;也可根据事件关键字自动匹配相应流程,并匹配显示历史事件处置记录。发生应急突发事件时,系统根据事件性质、范围和需求,提供智能化决策支持,自动选择预案种类,根据系统或人工录入的应急事件相关数据,分析应急事件的危险等级,给出处置指导意见,并预计处置该事件时所需要的人力与物力,同时预计可能产生的次生灾害。

3.利用 GIS 地图实现可视化的设备监控

GIS 地图能够实现从地下室到地面、从室外到室内全方位展现,结合其他智能化设备及技术,可以实现立体的、直观的、精细化的空间管理。当管理人员想寻找一台设备时,无需在整个设备列表中查找,直接在地图上点击或搜索关键词的设备点位,即可看到设备的相关信息,节约大量时间,同时也更精准直观。

管理平台通过 GIS 地图将医院各类设备有效组织在一起,包括设备的组织管理体系、机电设备资产管理、机电设备的运行与维护等纳入一个优化管理体系,建立完整的机电设备基础档案和技术档案,对机电设备进行全生命周期管理。

二、医院后勤信息化管理案例分析
——以复旦大学附属中山医院(厦门)为例

(一)建设单位基本情况

复旦大学附属中山医院(厦门)(以下简称"复旦中山厦门医院")是复旦大学与厦门市政府合作建设的一项重大民生工程,是全国首批国家区域医疗中心单位。医院位于福建省厦门市湖里区五缘湾畔,占地面积 6.22 公顷,总建筑面积约 17.5 万平方米,编制床位 800 张,是一所由复旦大学附属中山医院按同质化模式全面运营管理的现代化综合性三级医院。

复旦中山厦门医院智能化系统主要包括综合布线系统、计算机网络系统、无线网络系统、无线对讲系统、有线电视系统、公共广播系统、会议系统、信息导引及发布系统、病房呼叫对讲系统、排队叫号系统、手术示教系统、手术转播车、ICU 探视系统、门诊输液管理系统、VIP 病房智控系统、远程医疗会诊系统和桌面视频会议系统、视频安防监控系统、入侵报警系统、门禁管理系统、电梯控制系统、可视对讲系统、停车场管理系统、消费考勤系统、楼宇自控系统、能源计量系统、温控系统、机房工程、综合运维集成平台、室内外置式自动门机等智能化系统。

(二)主要系统

1.综合布线系统

综合布线系统是智能建筑的中枢神经系统,也是整个医院信息医疗系统及智能化系统传输的基础平台和医疗业务运行的基本物理保证。在综合布线系统基础上,可形成遍布医院的语音网络、数据网络。

(1)业务区子系统:语音/数据信息点全部采用 6 类非屏蔽 RJ45 信息模块,部分特殊房间采用 4 芯单模 LC 光纤模块。

(2)水平布线子系统:选择 6 类非屏蔽 4 对带十字骨架的双绞铜缆线,线缆经桥架连接至本区域弱电间。有特殊的房间采用支持万兆应用的 4 芯单模光纤进行敷设,光缆经桥架连接至本区域弱电间。

(3)垂直主干子系统:数据主干采用万兆单模 12 芯光缆,支持万兆网络传输;其中内网单独使用 2 根 12 芯万兆单模光缆保障主干通信;外网、医疗设备网和机电设备网分别单独使用 1 根 12 芯万兆单模光缆,后期可根据设计网络点位和交换机数量增加主干光缆数量;AP 单独使用 1 根 12 芯万兆单模光缆。

(4)管理子系统:内网语音网、外网、医疗设备网、AP 和机电设备网的水平连接线采用 6 类非屏蔽 RJ45 模块式配线架端接,数据垂直主干光缆端接至 LC 光纤配线架。水平铜缆分别与不同配线架进行端接,确保物理隔离和管理区域分离。所有管理配线架安装于 19 英寸标准机柜内,另外,特护楼由于设备点位较少,接入弱电间面积小,网络配线设备安装在壁挂式机柜中。

(5)设备间及建筑群子系统:在本项目中共设置 4 个汇聚机房;核心机房位于信息中心;地下一层电信机房作为运营商通信机房。语音部分设计使用大对数电缆与垂直主干大对数电缆按 1:1 线对数从各弱电间 110 配线架连接至运营商通信机房,所有管理配线架安装于 19 英寸标准机柜内。在信息中心机房和楼宇控制机房两端预留 2 组配线架,便于后期核心之间互通。

2.计算机网络系统

计算机网络系统以 TCP/IP 为基础,采用星型拓扑结构,是整个智能化系统的运行平台,是建设智能化、网络化、数字化档案馆的基本保障。系统组成如下。

(1)数据外网:实现 Internet 连接、内部信息和外部信息的相互交流。

(2)数据内网:实现医院内部办公、行政管理、医务管理、病房管理等信息处理。

(3)医疗设备网:主要为病房呼叫对讲系统、ICU 探视系统、手术示教系统、排队叫号系统、VIP 病房系统、信息导引及发布系统、数字时钟系统、门诊输液管理系统、会议等系统的传输网络。

(4)机电设备网:包含视频监控系统、公共广播系统、入侵报警系统、门禁管理系统、可视对讲系统、停车场管理系统、消费系统、楼宇自控系统、智能照明系统、能源计量等系统的传输网络;实现医院内各个相互独立的子系统建立起有机的联系。

(5)无线 AP 网:数据外网、数据内网、医疗设备网、机电设备网、无线 AP 网全部进行物理隔离。

本系统采用星形拓扑架构,支持计算机网络系统核心、汇聚、接入三层架构组网。其中内网主要是医院办公数据、医疗数据、排队叫号系统、门诊输液管理系统的传输网络;医疗设备网络主要是病房呼叫对讲系统、ICU 探视系统、手术示教系统、VIP 病房系统、信息导引及发布系统、数字时钟系统、会议等系统的传输网络;外网是医院 Internet 网络;机电设备网为视频监控系统、公共广播系统、入侵报警系统、门禁管理系统、可视对讲系统、停车场管理系统、消费考勤系统、楼宇自控系统、智能照明系统、能源计量等系统的传输网络。

本系统设计包括数据外网、数据内网、医疗设备网、机电设备网四套网络,无线网络作为数据内网补充。数据外网、数据内网、医疗设备网、机电设备网均采用三层构架:核心层、汇聚层及接入层。数据网、设备网分别采用二台具有三层路由功能的交换机作为医疗内网的核心交换机,冗余双备份;数据网采用二台交换机作为医疗内网的汇聚交换机,冗余双备份;设备网采用一台交换机作为设备网的汇聚交换机;数据语音网汇聚交换机与核心交换机之间交叉相连,设备网核心交换机之间交叉相连;接入层交换机支持万兆上联及堆叠功能,接入交换机之间采用堆叠的方式连接后再接到汇聚交换机,保证系统的稳定性。

3.背景音乐与紧急广播系统

医院广播系统的功能包括以下三部分:

一是消防广播功能,当发生火灾时相应区域发出火灾报警信号,通知该区域的人群发生火灾情况,进行疏散;在紧急情况发生时,系统可切换到紧急广播工作状态,通过呼叫话筒做好及时疏散人群和指挥工作,保证人员及财产安全。一旦发生火灾等紧急事故,系统按相关规范紧急广播。

二是舒缓功能,即在公共区域播放背景音乐,提供轻松和谐的环境氛围。

三是业务广播功能,护士、医生能通过广播发布事务信息,如广播找人、急救广播通知等。

4.后勤信息发布及引导系统

信息发布及引导系统包含三个子系统：LED 电子大屏幕、触摸查询一体机、液晶显示屏。三个子系统可综合管理，也可独立管理。

系统基于 TCP/IP 的网络管理，具有联网和远程控制的功能，同时还可以通过远程终端进行定时远程开机、关机、重启、远程指令（开关电视、切换电视频道），对终端可以远程管理、维护和升级。支持任意网络，分为主控端和媒体显示端，C/S 结构，同时也支持 B-S 结构应用，可以实现真正全面的分级分权限管理。管理端可以是局域网上的任意一台或多台计算机，播放端的媒体播放机控制连接显示设备。显示设备可以是任意显示设备，媒体播放机要求 x86 架构的工控。

5.安全防范系统

安全防范系统包括视频监控、入侵报警、门禁管理系统、可视对讲系统、巡更系统、停车场管理系统等。其中视频监控系统前端采用 1080P 摄像机，消控中心部署 IPSAN 网络存储及视频管理服务器，同时中心机房配置 49 寸液晶拼接屏监视墙，图像视频资料存储不少于 180 天，每天 24 小时。

门禁管理系统设置在消控中心。在楼梯间出入口、出屋面楼梯口、重要设备用房、病区、医护人员休息室等设置门禁控制点，门禁读卡器采用刷卡模式，前端设备采用集中供电，系统考虑与消防联动，前端锁具在发生消防紧急情况下，断电开锁。同时对电梯系统也纳入门禁楼层控制。

前端配置双门门禁控制器、四门门禁控制器、读卡器、出门按钮、电锁等，所有门禁控制器均带有标准的 RS485 接口或以太网端口，通过总线或以太网方式与总控器互相连接，总控器通过网络连接到中心管理电脑。对不同工作人员的门禁卡设置不同权限。

停车场管理系统通过车辆检测、图像采集、牌照识别，对出入车辆的车牌图像进行采集和处理，包括触发设备（地感线圈等）、摄像设备、照明补光设备、图像采集器、识别车牌号码的处理设备（如：计算机）等。复旦中山厦门医院停车场管理系统出入口采用道闸和伸缩门结合的方式，启用出入口可手动打开伸缩门，停用出入口可关闭伸缩门。

6.建筑设备管理系统

本系统监控的内容包括空调系统、变配电系统、照明系统、送排风系统、给排水系统、电梯与自动扶梯系统及供氧、吸引、手术洁净空调系统等医疗专业系统。

楼宇自控系统由管理、控制、现场设备三个网络基础架构层组成。管理层完成系统的集中监控和集成的功能,控制网络层由DDC控制器和网络总线组成,完成对主要项目的开、闭控制,监控点逻辑开关表控制和监控点时间表控制,现场设备层主要由终端设备控制器、扩展模块等设备组成。

按照对机电设备分散控制的原则进行系统配置。在本项目共配置网络控制引擎:在住院部、门诊部各设置一个;地下室一、二层各设置一个。网络控制引擎将相应区域的DDC控制器接入主控中心机房。

7.能源计量系统

医院能量计量系统涉及各区域水、电及空调冷量计量,可实现能耗数据采集、电能/水能管理、空调能耗分析、能耗综合查询、能耗数据补录、故障查询、专家节能诊断和节能方案等功能。

系统采用分层分布式三层结构,软件系统采用C/S和B/S两种主体构架。现场采集层完成监测、控制和通信等功能;采用各类能耗测量设备进行数据的自动采集、就地及远程控制、信息远传等功能。脉冲冷热水表与集中器的通信采用M-BUS(Meter-BUS,EN1434-3)总线结构。采用以太网网关将现场层监控设备的RS485/Modbus通信转换成Modbus/TCP以太网通信,通过以太网络实现与后台监控计算机的信息交换。采用RS485通信组网方案。485网络电表和集中器与系统管理工作站之间的通信以RS-485电缆通信。

8.机房工程

后勤信息的主机房位于网络中心机房和楼宇管理机房,消控中心位于一层。实施范围包括机房综合布线、UPS系统、供配电系统、防雷接地系统、机房空调系统、机房环境监控系统、气体灭火系统等。

(三)运营效益分析

1.经济效益分析

后勤信息化建设为提高后勤设备使用效率、优化医疗工作流程等提供坚实的前置条件,因此后勤信息化建设投资将为医院带来巨大的经济效益。

(1)节能降耗。医院的重症监护室、无菌病房、手术净化区域的净化空调系统耗能往往高于一般公共建筑,通过医院能耗计量管理系统相关数据及分析,医院集成管理平台能根据不同时段耗能情况对的建筑设备监控系统控制的空调、新风、照明及其他用电设施相应的运行模式、状态进行及时调整,达到节能目标。医院智能化节能管理通常可使全年能耗费用节约 20%～30%。

(2)减少医疗事故。医院每年可能花费相当多资金用于医疗事故、误差的处理和赔付。医院后勤信息化建设可使得医护人员通过后勤信息化平台了解温湿度、压差及设备供电等运行情况,对出现的问题及时予以处理,有效减少因后勤设备原因造成的医疗事故及其造成的经济损失。

综上所述,医院信息化建设长期运营和发展有巨大的经济价值。

2.社会效益分析

(1)提高病人满意度,提升医院知名度。据相关管理咨询机构调查统计,后勤信息化数字化的建设将使患者就诊体验、就诊舒适性有明显提高。

(2)提升对突发事件应急响应速度。医院日常运行中可能出现医患冲突,患者及家属因各种原因闹事等突发事件,而门诊等区域往往属人员密集区域,可能造成安全隐患和严重影响。通过医院的信息化平台,可使医院领导及相关部门及时掌握现场情况,按应急预案及时予以相应处置,减少突发事件造成的损失和影响。

(3)有效促进政府相关部门对医院的监管和指导工作。医院信息化平台通过与政府相关监管部门对接,可使相关部门及时掌握医院运行状况,对相关事件、问题的处理给予有效指导,对所辖区域各医院的公共卫生事业统一协调管理。

(4)后勤信息化医院的建设使市民在停车场通过公众号或微信小程序,便可根据车牌、入场时间等信息查询自己或家人的车辆停放位置。同时,通过上述办法输入看诊的科室,即可通过地图导航引导到相关科室就诊,大大减少看诊过程的麻烦,让看病的老百姓充分感受到医疗服务的舒适、便捷和高效。

三、完善医院后勤信息化管理的对策

(一)主要难点

1.计算机网络系统

以复旦中山厦门医院为例,其计算机网络系统划分为数据信息网络、医疗设备网络、机电设备网络(智能化专网)和无线 AP 覆盖网络四个部分。各部分功能需求不同,设备配置也有较大差异,在布线规划、路由选择、设备分布方面增加了难度,同时在系统调试阶段,对网段划分、各区域的资源分配工作也提出了较高的要求。而计算机网络是智能化众多子系统设备间通信的基础,所以网络系统在其他子系统开始调试前必须完成,施工难度大且施工周期将被压缩。

2.机房工程

医院的机房工程分为数据中心机房、楼宇管理处机房和消控室机房三处,其中数据中心机房要求按 A 级标准设计和施工,对机房设施冗余、容错配置及机房内环境温湿度精密监测控制方面都提出了更高的要求。另外,机房原先楼板的有效载荷也不能满足机房 UPS 电池等设备承载需求,需要重新进行结构加固处理。而机房的静电地板从原先的活动支架更改为现有的固定支架,在增强承载能力的同时也增加了焊接处理等工序。同时,楼宇管理处机房内存在大量水管,会对设备正常运行造成隐患。而消控室机房是设置安防监控的监视墙区域,原先挑高过低,影响了监视墙安装和感观。

3.智能化系统集成平台

本项目的智能化系统及楼宇设备管理系统都纳入了综合运维集成平台进行管理,其中运维软件集成平台包括日常运维管理和应急处理两部分,日常运维管理主要涉及与 BA 系统、冷热源系统、能源计量系统、消防系统、安防系统、物流管理等诸多系统与平台接口的开发。应急处理平台则包括应急预案评估与管理、应急处置流程的模型构建、应急人员、物资调度等部分。因为纳入管理的子系统和相关业务数量多,功能需求繁杂并且可能会有较多变更,从而给后序二次开发和系统测试带来困难。

4.电梯无线覆盖需满足智能小车通信要求

因物流智能小车在电梯内需保持无线网络通信,这要求电梯轿厢内实现无线网络覆盖,为此智能化专业与物流专业、电梯专业进行多次协调,初步确定了由电梯专业在井道内敷设网络信号传输线缆,智能化专业负责无线 AP 安装及调试的方式。

(二)优化建议

医疗综合运维平台的应用。目前医院机电设施后勤管理及运维对相关服务的信息化、服务专业化及可监管的需求与运维服务输出存在不平衡、不充分等问题。因此,以"分散控制、集中管理"为指导思想,将多种机电设施由分散、孤立的系统统一在一个平台进行运维管理。专业运维平台的特点:

建立运维基础知识库,实现相关设备数据共享。对所管理的设备名称、用途、属性、性能、规格、使用方法及保养维护注意事项等内容建立知识库,同时通过类 ITSS 问题管理的方式建立典型案例库,针对常见问题按相关要求制订处置、解决方案。

通过设备画像建立各系统设备完整信息并予以标识。设备画像包括设备基础信息、运行数据、维修记录及独立二维码标识等。

巡检、保养的标准化。针对不同设备,分级预设巡检周期频率、保养内容、保养周期。在巡检过程中使用运维平台 GIS 标识巡检路径,使用二维码识别巡检设备,对巡检时间做出预测,并和历史巡检情况进行对比。同时生成相应的巡检保养记录、报表。为设备管理方案的完善提供决策依据。巡检保养可采用 APP、小程序和专用手持 PDA 终端等方式。

报修服务标准化。运维平台用户可通过 APP、小程序、公众号、WEB 端和电话等多种渠道进行报修。故障发生时,运维平台可根据在岗运维人员工种类别、状态、工作量分配指派维修工单,也可由运维人员自主选择接单。同时可对维修工单处理情况、时长与以往类似维修事项进行比对、评价。对维修工作情况实现报表管理。

维修备品备件标准化管理。对常用备品备件进行分类,实现对备件信息精细化管理,方便维修人员选择;实时呈现备品备件使用情况及库存情况,提高备品备件监管效率,合理规划备品备件库存,有效节约成本。

完善的运维诉求配置。精确划分运维业务颗粒度,对不同诉求配置相应的运维服务时限要求和优先级;合理配置运维相关资源。

运维数据统计分析。运维平台可实现不同维度运维工作数据的统计与分析;建立有效的运维工作状态反馈机制;根据相关反馈、分析结果对运维工作进行客观评价,不断优化运维管理。

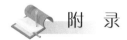 附　录

(一)国家、地方医院信息化系统建设标准

信息化建设标准主要包括医院项目建设周期内设计、施工及验收各阶段的国家及行业标准规范。目前涉及医院子系统(如:综合布线系统、计算机网络系统、远程视频会议系统、手术示教转播系统、病房呼叫系统、BA 楼宇智控系统等)、分部/子分部的规范繁多。

设计标准主要包括住房和城乡建设部发布的 GB 50314—2015《智能建筑设计标准》、国家卫生健康委员会 2018 年发布的《全国医院信息化建设标准与规范(试行)》,其中 GB 50314—2015 规定了各级综合医院智能化系统配置要求,涉及信息化应用系统(含医疗业务系统)、信息设备系统、建筑设备管理系统、公共安全系统、机房工程等五部分内容。

《全国医院信息化建设标准与规范(试行)》(以下简称"信息化建设标准")对医院的临床业务、医院信息化管理等工作,明确医院信息化建设的主要业务方向和建设要求,从软硬件建设、安全系统保障、新兴技术应用等方面规范了医院信息化建设的主要内容和要求。《信息化建设标准》分为业务应用、信息平台、基础设施、安全防护、新兴技术等五个部分内容。其中业务应用包括便民服务、医疗服务、医疗管理、医疗协同、运营管理、后勤管理、科研管理、教学管理、人力资源管理等;新兴技术包括大数据、云计算、人工智能、物联网等几类。

(二)国家、地方医院信息化系统施工标准

施工标准主要是住房和城乡建设部发布的 GB 50606—2010《智能建筑工

程施工规范》,规范主要涉及综合管线、综合布线系统、信息网络系统、卫星接收及有线电视系统、会议系统、广播系统、信息设施系统、信息化应用系统、建筑设备监控系统、火灾自动报警系统、安全管理系统、智能化集成系统、防雷与接地和机房工程等14个子系统/子分部,除明确了各智能化子系统/子分部的管线敷设、设备安装、质量控制、自检自验等要点外,还对智能建筑工程的施工准备、质量保证、成品保护、质量记录及安全、环保、节能措施等几方面的工作提出要求。

(三)国家、地方医院信息化系统验收标准

验收标准主要是住房和城乡建设部发布的 GB 50339—2013《智能建筑工程质量验收规范》,规范涉及了智能化集成系统、通信接入系统、用户电话交换系统、信息网络系统、综合布线系统、移动通信信号室内覆盖系统、卫星通信系统、有线电视及卫星电视接收系统、公共广播系统、会议系统、信息导引及发布系统、时钟系统、信息化应用系统、建筑设备监控系统、火灾自动报警系统、安全技术防范系统、应急响应系统、机房工程、防雷与接地等19个子系统、子分部。各子系统都提出了检测验收的主控项目和一般项目,并规定各项质量控制和检测验收记录的标准格式。

(四)国家、地方医院信息化系统维护标准

运维标准规范主要包括住房和城乡建设部发布的《建筑智能化系统运行维护技术规范》(JGJ/T 417—2017)和全国信息技术标准化委员会提出的《信息技术服务 分类与代码》(GB/T 29264—2012)。其中《建筑智能化系统运行维护技术规范》全面、系统地对建筑智能化系统的运行和维护实施专业化管理做出规定,包括对在建筑智能化系统的运行维护工作中推行科学管理的程序、方法和具体要求,注重在使用期中对智能化设施进行持续调整和优化改善环节及实施运行维护的工作方法,规范的执行将对提高建筑智能化的运行效率和管理质量具有重要指导作用。建筑智能化系统的规范执行过程涉及通用设施和软件、智能化集成系统、信息网络系统、综合布线系统、有线电视系统、公共广播系统、会议系统、信息导引及发布系统、无线对讲系统、信息化应用系统、建筑设备监控系统、安全技术防范系统、机房工程、能效管理系统等16个

子系统、子分部的运营、维护和优化升级的要求。

《信息技术服务 分类与代码》则规定了信息技术服务的分类与代码,是信息技术服务分类、管理和编目的准则,也适用于信息技术服务的信息管理及信息交换,供科研、规划等工作使用。包括信息技术咨询、设计与开发、信息系统集成实施、运行维护、数据处理和存储、运营、数字内容、呼叫中心、其他等9大类,其中运行维护服务涉及基础环境、硬件、软件、安全、运维管理、数据和设备迁移等运维服务内容。

(五)部分标准规范修订、改版情况

除了上述总体的运营、维护标准规范以外,主要还包括如下相关标准:

1.《建筑工程施工质量验收统一标准》(GB 50300—2013)

2.《建筑电气工程施工质量验收规范》(GB 50303—2015)

3.《民用建筑电气设计标准》(GB 51348—2019)

4.《综合布线系统工程设计规范》(GB 50311—2016)

5.《综合布线系统工程验收规范》(GB 50312—2016)

6.《电气装置安装工程施工及验收规范》(GB 50254—2014)

7.《安全防范工程技术标准》(GB 50348—2018)

8.《建筑物防雷设计规范》(GB 50057—2010)

9.《建筑物电子信息系统防雷技术规范》(GB 50343—2012)

10.《建筑设计防火规范》(GB 50016—2014)

近年改版修订的标准包括《民用建筑电气设计标准》(GB 51348—2019)和《安全防范工程技术标准》(GB 50348—2018),其中 GB 51348—2019 是在行业标准 JGJ 16—2008《民用建筑电气设计规范》基础上改版修订的,新版对负荷等级、变压器容量选配、电缆及电缆敷设的消防要求、应急照明、电气火灾监控等内容有较大调整完善外,还补充了智能化设施机房、弱电间防护措施、报警装置、等电位连接等内容,以及弱电系统在园区、建筑物配管布线等方面的要求。

其中,GB 50348—2018《安全防范工程技术标准》是在 GB 50348—2004 的基础上修订的新标准。该标准强化了安防工程建设的系统性,提出全生命周期的管理理念,为安防工程的规划设计、建设质量、后期维护等不同阶段制定规范,明确责任主体,全方位保障安防工程的高质量建设。标准强化了工程项目管理的要求,提出遵循工程建设程序与要求,明确各阶段目标,有计划地开展工程建设和系统运维。同时新标准规定了一个具有横向集成和纵向级联功能的安全防范系统架构。此架构通过安全防范管理平台,提供了互联网之间跨区域网的连接规范和多层级规范,为大型安防系统集成项目制定了标准模型,对安全防范管理平台的功能要求更为全面。该标准不仅具备安防基础的系统管理和应急指挥调度等功能模块,还引入了智能应用模块,进一步提升了智能化管理的效率和质量。

第十一章　厦门市医院后勤人力资源管理

一、医院后勤人力资源管理背景

医院后勤是医疗服务的重要支撑和保障,为医院的医疗、教学、科研提供所必需的物质供应、设备维修服务和生活服务。其中,医院后勤人员的素质和能力决定着医院后勤工作的管理水平、服务质量与服务效率,并对医院正常的业务开展产生至关重要的作用。

(一)政策规范和标准

原卫生部 2005 年发布的《医院管理评价指南(试行)》在人力资源管理考核内容中规定:各科室人力资源配备合理并满足工作需要,专业技术人员应当具备相应岗位的任职资格。同时各管理部门负责人应当接受相应管理和法律、法规、规章等管理知识培训。

原卫生部发布的《医院管理评价指南(2008 年版)》在人力资源管理考核内容中规定:建立激励和奖惩制度,完善医院奖金分配综合目标考核机制,实行按岗位、工作量、服务质量和工作绩效取酬的分配机制。在后勤保障管理中规定,医院需要有适宜的后勤保障管理组织、规章制度与人员岗位职责,后勤保障服务能够坚持"以病人为中心"的服务理念,满足医疗服务流程需要。同时安全保卫组织健全,制度完善,人员、设备、设施满足要求。

《国务院办公厅关于建立现代医院管理制度的指导意见》(国办发〔2017〕

67号)中规定:健全后勤管理制度,强化医院发展建设规划编制和项目前期论证,落实基本建设项目法人责任制、招标投标制、合同管理制、工程监理制、质量责任终身制等。合理配置适宜医学装备,建立采购、使用、维护、保养、处置全生命周期管理制度。探索医院"后勤一站式"服务模式,推进医院后勤服务社会化。

《三级医院评审标准(2020年版)》中明确规定:在后勤管理工作中需要制定后勤保障管理组织的规章制度与人员岗位职责,并根据法律法规要求,对后勤专业人员开展必要的安全教育和技能培训,尤其是特种设备操作人员必须持证上岗,严格按照技术操作规程工作。此外,还要求医院要把员工能力建设作为人力资源管理的重要组成部分。

有关医院后勤人力资源管理的通用法律、法规、规章见表11-1。

表11-1　医院后勤人力资源管理的通用法律、法规、规章

类别	文件名称	颁布/修订日期	发文字号
医院管理	《事业单位人事管理条例》	2014-04-25	国务院令第652号
劳动就业	《中华人民共和国劳动法》	2018-12-29（修正）	第八届主席令第28号
	《中华人民共和国职业病防治法》	2018-12-29（修正）	第九届主席令第60号
	《关于贯彻执行〈中华人民共和国劳动法〉若干问题的意见》	1995-08-04	劳部发〔1995〕309号
	《违反〈劳动法〉有关劳动合同规定的赔偿办法》	1995-05-10	劳部发〔1995〕223号
	《中华人民共和国劳动合同法实施条例》	2008-09-18	国务院令第535号
	《劳动保障部关于非全日制用工若干问题的意见》	2003-05-30	劳社部发〔2003〕12号
	《残疾人就业条例》	2007-02-25	国务院令第488号
劳动合同	《中华人民共和国劳动合同法》	2012-12-28（修订）	第十一届主席令第73号
	《中华人民共和国劳动合同法实施条例》	2008-09-18	国务院令第535号
	《集体合同规定》	2004-01-20	劳动和社会保障部令（第22号）
	《关于建立劳动用工备案制度的通知》	2006-12-22	劳社部发〔2006〕46号

续表

类别	文件名称	颁布/修订日期	发文字号
劳动时间	《国务院关于职工工作时间的规定》（1995修订）	1995-03-25	国务院令第146号
	《关于职工全年月平均工作时间和工资折算问题的通知》	2008-01-03	劳社部发〔2008〕3号
	《职工带薪年休假条例》	2007-12-14	国务院令第514号
	《中华人民共和国劳动争议调解仲裁法》	2007-12-29	第十届主席令第80号
	《国务院关于职工探亲待遇的规定》	1981-03-14	国发〔1981〕36号
劳动工资	《工资与支付暂行规定》	1994-12-06	劳部发〔1994〕489号
	《劳动部关于印发〈对《工资支付暂行规定》有关问题的补充规定〉的通知》	1995-05-12	劳部发〔1995〕226号
	《关于工资总额组成的规定》	1990-01-01	国家统计局令第1号
	《关于工资总额组成的规定》若干具体范围的解释	1990-01-01	国家统计局
	《最低工资规定》	2004-01-20	劳动和社会保障部令第21号
	《工资集体协商试行办法》	2000-11-08	劳动和社会保障部令第9号
劳动保护	《劳动保障监察条例》	2004-11-01	国务院令第423号
	《女职工劳动保护特别规定》	2012-04-28	国务院令第619号
	《中华人民共和国妇女权益保障法》	2018-10-26（修订）	第七届主席令第58号
	《中华人民共和国职业病防治法》	2018-12-29（修正）	第九届主席令第60号
	《职业病范围和职业病患者处理办法的规定》	2013-12-23（更新）	卫防字〔1987〕第82号
	《使用有毒物品作业场所劳动保护条例》	2002-05-12	国务院令第352号
	《安全生产法》（2021修订）	2021-06-10	第十三届主席令第88号
劳动争议	《中华人民共和国劳动争议调解仲裁法》	2007-12-29	第十届主席令第80号

续表

类别	文件名称	颁布/修订日期	发文字号
劳动培训	《职业技能鉴定规定》	1993-07-09	劳部发〔1993〕134号
	《中华人民共和国职业教育法》	2022-04-20（修订）	第十三届主席令第112号
社会保险	《中华人民共和国社会保险法》	2018-12-29（修正）	第十一届主席令第35号
	《社会保险费征缴暂行条例》	1999-01-14	国务院令第259号
	《企业职工患病或非因工负伤医疗期规定》	1994-12-01	劳部发〔1994〕479号
	《在中国境内就业的外国人参加社会保险暂行办法》	2011-09-06	人力资源社会保障部令第16号
	《工伤保险条例》（修订）	2010-12-20（修订）	国务院令第586号
	《工伤认定办法》	2010-12-31	人力资源社会保障部令第8号

(二)医院后勤人力资源管理文献研究

国内学者较少关注医院后勤人力资源管理的发展和前景。目前主要集中于开发、提高后勤人力资源能力和医院后勤工作精细化管理两个方面。

在开发、提高后勤人力资源能力方面,沈学伍[1]认为开展医院、政府和社会协调和合作,是开发后勤人力资本必然选择,同时在基于人力资本理论的基础上提供了一个后勤人力资本开发的战略模式,见图11-1。李建勋[2]认为当后勤管理团队提高到专业人力资源管理程度时,就需要建立学习型后勤团队,加强后勤管理人员全面多方位的专业能力,同时借助"理论知识、培训课程、技术交互"等方式促进新老员工的经验、技巧资源共享,更好应对医院智能化后勤。

在医院后勤工作精细化管理方面,袁方[3]认为医院后勤管理人员在岗位设置上首先要遵循"按需设岗、总量控制、结构合理、精简效能"的原则,科学化

---

[1] 沈学伍,葛国曙.基于人力资本理论的医院后勤人力资源开发研究[J].中国卫生事业管理,2011(11):819-820,830.

[2] 李建勋.关于医院后勤人力资源管理创新探究[J].新经济,2015(7):141-142.

[3] 袁芳.探讨医院大后勤人力资源管理模式转型[J].人力资源管理,2013(12):296-297.

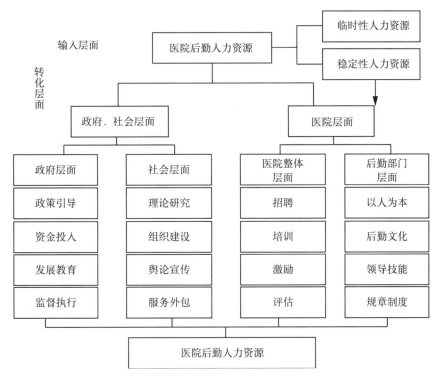

图 11-1　医院后勤人力资本开发模式

岗位管理。赵辉[①]认为应该将后勤管理工作的可行性目标和管理细则制度化,通过将针对性强的管理规则和细则落实到后勤岗位职能和管理工作中,以此来提高医院后勤管理科学性。

国外的后勤人力资源管理研究主要集中在绩效管理和评价方面,例如美国将《医院卓越绩效评价准则》作为医院绩效评价的标准,是一种组织综合绩效管理的有效方法和工具,主要包括领导、战略、顾客和市场、资源、过程管理、测量分析改进、结果等 7 项准则。其中,人力资源是资源准则重要的组成部分,确保医院的战略目标的高效实施,工作的组织与管理、员工绩效管理、员工的学习和发展、员工权益与满意程度是四项主要内容。[②]

①　赵辉.精细化管理在医院后勤人力资源管理中的应用[J].现代企业,2019(9):25-26.
②　杨雅琴,邹佩琳,王道雄,等.卓越绩效模式在医院后勤人力资源管理中的应用[J].中国医院,2019,23(6):4-6.

(三)医院后勤人力资源管理的特点

1.医院后勤人力资源社会化

随着公立医院改革和医院管理现代化发展,医院为进一步降低后勤管理成本,开始将医院部分或全部的后勤保障服务外包给专业服务公司或企业负责[①],即后勤管理趋于社会化。目前外包服务人员以保安、保洁、维修人员、食堂员工等为主,流动性强,且普遍存在文化程度低和专业素质能力不高的问题。同时,外包服务人员与医院间的关系以任务为中心,医院对其任务完成情况进行考核,并具有决定权。

2.医院后勤人力资源复杂性

医院后勤管理是医院医疗安全和服务质量的基础要素,承担着医院的基建工程规划和设计、院内绿化养护和保洁、水电供应和维修、食堂饮食供应、房屋修缮和维护、后勤物资(包含家具等固定资产)的采购和管理、安全保卫和保障等多项工作,具有涉及工种多、人员组成复杂、管理规模大、服务范围广的特点,这也使得后勤人力资源管理工作具有复杂性。

3.医院后勤人力资源服务性

医院后勤管理保障医院正常医疗活动的开展,是医院持续运行的支持系统,是医院经营和后勤服务社会化管理的不可或缺的部分。同医护人员一样,医院后勤人力资源也必须坚持"以病人为中心",同时医院后勤管理工作是以为病人和医务人员提供优质的支持性服务为目的,具有明显的服务性,保障医疗活动的正常运行。

4.医院后勤人力资源专业化

随着医院智能化技术的引进与快速发展、设施设备规模和范围的不断扩大以及就医环境和患者需求的变化,医院后勤管理涉及更多具有专业技术要求的管理活动,工作难度加大。即使医院将部分服务外包,后勤管理人员仍然需要培养自身的科学理论素养,提高自己的专业能力,以应对后勤保障工作突发性、专业性的特点。例如,提高医院后勤管理人员文化程度和计算机操作水

---

① 方洁,林军,张焱祥,等.公立医院后勤社会化人力资源配置分析[J].现代医院,2016,16(10):1536-1538.

平,能够加强医院后勤管理内容的适应性,从而促进医院后勤人力资源的协调发展,提高后勤团队的工作能力及工作品质[①]。

二、厦门市三级医院后勤人力资源管理现状及分析

(一)调查对象

2022 年 4 月,编委相关部门对厦门市 15 家三级医院后勤人力资源管理现状开展了问卷调查,按照医院的实际开放床位数递减顺序分别进行编号,依次为 A 医院、B 医院、C 医院、D 医院、E 医院、F 医院、G 医院、H 医院、I 医院、J 医院、K 医院、L 医院、M 医院、N 医院、O 医院。其中各医院开放床位数、建筑面积及医院类别、性质情况见表 11-2。

表 11-2　被调查三级医院开放床位数、建筑面积及医院类别、性质情况

医院编号	开放床位数/张	建筑面积/m²	医院类别、性质
A 医院	3050	199677	三甲综合医院、公立医院
B 医院	2000	171000	三甲综合医院、公立医院
C 医院	1500	55855	三甲专科医院、公立医院
D 医院	1300	121000	三甲综合医院、公立医院
E 医院	1200	95110	三甲专科医院、公立医院
F 医院	1000	124386	三乙综合医院、公立医院
G 医院	851	329576	三级综合未定等、社会办医
H 医院	663	63000	三甲专科医院、公立医院
I 医院	616	66000	三级综合未定等、公立医院
J 医院	501	175000	三级综合未定等、公立医院
K 医院	500	75027	三级专科未定等、公立医院

---

① 李建勋.关于医院后勤人力资源管理创新探究[J].新经济,2015(7):141-142.

续表

医院编号	开放床位数/张	建筑面积/m²	医院类别、性质
L 医院	450	87000	三级专科未定等、公立医院
M 医院	380	49084	三甲专科医院、社会办医
N 医院	300	42000	三级综合未定等、社会办医
O 医院	21	24516	三级专科未定等、公立医院

(二)医院后勤管理职工数量及占比情况

被调查医院总开放床位为 14 332 张,职工总人数 21 829 人,15 家医院共有后勤管理职工 179 人,后勤管理职工占职工总数的比例为 0.82%。其中 M 医院后勤管理职工占职工总数的比例最低,为 0.31%,O 医院后勤管理职工占职工总数的比例最高,为 2.03%。分类别统计,综合医院后勤管理职工占职工总数的比例为 0.70%,专科医院后勤管理职工占职工总数的比例为 1.07%;公立医院后勤管理职工占职工总数的比例为 0.86%,专科医院后勤管理职工占职工总数的比例为 0.54%。各医院后勤管理职工占职工总数的比例见表 11-3。

表 11-3 被调查三级医院后勤管理人员数量及占比情况

医院名称	实际开放床位数/张	职工总人数/人	后勤管理职工数/人	后勤管理职工占比/%
A 医院	3050	4050	20	0.49
B 医院	2000	3205	33	1.03
C 医院	1500	872	7	0.80
D 医院	1300	1734	7	0.40
E 医院	1200	1900	14	0.74
F 医院	1000	1494	14	0.94
G 医院	851	1362	6	0.44
H 医院	663	1346	21	1.56
I 医院	616	950	6	0.63
J 医院	501	1200	9	0.75

续表

医院名称	实际开放床位数/张	职工总人数/人	后勤管理职工数/人	后勤管理职工占比/%
K 医院	500	754	9	1.19
L 医院	450	816	12	1.47
M 医院	380	955	3	0.31
N 医院	300	648	7	1.08
O 医院	21	543	11	2.03
合计	14332	21829	179	0.82

(三)每万平方米后勤管理职工人数情况

15 家医院每万平方米建筑面积拥有后勤管理职工 1.07 人。其中 G 医院每万平方米后勤管理职工人数最低,为 0.18 人,O 医院每万平方米后勤管理职工人数最高,为 4.49 人。分类别统计,综合医院每万平方米后勤管理职工人数为 0.83 人,专科医院每万平方米后勤管理职工人数为 1.71 人;公立医院每万平方米后勤管理职工人数为 1.30 人,民营医院每万平方米后勤管理职工人数为 0.38 人。各医院每万平方米后勤管理职工人数见表 11-4。

表 11-4　被调查三级医院每万平方米后勤管理职工人数

医院编号	医院建筑面积/m²	后勤管理职工数/人	每万平方米后勤管理职工数/(人/万 m²)
A 医院	199677	20	1.00
B 医院	171000	33	1.93
C 医院	55855	7	1.25
D 医院	121000	7	0.58
E 医院	95110	14	1.47
F 医院	124386	14	1.13
G 医院	329576	6	0.18
H 医院	63000	21	3.33
I 医院	66000	6	0.91
J 医院	175000	9	0.51

续表

医院编号	医院建筑面积/ m²	后勤管理职工数/ 人	每万平方米后勤管理职工数/ （人/万 m²）
K 医院	75027	9	1.20
L 医院	87000	12	1.38
M 医院	49084	3	0.61
N 医院	42000	7	1.67
O 医院	24516	11	4.49
合计	1678231	179	1.07

(四)后勤保障部门设置

15 家医院中，A 医院、B 医院、D 医院、F 医院、L 医院、K 医院和 N 医院等 7 家医院的后勤保障部门设置为整合型大保障部门，见表 11-5。

表 11-5　被调查三级医院后勤部门设置情况

医院名称	后勤保障部门
A 医院	整合型大保障部门
B 医院	保卫部门、采购部门、整合型大保障部门
C 医院	总务部门、保卫部门
D 医院	医工部门、保卫部门、采购部门、整合型大保障部门
E 医院	总务部门、保卫部门
F 医院	整合型大保障部门
G 医院	总务部门、医工部门
H 医院	保障保卫部门、采购部门
I 医院	总务部门、保卫部门
J 医院	总务部门、基建部门、保卫部门、采购部门
K 医院	整合型大保障部门
L 医院	整合型大保障部门
M 医院	总务部门、保卫部门、采购部门、资产部
N 医院	整合型大保障部门
O 医院	总务部门、基建部门、采购部门

(五)开展外包服务情况

在开展的外包服务项目中,电梯维修、保洁服务、空调维护是排名前三的外包服务项目,开展此外包服务项目的医院数量分别为 15、14、14 家;而能源合同管理是开展外包服务最少的项目,仅 B 医院和 H 医院 2 家医院开展。在调查的 15 家医院中,J 医院、G 医院开展的服务外包项目数量排名靠前,分别为 15 项和 14 项,而 N 医院服务外包项目最少,仅开展餐饮服务、空调维护、电梯维修以及停车场维护 4 项外包服务。详见表 11-6、图 11-2。

表 11-6　被调查三级医院后勤服务外包情况

外包服务项目	A 医院	B 医院	C 医院	D 医院	E 医院	F 医院	G 医院	H 医院	I 医院	J 医院	K 医院	L 医院	M 医院	N 医院	O 医院	合计
保洁服务	√	√	√	√	√	√	√	√	√	√	√	√	√		√	14
安保服务	√	√	√	√	√		√	√	√	√	√				√	11
餐饮服务	√	√	√	√	√	√	√	√	√	√	√			√		12
污水处理	√	√	√	√	√	√	√		√	√	√		√			11
绿化维修	√	√		√	√	√	√	√	√	√	√	√				11
运送服务	√	√		√	√	√	√	√	√	√	√	√			√	12
净化维护	√	√					√		√	√	√	√	√		√	9
空调维护	√	√		√	√	√	√	√	√	√	√	√	√	√	√	14
消防管理				√		√	√	√		√	√	√	√		√	9
电梯维修	√	√	√	√	√	√	√	√	√	√	√	√	√	√	√	15
气体维修	√					√	√			√	√	√	√		√	8
被服洗涤	√	√	√	√	√	√	√	√	√	√	√	√			√	13
工程维修	√	√	√	√		√	√	√	√	√	√	√			√	12
能源合同管理		√						√								2
停车场维护				√			√		√	√		√	√	√		7
后勤信息化系统	√	√							√	√		√				5
合计	13	13	7	12	9	11	14	11	13	15	13	12	8	4	10	—

注:"√"表示该医院开展此项外包服务项目。

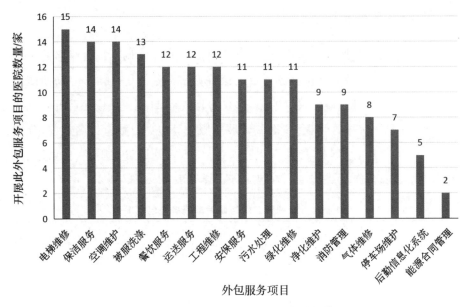

图 11-2 被调查三级医院后勤服务外包情况

（六）三级医院后勤管理职工构成情况

15 家医院共调查 179 名后勤管理人员,其中 B 医院后勤管理人数最多,为 33 人,占总调查人数的 18.44％。在性别上,男性 133 人,占 74.30％,女性 46 人,占 25.70％,由于后勤管理工作特殊性,目前在医院后勤管理人员中仍然以男性为主。学历上,大专及以上学历共 146 人,占调查人数的 81.56％。由于近年来大学毕业生人数总体增加,后勤管理人员的学历构成也逐渐向更高学历倾斜。在专业上,与医学相关专业 29 名,占总人数 16.20％,医学相关专业所占比重低。在非医学专业中,工程管理、工程与建筑类专业人数最多,占 29.61％,主要是因为后勤工作涉及工程与设施设备维修、建筑基建等工作。在年龄上,30～39 岁人数占比最多,为 57 人,占总人数 31.84％,其次是 40～49 岁,占总人数 30.17％,总的来说,短时间内不会出现年龄断层现象。在职称上,初级及以下职称人员 101 人,占总人数 56.42％。详见表 11-7、图 11-3。

表 11-7　被调查三级医院后勤管理人员基本情况

项目		人数/人	占比/%	项目		人数	占比/%
医院	A 医院	20	11.17	专业	无	36	20.11
	B 医院	33	18.44		医学相关	30	16.76
	C 医院	7	3.91		非医学相关	113	63.13
	D 医院	7	3.91	年龄	29 岁及以下	16	8.94
	E 医院	14	7.82		30～39 岁	57	31.84
	F 医院	14	7.82		40～49 岁	54	30.17
	G 医院	6	3.35		50～59 岁	49	27.37
	H 医院	21	11.73		60 岁及以上	3	1.68
	I 医院	6	3.35	学历	初中及以下	8	4.47
	J 医院	9	5.03		高中或中专	25	13.97
	K 医院	9	5.03		大专	44	24.58
	L 医院	12	6.70		本科	87	48.60
	M 医院	3	1.68		硕士研究生	15	8.38
	N 医院	7	3.91	职称	无	52	29.05
	O 医院	11	6.15		初级	49	27.37
性别	男	133	74.30		中级	49	27.37
	女	46	25.70		副高及以上	29	16.20
合计		179	100.00	合计		179	100.00

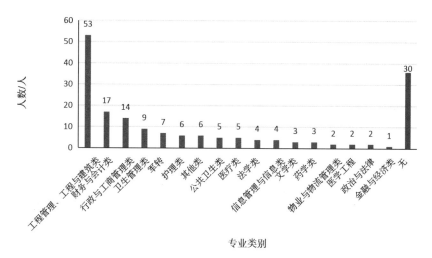

图 11-3　被调查三级医院后勤管理人员专业构成情况

在从事工作年限上,10 年及以上 134 人,占总人数 74.86%。同样在从事后勤工作年限上,10 年及以上 84 人,占总人数 46.93%。总的来说,目前绝大多数后勤管理人员的从业年限都超过 10 年,最近一年新招或者转岗的人员仅占 6.70%。此外,53 人工作年限等于从事后勤工作年限,也即自从工作以来就一直从事后勤管理工作,占总人数的 29.61%。详见表 11-8、图 11-4。

表 11-8 被调查三级医院后勤管理人员工作年限情况

工作年限/年		人数/人	占比/%
从事工作年限(a)	a≤1 年	2	1.12
	1<a≤5 年	12	6.70
	5<a≤10 年	31	17.32
	a>10	134	74.86
从事后勤工作年限(b)	b≤1 年	12	6.70
	1<b≤5 年	51	28.49
	5<b≤10 年	32	17.88
	b>10	84	46.93

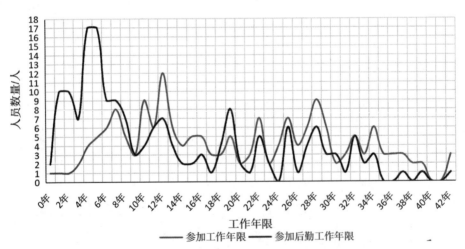

图 11-4 被调查三级医院后勤管理人员工作年限情况

除此之外,我们还根据医院性质对后勤管理人员的构成进行分析。15 家医院中,G 医院、M 医院、N 医院三家医院为民营医院,其余 12 家医院为公立医院。在 179 名后勤管理人员中,民营医院 16 名,公立医院 163 名。在性别上,公立医院和民营医院的构成差别不大,公立医院男性占74.85%,而民营医院男性占68.75%。在文化程度上,公立医院和民营医院的构成差别较大,虽然本科学历构成比所占比重均最高,分别为47.85%、56.25%,但公立医院硕士学历占比为9.20%,而民营医院中无硕士学历后勤管理人员,说明硕士及以上后勤管理人员仍然倾向于就职公立医院。在职称上,公立医院和民营医院无职称的后勤管理人员所占最大,分别为27.61%、43.75%,而在中级职称人员比重上,公立医院后勤管理人员比重略高,为28.83%。在年龄构成上,公立医院以40～49岁人员所占比重最大,占31.90%,而民营医院则以30～39岁人员所占比重最大,占68.75%,同时,公立医院还存在超过60岁的后勤管理人员。详见表11-9。

表 11-9　被调查三级医院分医院性质后勤管理人员构成情况

公立医院				民营医院			
项　目		人数/人	占比/%	项　目		人数/人	占比/%
性别	男	122	74.85	性别	男	11	68.75
	女	41	25.15		女	5	31.25
文化程度	初中及以下	7	4.29	文化程度	初中及以下	1	6.25
	高中或中专	25	15.34		高中或中专	0	0.00
	大专	38	23.31		大专	6	37.50
	本科	78	47.85		本科	9	56.25
	硕士研究生	15	9.20		硕士研究生	0	0.00
职称	无	45	27.61	职称	无	7	43.75
	初级	44	26.99		初级	5	31.25
	中级	47	28.83		中级	2	12.50
	副高/高级	27	16.56		副高/高级	2	12.50
年龄	29岁及以下	15	9.20	年龄	29岁及以下	1	6.25
	30～39岁	46	28.22		30～39岁	11	68.75
	40～49岁	52	31.90		40～49岁	2	12.50
	50～59岁	47	28.83		50～59岁	2	12.50
	60岁及以上	3	1.84		60岁及以上	0	0.00
合计		163	100.00	合计		16	100.00

（七）三级医院后勤保障管理部门岗位培训情况

15家医院中，除F医院外，其余医院后勤管理部门均开展岗前培训。在每月开展后勤科室业务学习方面，除C医院、D医院、E医院、G医院、L医院、M医院和O医院等7家医院每月开展后勤科室业务学习外，其余医院均未开展。总的来说，后勤科室月度业务学习仍处于低水平、低频次。

在近三年，医院后勤员工开展的岗位相关培训情况方面，F医院、I医院未给出开展业务学习情况。其余13家医院共给出139项业务学习记录。在培训方式选择方面，本院后勤管理部门组织77项，本市行业协会组织27项，医院组织22项，上级主管部门组织11项，跨市学习培训1项，其他1项。详见表11-10。在开展培训类别上，消防安全、安全生产、论坛与学术年会、采购与

表 11-10　被调查三级医院后勤管理部门岗位培训情况

医院名称	开展业务学习记录数量/项	占比/%	本院后勤管理部门组织/项	本市行业协会组织/项	医院组织/项	上级主管部门组织/项	跨市学习培训/项	其他/项
N医院	31	22.30	11	14	—	5	1	—
M医院	26	18.71	26	—	—	—	—	—
J医院	16	11.51	10	—	6	—	—	—
L医院	14	10.07	5	6	—	2	—	1
H医院	12	8.63	4	5	—	3	—	—
G医院	12	8.63	10	—	2	—	—	—
O医院	6	4.32	4	—	1	1	—	—
E医院	6	4.32	4	—	2	—	—	—
C医院	5	3.60	—	—	5	—	—	—
K医院	4	2.88	3	1	—	—	—	—
D医院	3	2.16	—	1	2	—	—	—
A医院	3	2.16	—	—	3	—	—	—
B医院	1	0.72	—	—	1	—	—	—
F医院	0	0.00	—	—	—	—	—	—
I医院	0	0.00	—	—	—	—	—	—
合计	139	100.00	77	27	22	11	1	1

审计等内容是各医院着重的培训内容,相对来说后勤管理人员个人能力提升方面的培训相对较少。目前培训内容仍然以针对医院其他医护人员的培训或者基于上级部门安排的任务工作培训为主。详见图 11-5。

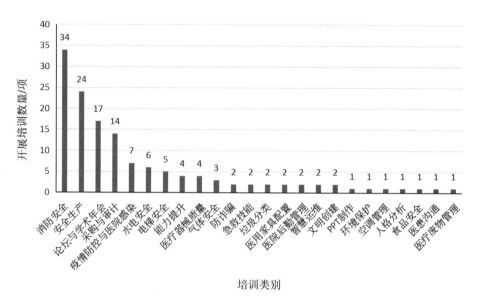

图 11-5　被调查三级医院后勤部门开展培训类别情况

三、完善医院后勤人力资源管理的对策

(一)做好后勤人力资源规划与岗位管理

1.加强后勤人力资源量化盘点,做好后勤管理岗位设置

《国务院办公厅关于建立现代医院管理制度的指导意见》(国办发〔2017〕67 号)中规定:探索医院"后勤一站式"服务模式,推进医院后勤服务社会化。医院后勤服务社会化是医院后勤管理的大趋势。调查情况表明,16 项后勤服务均有医院实行社会化,15 家三级医院均有开展程度不等的后勤服务社会化。医院后勤管理者应根据医院实际情况,尽可能多开展后勤服务外包,减少后勤服务人员,提高卫生专业技术人员在医院职工中的比例。根据调查结果,

后勤管理职工占职工总数的参考比例为 1‰～1.5‰,每万平方米建筑面积拥有的后勤管理职工参考数为 1～1.5 人。医院规模扩大,后勤管理职工占比可相应降低。医院可根据开放床位数、建筑面积以及开展后勤外包服务情况,确定医院后勤人员总的控制数。

合理的人员配备不是一蹴而成的事情,需要人力资源部门进行严格的核算和认定。例如鄂东医疗集团市妇幼保健院在医院的运营实践中[①],总结出一套后勤人力资源量化方法。首先,后勤科室提交工作项目,按照工作频次最多的项目确定计算单位,计算工作时长。若以月为周期,计算公式为工作人数×耗时×频率;若以周或天甚至更短时间为周期,则需要乘以相应的核算系数。其次,按照每月有效工作日为 22 天,每天有效工作时长 7 小时的原则,计算有效工作时长,用总的工作时长除以有效工作时长得出后勤管理部门所需的人力资源数量。再次,计算出休假系数,按照一年 365 天除以实际工作日(实际工作日为有效工作日减去公休、病事产假之差,其中公休和病事产假的计算以过去三年科室休假的平均天数为准);最后用后勤管理部门所需的人力资源数量乘以休假系数得出最终所需的后勤管理人员数量。

2.编写岗位说明书,定岗定责、职责明确

在改进建议中,工作分配更加合理和工作职责更加明确分别排在第四位和第五位,说明目前医院后勤管理工作中存在着工作职责模糊不清、划分不明确的现象。编写后勤管理岗位说明书,做到职责明确、任务合理、责任到人,是后勤人力资源精细化管理的基础工作。通过有效的岗位分析,形成翔实、准确的岗位说明书[②],以此为基础合理设置岗位,配置人员。岗位说明书应体现岗位基本信息、上下级关系、任职资格、培训要求、岗位职责、特殊能力要求及其他说明、员工签署及医院核准信息等内容,参考模板见表 11-11。

---

① 许协辉,邝鹏.医院行政后勤科室人力资源盘点的量化实践[J].人力资源开发,2021,(15):32-33.

② 孙麟,王军,谢磊,等.医院后勤人员职业规划与人力资源规划[J].中国医院,2013,(11):1-3.

表 11-11 岗位说明书（模板）

员工姓名			所属部门		
岗位名称			岗位性质	□主职	□兼职
直接上级			直接下级		
任职条件	岗位要求	□专业、学历	□职称		□工作年限
	个人条件				
培训要求	□综合性全员培训		心肺复苏（□CPR □BLS □ACLS）消防安全手卫生等培训		
	□专业、专科培训		1		
			2		
			3		
岗位概述					
岗位职责					
其他要求及说明					
知悉及保密条款		本人已充分了解该岗位的职责及要求，并承诺严格按照岗位职责的要求完成各项工作。对本岗位的涉密内容负有保密责任，并承担保密义务，涉密内容包括：病患个人隐私、病案信息、医院各类信息系统数据等。			
签署说明		请在充分了解本说明的内容后正楷签名确认。			
本人签署			科主管签名		
主管部门			人力资源部		
核准日期		年 月 日	终止日期及原因		年 月 日 □升职 □调职 □离职

　　编写岗位说明书是一个双向沟通的过程。首先对后勤组织结构进行分析、设计、改进，讨论并制定后勤组织管理架构；其次，在既定时间内，利用访谈、问卷调查、事件观察、关键事件收集、工作日志分析等方法获取某一岗位相关信息；再次，根据审核、确认的真实和准确信息，编制岗位说明书，对岗位任

职资格条件、工作内容、权限、工作关系、考核标准等做出明确规定;最后,从工作责任、技能、强度、环境和心理影响五个方面评估确定岗位相对价值,并对岗位说明书进行反馈和修订。这在一定程度上,明确了后勤部门各员工、各岗位的职责,使员工清楚了工作内容和相关要求,同时也减少了相互推诿现象,提高了后勤服务效率。

3.对照岗位设置,做好后勤管理人员选配

后勤人力资源虽不是医院的核心人力资源,但也是医院重要的基础性人力资源。后勤人力资源的数量、素质结构直接影响了后勤工作的效能,影响了医院临床、教学、科研工作的质量。因此,配备一支懂技术、会管理、结构合理的后勤人才队伍是做好现代医院后勤管理的关键。现阶段,后勤人员的年龄结构不均衡、文化素养参差不齐、专业人才匮乏等现象仍很普遍。后勤科室管理人员要主动配合医院人力资源部做好人力资源规划,针对现有后勤人员队伍情况,有计划地引进高素质、专业化后勤人才来改善后勤团队素质。对于新引进的三级医院后勤管理职工应要求本科及以上学历,重点引进科室欠缺的专业性人才,扩大科室土木工程、热能与动力工程、建筑环境与设备工程、电气工程自动化、物流管理、物业管理、采购管理、卫生事业管理等专业人才覆盖面。

(二)加强医院后勤管理人员培训,增加晋升发展机会

目前后勤管理人员培训仍旧处于简单的系统培训中,例如消防安全、安全生产、反恐防暴等类似的政府任务类或者本职工作类培训,基本上还在走经验型、实践型旧路。即使有部分三级医院开展了针对医院后勤管理人员个人能力的提升发展类培训,但占比也极低。此外,医院后勤本部门组织后勤管理人员培训将近占六成比重,医院层面的相对较少,仅占一成左右。这在一定程度上也说明了医院对后勤人力资源管理的关注度不高,或多或少地存在看低后勤管理在医院整体管理中的作用和地位。同时,超过六成的后勤管理人员反馈需要增加后勤人员的晋升发展机会。总的来说,目前医院对后勤管理人员关注度不够、缺乏专业的规划培训和晋升发展渠道。

1.规范开展新职工岗前培训

岗前培训,是新职工开始熟悉、适应工作单位环境,规划自己的执业生涯、发挥自己才能的一种培训,也是医院人才培训的第一步。通过培训使新上岗

员工了解医院情况以及各自的岗位职责,树立正确的价值观和职业道德观,尽快适应医院工作。医院要建立人力资源部牵头,后勤管理部门和班组共同参与的新职工岗前培训机制,从医院和科室层面分别开展针对性的培训。医院层面的岗前培训内容包括医院情况概述、医院规章制度、院感防控措施、消防安全、质量改进、心肺复苏、信息使用和管理、医学伦理、职业道德等。科室层面的基础培训包括科室概况、科室分工布局、个人岗位职责(包含所有特殊工作任务)、仪器设备使用等。科室还要对新职工承担具体岗位职责开展业务培训。在新职工独立承担工作以前,科室负责人宜根据实际情况安排专门人员带教。所有新员工都应该在规定时间内完成全院性和部门内部的岗前培训,经培训考核合格之后方可上岗或开展独立工作。

2.持续开展岗位技能培训演练

持续开展后勤人员岗位技能培训考核是确保后勤服务质量安全的必需举措。可以实行学分制,要求后勤人员定期参加在岗培训,以增强思想政治素质和职业道德、更新知识结构和提高工作能力。培训内容分为公共知识与专业知识两部分。公共知识主要包括医院和后勤保障相关的法规制度、后勤有关的操作规范等;专业知识包括与所从事岗位相关的政策法规、理论知识、操作规范、发展前沿等。后勤管理新员工的培训可借鉴医生、护士轮转培训的方式。制定轮转计划,安排新职工在参加工作的第一年,到代表性的临床科室、医技科室、行政科室轮转培训,并在医院后勤各个功能班组接受培训锻炼,打牢工作基础。后勤应急能力是后勤工作人员的基础性技能,医院应根据实际情况制定应急预案,并定期开展应急演练。应急演练内容包括消防、突发公共卫生事件、防汛防台风、电梯困人、治安防范、防暴恐、突发疫情、医疗纠纷聚集性事件、停水、停电、停气等等内容。后勤管理人员要按照应急预案内容,组织班组和外包公司人员定期参与应急演练,不断完善应急机制,提升应急能力。

3.开展后勤人员职业发展规划

医院需要开展针对后勤人力资源的职业发展规划,借助后勤管理人员培训等方式,加大对后勤部门人力资源管理的关注和创新,解决和处理影响医院后勤部门人力资源管理实效性的不利因素和潜在的风险隐患[①]。第一,医院人力资源部门将医院的发展目标融入后勤管理人员的职业规划,构建后勤管理员工的职业规划目标。第二,根据职业规划目标,制定针对性的规划内容,充分考虑短长期目标,多学习和创新方式、多激励措施地鼓励员工参加专业培训,比如打造学习型后勤,以绩效加分为奖励措施,鼓励主动参与专业培训与学习的员工。第三,加强后勤管理人员职业规划和培训的动态监管,定期进行跟踪和考评,同时适当调整和修正规划目标。

(三)建立公平公正的绩效考核与薪酬分配机制,引导后勤管理现代化

目前厦门市三级医院并未有明确针对后勤管理人员的绩效考核方式,多采取医院平均绩效的方式进行绩效考核。同时,在调查中也有将近四成的管理人员反馈医院应开展针对后勤管理人员的绩效考核方式。同时建立完善、先进、有效的后勤管理人员绩效考核系统是医院绩效改革的重要环节。因此,优化后勤队伍的考评体系,开展针对性强的绩效考核是提升后勤管理人员工作能力和工作效率的重要手段。

1.运用科学的绩效管理方法

在医院后勤人员绩效管理中,可以根据实际情况选用以下方法:目标管理法(MBO)、平衡记分卡(BSC)和360度考核。

(1)目标管理法(MBO)

管理大师彼得·德鲁克最先提出了"目标管理"的概念。德鲁克认为:管理者应该通过目标对下级进行管理,当组织最高层管理者确定了组织目标后,必须对其进行有效分解,转变成各个部门以及各个人的分目标,管理者根据分目标的完成情况对下级进行考核、评价和奖惩。目标管理的目标转化过程既是"自上而下"的,又是"自下而上"的。通过目标管理,每位员工都明确知道自己的个人绩效目标,而通过绩效反馈,每个人又明确了他所在单位工作的成果。德鲁克指出,目标管理具体做法一般分为三个阶段:计划(Plan)阶段、执

---

① 沈崇德.以精细化管理之手塑造中医院品质之形:以后勤品质化管理构建中医院全新保障体系的实践与体会[J].中国医院管理,2009,29(12):67-69.

行(Do)阶段和评价反馈(See)阶段,即 PDS。

(2)平衡记分卡(BSC)

平衡记分卡是哈佛大学教授罗伯特·卡普兰、戴维·诺顿 1992 年提出的。平衡记分卡是从财务、客户、内部运营、学习与成长四个角度,将组织的战略落实为可操作的衡量指标和目标值的一种新型绩效管理体系。平衡记分卡包含五项平衡:(1)财务指标和非财务指标的平衡。(2)企业的长期目标和短期目标的平衡。(3)结果性指标与动因性指标之间的平衡。(4)企业组织内部群体与外部群体的平衡。(5)领先指标与滞后指标之间的平衡。

(3)360 度考核法

360 度考核法又称为全方位考核法,由与被评价者有密切关系的人,包括被评价者的上级、同事、下属和客户等,分别匿名对被评价者进行评价。被评价者自己也对自己进行评价。然后根据有关人员对被评价者的评价,对比被评价者的自我评价向被评价者提供反馈,以帮助被评价者提高其能力水平和业绩。360 度考核从多个角度来反映员工的工作,它基于上级、同事、下级和客户等信息来源收集信息、考评绩效并提供反馈,这使得结果更加客观、全面和可靠。

完善、先进、有效的后勤管理人员绩效考核方式是综合绩效考核评定的基石。例如,鄂东医疗集团市妇幼保健院[①]通过绘制后勤管理人员素质九宫图,对后勤管理人员职业规划和培训学习进行评级,作为晋升和发展的重要依据。根据管理人员日常工作,将其态度和能力划分为优秀、良好、合格三个等级,设定各等次比例,通过科室内部成员以及科主任评价,将人员排到九宫格中。对能力评分低的管理人员,采取培训、交流学习、传帮扶方式提升其能力至中等或中等以上水平。同时,态度分数低的人员,可以通过积极倾听,了解其诉求和想法,合理设定激励措施,提升其工作态度和效率。对屡教不改人员,通过待岗、降低工作绩效等负激励方式,迫使其改正态度、提升能力。

2.制定符合实际的绩效考核标准

绩效考核标准是综合绩效评定的添加剂,反映绩效考核水平的高低。一

---

① 　许协辉,邝鹏.医院行政后勤科室人力资源盘点的量化实践[J].人力资源开发,2021,(15):32-33.

方面,要建立合理、高效的后勤管理人员绩效考核标准;另一方面,绩效考核标准也需要根据医院外部条件和后勤管理人员反馈进行调整,逐步丰富完善并量化。近年来,国内陆续有医院借鉴《医院卓越绩效评价准则》的评价标准,运用卓越绩效理论对后勤人力资源进行管理和评价。例如华中科技大学同济医学院附属同济医院,其采用"一体化、同品质"的多院区管理模式顶层设计,逐步建立起以临床为中心、科学的后勤服务质量控制体系,对后勤各班组进行独立、全方位的质量督导。医院将后勤管理部门设置为扁平化结构,后勤处下设基建科、动力科、器材科、总务科、饮食中心、光谷后勤科、中法新城后勤科等7个科室,在处与科之间设立后勤质控组和信息中心,由后勤处处长直接领导。其中,后勤质控组对内建立后勤员工岗位管理和绩效考核体系,对外及时收集各临床与医技科室对后勤各班组的工作意见,并深入调查、分析,将意见下达给后勤各班组整改落实。信息中心则积极进行后勤信息化,提升后勤管理效率及科学管理水平,降低管理成本。[①]

3.实施后勤岗位绩效评价

岗位评价是确定岗位相对价值、保障内部薪酬分配合理性的重要工作。英国 NHS 岗位评价模型是使用较早、经过多年实践和多次修订的评价模型。2013 年发布的《NHS 岗位评价手册》(第 4 版)包含 5 个评价维度及 16 个评价要素。英国 NHS 岗位评价体系是岗位评价相对成熟的体系,而且针对医疗行业特点,条目设置较少,每个条目的每个级别都有详细描述,可操作性强。考虑到行政后勤管理人员的岗位工作内容很少直接涉及患者服务和科学研究责任,且工作环境差异不大等实际情况,医院岗位评价在《NHS 岗位评价手册》(第 4 版)的基础上,去掉了操作技能、患者服务责任、科学研究责任等 3 个评价要素;同时,把工作环境要素的权重调整到工作强度的其他评价因素中。最终使用的简化岗位评价模型包含 5 个评价维度及 12 个评价要素,总分为820 分。各评价要素及等级、权重见表 11-12。

---

① 杨雅琴,邹佩琳,王道雄,等.卓越绩效模式在医院后勤人力资源管理中的应用[J].中国医院,2019,23(6):4-6.

表 11-12　医院行政后勤岗位评价体系

评价维度	评价要素	要素等级及权重（分）							
		1级	2级	3级	4级	5级	6级	7级	8级
知识（240分）	专业知识、培训和经验	16	36	60	88	120	156	196	240
技能（180分）	沟通与人际关系技能	5	12	21	32	45	60	—	—
	分析与判断技能	6	15	27	42	60	—	—	—
	计划与组织技能	6	15	27	42	60	—	—	—
责任（240分）	管理决策与实施责任	6	15	27	42	60	—	—	—
	人员管理责任	5	12	21	32	45	60	—	—
	财务和资产管理责任	5	12	21	32	45	60	—	—
	信息管理责任	5	12	21	32	45	60	—	—
自主性（60分）	工作自主性	6	15	27	42	60	—	—	—
工作强度（100分）	体力强度	4	9	16	24	33	—	—	—
	脑力强度	4	9	16	24	33	—	—	—
	心理与精神强度	7	15	24	34	—	—	—	—

医院成立由分管院领导、行政后勤科室主任、临床科主任、护士长代表等组成岗位评价专家小组，经过集中讲解、提问解答、试评分、正式评分等环节完成岗位评价，确定医院各后勤管理岗位绩效系数。

4.按照岗位评价与绩效考核实施薪酬分配，提高后勤员工工作积极性

医院后勤管理人员虽然是医院的少数人群，但是其工作成效和积极性对优化资源配置、提高医院运行效率、保障医院服务质量至关重要。长期以来，公立医院后勤管理人员沿袭事业单位的管理模式，未实行岗位管理，任职要求、工作责权不够明确。在绩效奖金分配时考虑任职人员的个人资历较多，考虑岗位知识与技能要求、工作量、承担的责任等较少，分配要素不合理，挫伤了员工工作积极性。因此亟须建立高效、综合的绩效考评标准，合理体现后勤管理人员的工作价值，提高员工满意度。一方面，医院要正确对待和正视后勤管理部门，重视后勤管理在医院整体管理中的重要性，不能因为后勤管理工作涉及较多的外包服务公司，就与其他职能科室区别对待。另一方面，医院需要适

当提高后勤管理人员的绩效考核系数,采用激励性措施鼓励后勤管理人员提升其工作效率和服务质量。例如四川大学华西医院将医院后勤部门人员分为行政管理和技术系列,结合其职业发展规划,划分为不同层级,为后勤部门提供变动范围更广的薪酬等级。

第十二章　厦门市医院医用气体管理

医用气体系统是医院医疗体系的重要组成部分,负责存储和输送各种医用气体,为门诊、手术室、住院区等科室的医疗工作提供必要保障。作为医院的生命支持系统,其质量安全性和传输及时性将直接影响患者的生命安全。常见的医用气体系统有医用中心供氧系统、医用中心吸引系统、医用空气集中供应系统这三个系统,其他气体则主要采用汇流排或气体钢瓶等形式传输。本文通过介绍厦门地区医院的医用气体管理现状,结合相关法规要求,以期为其他医疗机构医用气体管理运行提供借鉴和参考。

一、厦门市医院医用气体管理现状及分析

通过走访调研厦门地区相关医院的医用气体系统建设和管理情况,对目前厦门地区医院医用气体系统设备现状和运行管理情况汇总如下:

(一)系统设备配置情况

1.供氧源

厦门城市多数制氧企业周边的交通运输便利,因而大部分医院都配置液氧贮罐作为主氧气源,氧气汇流排为应急氧气源的组合供应形式。但随着医院规模的不断扩大,有些早期设计建设的液氧罐体容量难以满足扩容后的日常使用需求,增加储罐又受到空间场地、消防规定和系统建设规范的限制。在《医用气体工程技术规范》(GB 50751—2012)中规定,液氧单个储罐不应超过 $5\ m^3$,总容量不应超过 $20\ m^3$。因此有些医院也采用以分子筛制氧机作为主

氧气源配套氧气汇流排为应急氧气源的形式。但是使用制氧机生产的氧气纯度达不到医院用氧标准,在临床使用方面会受到一些限制。比如生命支持区域、高压氧舱等。同时随着设备运行使用年限的增加,故障率也会增加,维修成本也会相应增加。

表 12-1 液氧和制氧机对比分析

项目	液氧	技术变压吸附制氧
氧气纯度	医用氧,≥99.5%	富氧空气,93%±3%
氧气储存	1:800 汽化比,−183 ℃超低温保存,危险性大	常温低压,现场制氧,安全性高
安全性氧气运输	危险化学品运输监管运输成本高	现场制氧
与周围建筑物距离	罐体周围建筑物半径 15～30 m	属 B 类安全要求,可在室内(非地下室)或楼顶
日常管理	需要医用氧企业定期送氧按药品采购	PLC 控制,各种保护报警功能,可实现远程值守按设备采购
场地需求	室外,周边防火墙方圆 25～30 m 内避免民居及病房建筑	吸附塔体积大对厂房(制氧室)面积及高度均有要求
方便性能	需要地方企业定期送氧,医院无自主性,购买液氧受市场及价格因素影响	按富氧空气的临床适用范围实施中心供氧自动启停,智能控制

2.空气站

目前厦门地区医院空气机房的配置仍以有油螺杆空压机配套冷冻式干燥机(简称冷干机)为主,现有的冷干机由于结构原理的限制,空气系统的工作压力在 1.0 MPa 及以下的工况下,其空气的水分含量无法达到国家标准 GB 50751—2012 的要求,可能含有液态水。油润滑的空压机生产出来的空气含大量的油分子,而冷干机和普通三级过滤装置并不能完全把油水处理干净,经过长时间的积累,可能滋生细菌等微生物。其系统油水的增多,会沿着管道进入系统,使得空气品质下降,也可能导致呼吸机等器械的故障。随着规范的普及和各级领导的重视,新建、改建的医院已逐步开始采用无油涡旋空压机配套吸附式干燥机的形式。医用无油空压机机器本身材料不含油性物质,工作时压缩腔内也不用添加任何润滑油,吸附式干燥机的露点温度不会随用气量变化而产生波动,因此大大提高了所排出空气的质量,对用户所要配套设备的安全也有了保障。

3.真空站

水环式真空泵极高的经济性使得其在早期建设的医院中得到广泛的使用。厦门地区医院也还有大量的医院在使用水环式真空泵。因为水式真空泵的使用会消耗水资源,同时还会产生医疗废水,所以慢慢一些医院使用的是油润滑旋片式真空泵。考虑到负压值在使用中的波动性会给医疗使用造成一定的影响,目前也有医院在尝试使用具有稳压功能的多机头涡旋真空泵。自新冠疫情暴发以来厦门大部分医院根据卫健委发文要求,在真空排气口设置了排气消毒装置。采用的设备消毒类型基本以臭氧灭杀为主。预算充足的一些医院则使用了更高效安全的高温原理灭杀的消毒装置。

4.系统管路

大部分医院在建设时就考虑到系统的风险,在生命支持系统基本设置双管路供气的形式,确保不间断供气。而在管道材质使用方面,基本采用铜管和不锈钢管,只有少数建设年限较长的医院,管路系统采用的是镀锌钢管。不管采用铜管还是不锈钢管都符合现行规范的要求,只是在安装工艺上早期建设的比较不够规范,不同材质的管道有些存在直接焊接的现象。同时也发现一些医院早期建设的系统管道管径选择偏小,未设置专用管井,房间背靠背采用同一支管等不尽合理之处。

5.监测报警设备

除近年新建医院外,大部分医院还是采用气体压力监测箱的形式来监测使用终端的压力。气体压力监测箱通常采用压力表来监测气体压力,不含声光报警功能。当系统压力异常,维护和使用人员无法第一时间知悉并处理,而新建和改造的医院则基本采用了具备声光报警功能和实时压力显示功能的气体压力报警器,甚至一些医院配备了智能化程度更高的具备远程监测报警功能的远程报警系统,如厦门大学附属第一医院、复旦大学附属中山医院厦门医院、厦门大学附属中山医院等。

6.末端供应装置

病房基本采用明装式治疗带,手术室、ICU 等特殊区域一般采用吊塔吊桥及气体终端箱的形式。高端病房采取一些隐藏式终端盒或终端箱。在终端制式的选用上,大部分医院早期建设的时候病房采用国产终端,而吊塔吊桥进口终端,多种制式,标准各异,给临床使用带来不便。随着进口医疗设备的不断配置,很多医院也采用了德式终端、美式终端、英式终端,所以目前厦门很多医院都存在同一个院区使用多种制式终端的现象。因此,有些新建医院开始重视,在规划设计时就制定统一的终端制式,如环东海域医院、马銮湾医院、华西厦门医院等。

(二)系统管理人员现状

在我们走访调研的13家厦门三甲医院中有5家(如:厦门大学附属第一医院、复旦大学附属中山医院厦门医院、厦门大学附属中山医院、厦门市中医院、厦门医学院附属第二医院)采用了委托专业第三方机构的维保形式,其他8家医院则自行维护管理。对于医院自行管理的仍然存在管理人员素质不高、管理质量与水平低下、管理人员专业技能提升缺乏渠道等问题。

1.管理人员素质

多数医院将医用气体系统的运行管理纳入医院后勤管理的范畴,等同于水、电、风等设备设施的运行管理,据此职能配备的运行管理人员缺乏专业知识和业务技能,难以胜任专业性较强的运行管理工作。

2.管理质量和水平

多数医院的气体系统运行管理存在被动维修、疏于主动维护保养等情况,系统的风险管理能力十分欠缺,较少有单位对医用气体系统供应的气体品质进行检验,管理水平和精细化程度有待进一步提高。

3.职业技能提升

医用气体系统运行管理工作具有较强的专业性,但厦门市医院从事医用气体系统运行管理的从业人员缺乏相应的专业技术知识,相关的资格培训也相对缺乏,使得相关从业人员在职业技能提升上缺乏渠道。

二、医院医用气体管理案例分析

——以厦门大学附属第一医院为例

(一)管理机构和人员

厦门大学附属第一医院(以下简称"第一医院")根据自身规模设置了以后勤保障部为主导的医用气体系统管理机构。配置了相应的管理人员和运行维护人员。管理人员为院方内部人员,运行维护人员为有资质专业第三方单位人员。根据规定制定了相应的管理制度,明确了各成员的岗位职责。每个站房都进行了制度上墙,包含了站房管理制度、设备工艺流程图、安全操作规程等。维保单位根据维保需求在院内成立维保值班室,配备了维保工具和维保材料。为了便于资料的查阅和保管,配置了档案柜。

(二)外包单位

外包单位应选择有相应有医用气体系统相关资质的企业,有相应的技术人员和有经验技术工人,还要有相应的软硬件应急措施。第一医院选择厦门凯讯公司作为院方医用气体外包单位。

厦门凯讯公司简介

厦门凯讯公司成立于1997年,长期专注于医用气体系统技术研发与改进,取得多项专利。厦门凯讯有医用气体系统的相关资质,可以为医院提供质量可靠、经济安全的中心供气解决方案,是以医用气体系统为核心包含层流净化的医用工程整体方案提供商。厦门凯讯是中国气体协会医用气体及工程分会副会长单位,带领福建研究中心从事医用气体工程规划设计、咨询、研究、检测、培训与评价等服务。凯讯先后获得以下资质或荣誉:

1.医疗器械生产和经营许可证

2.医用中心供氧系统《医疗器械注册证》(医气系统项目必备资质)

3.医用中心吸引系统《医疗器械注册证》(医气系统项目必备资质)

4.医用空气集中供应系统《医疗器械注册证》(医气系统项目必备资质)

5.TCCGA 50005《医用空气压缩机组》、TCCGA 50008《医用真空机组》起草单位

6.建筑机电安装工程专业承包三级、电子与智能化工程专业承包二级、建筑装修装饰工程专业承包二级,安全生产许可证

7.特种设备安装改造维修许可证(压力管道)GC2 级

8.ISO9001 质量管理、ISO50430 工程建设施工质量管理规范、ISO13485 医疗器械质量管理等体系认证

9.国家税务局纳税信用 A 级

10.厦门市建筑施工企业信用综合评价 A 级

11.医用气体行业企业信用 AAA 级

12.全国医用气体优秀工程企业

13.医院 JCI 创建过程最佳合作伙伴

(三)主要设备日常管理

1.液氧站运行管理

(1)基础设施要求

设置专门的区域并进行相应的隔离,确保无关人员不能随意进入。站房显眼处要设置如"禁止烟火、禁堆易燃物、禁止打手机"等警示告知牌,站房内配备有相关安全操作规程,张贴设备管路流程图。站房内还应防护手套、防护服、防护眼镜、防护鞋。

(2)液氧站日常管理巡检(见表 12-2)

①检查容器、汽化器、管路及附件是否异常有结霜、泄漏或振动等情况,各阀门的开闭状态是否正确;消防器材是否完整就位,消防通道及安全出口是否畅通,各种安全标识是否完整有效,区域内是否有油污及可燃物。

②查看上进液阀、下进液阀、残液阀等属于液氧充装时使用的阀门是否有异常或泄漏。

③记录液氧贮罐液位指示读数。低于设定预警值时通知相关部门采购液氧。

④检查液氧站是否有物理隔离措施,防止无关人员随意进入操作。

⑤定期检查警示标志的完好性。

⑥定期检查站内配备的低温操作服、低温手套等应急保障物质。

表 12-2　医院液氧罐运行日记

地点：　　　　　　　　　　　　　　维保单位：　　　　　　　　　　　　　　年　月

日期	液氧贮罐		输出压力/MPa	充装前贮罐		充装后贮罐		系统运行情况	记录人	时间	备注
	液位/m³	压力/MPa		液位/m³	压力/MPa	液位/m³	压力/MPa				
1											
2											
3											
4											

（3）液氧罐的维护保养

①液氧贮罐真空度应由专业厂家每半年检查一次。

②液氧站所有压力表每半年校准一次。

③液氧站所有安全阀每年校准一次。

④调压阀的输出压力应等于需要的工作压力。

⑤防雷及静电接地每年应检查一次,导静电的接地电阻不得大于 10 Ω,防雷击装置最大冲击电阻不得大于 30 Ω。

（4）常见故障（见表 12-3）

表 12-3　常见故障表

常见故障	故障原因	故障处理方法
液氧罐压力持续降低	增压器故障	应开启液氧罐备用罐升压器。当压力升到0.85 MPa以上后,切换到备用罐供气,维修增压器。如果备用罐升压器也无法启动,视情况启动汇流排。
液氧罐压力持续升高	增压器故障	液氧罐增压器不停止且压力达到 1.1 MPa 时关闭增压阀;仍不停止且压力大于 1.3 MPa 时,打开泄放阀放气。待压力降到正常范围内,关闭泄放阀,打开增压阀,注意观察液氧罐压力。如继续冲高则进行维修,同时切换到备用侧。如果两罐增压器同时故障,视情况启动汇流排
液氧站分气缸压力高	稳压器损坏	调节稳压器,若分气缸压力无变动,则切换到稳压器备用侧

2.医用气体汇流排运行管理

(1)基础设施要求

气瓶库房应为专用空间,储存区域应通风良好,房间内的电气照明等应是防爆级别,有防盗措施。气瓶库房门应保持锁闭,钥匙应由专人负责保管。应分满瓶区和空瓶区。房内配备气体浓度监测报警仪。气瓶应按照先进先出的原则管理,汇流排间应制定完善的日常巡视制度,张贴设备管路流程图。应在气瓶储存区域明显的位置使用安全警示标识牌和通告。

(2)医用气体汇流排日常管理巡检

①检查气瓶搬运通道是否阻塞,是否车辆停靠在存储区域内。

②检查气瓶储存区域明显的位置是否设置使用安全警示标识牌和通告。

③检查气瓶储存区域是否通风良好。

④检查不同种类的气瓶是否分开存放。

⑤每日登记气瓶压力、气体输出压力、压力表显示情况(见表12-4)。

⑥定期检查汇流排切换情况。

表 12-4 医院汇流排运行日记

地点：　　　　　　　　　　　　维保单位：　　　　　　　　　　　　　　　年　　月

日期	A 组		B 组		输出压力/MPa	自动切换性能	系统运行情况	记录人	时间	备注
	瓶数	压力/MPa	瓶数	压力/MPa						
1										
2										
3										

(3)医用气体汇流排的维护保养

①定期清洗、紧固,检查零件、部件是否正常工作。

②定期对设备主体部分进行检查和调整,对已达到使用周期活磨损限度的零件进行更换。

③站房内的压力表每半年校准一次。

④站房内的安全阀每年校准一次。

（4）常见故障（见表 12-5）

表 12-5 常见故障表

常见故障	故障原因	故障处理方法
出口压力不断上升	二级减压器异常	逆时针方向调整二级减压阀使出口压力降到正常值,如无法降低和稳定供气压力,应更换减压器。
出口压力不断下降	二级减压器异常	顺时针方向调整二级减压阀使出口压力升到正常值,如无法上升和稳定供气压力,应更换减压器
压力显示和监测报警装置不显示	12V 供电异常	更换电源
	供电线路异常	线路维修
	以上都不是	报厂家维修
无报警声	喇叭异常	更换喇叭
	喇叭正常	报厂家维修

3.医用气体钢瓶运行管理

（1）基础设施要求

气瓶库房应为专用空间,储存区域应通风良好,房间内的电气照明等应是防爆级别,有防盗措施。气瓶库房门应保持锁闭,钥匙应由专人负责保管。不同种类的气瓶应分开存放。同一种类的气瓶储存应分满瓶区和空瓶区。房内配备气体浓度监测报警仪。气瓶应按照先进先出的原则管理,并制定完善的管理制度和日常巡视制度。在气瓶储存区域明显的位置使用安全警示标识牌和通告。

（2）医用气体钢瓶日常管理巡检

①检查气瓶搬运通道是否阻塞,是否车辆停靠在存储区域内。

②检查气瓶储存区域明显的位置是否设置使用安全警示标识牌和通告。

③检查气瓶储存区域是否通风良好。

④检查不同种类的气瓶是否分开存放。

⑤每日登记气瓶领用登记表（见表 12-6）。

表 12-6　气瓶领用登记表

物料名称：　　　　　　　型号：　　　　　　　　货位：

供应商：　　　　　　　　批号：　　　　　　　　产地：

计量单位：　　　　　　　包装：　　　　　　　　每件数量：

检验号：　　　　　　　　检验结果：　　　　　　库存容量：

年		来源/去向	收入	支出	结存	经手人	备注
月	日						

4.医用空气站的运行管理

(1)基础设施要求

空压机房应为专用空间,通风照明良好。站房应保持锁闭,钥匙应由专人负责保管。制定完善的日常巡视制度和安全操作规程。张贴有设备管路流程图。在明显位置张贴安全警示标识牌和通告。

(2)医用空气站日常管理巡检

①每日检查空压机运行情况,是否正常运转,有无异响。

②每日记录机房设备出口输出压力(见表 12-7)。

③每日吹除干燥机、过滤器存水。

④每日排放设备冷凝水。

⑤定期检查空压机切换启动情况。

表 12-7　医院空气站运行记录

地点：　　　　　　　　维保单位：　　　　　　　　　　　年　月

日期		运行机组		输出压力/MPa	干燥机水吹除	过滤器水吹除	冷凝水排放	系统运行情况	记录时间	记录人
		I	II							
1	上午									
	下午									
	晚上									
2	上午									
	下午									
	晚上									

（3）医用空气站的维护保养

①对机器内外、散热器进行清洁。更换滤芯、机器皮带、机油等。

②定期检查主电箱,测试空压机运行状态。

③空压站房所有压力表每半年校准一次。

④空压站房所有安全阀动作压力每年校准一次。

（4）常见故障（见表 12-8）

表 12-8　常见故障表

常见故障	故障原因	故障处理方法
空压机压力加不上去	用气端漏气或管道系统漏气	马上关闭该管道并进行修补
	吸气过滤器阻塞	清洁或更换过滤器
	压缩机头工作状态异常	报厂家维修
	传动皮带异常	更换相同型号的传动皮带
	用气量增加很多	如果已经两台机都运行,建议再增加一台空压机
空压机无法启动	三相电供电电压异常	检查配电箱电源
	电动机异常	更换电动机
	压缩机异常	联系厂家维修
	控制器异常	联系厂家维修
空压机的"高温"指示灯亮并停机	环境温度超过40 ℃	超过 40 ℃打开空调机进行环境降温,没有超过40 ℃联系厂家进行维修
空压机的"报警"指示灯亮并停机	空压机过载保护未启用	1.关闭电源开关。 2.打开空压机前面面板,按下过载保护开关的按钮。 3.打开电源开关,如"报警"灯灭,按"启动"开关恢复运行。 4.打开电源开关,如"报警"灯还亮,联系厂家维修。
过滤器压差表指针在红色位置,供气压力降低	吸气过滤器阻塞	根据过滤芯的阻塞情况,先进行清洁,若压差不能降到0,应更换滤芯。

续表

常见故障	故障原因	故障处理方法
空压机显示面板无显示	电源线连接不良	重新连接
	变压器异常	更换变压器
	保险丝损坏	更换保险丝
排气压力过高	压力传感器异常	更换压力传感器
	控制器异常	更换控制器
空压机发出异常声音	传动皮带异常	更换相同型号的传动皮带
	冷却风扇异常	清洁或更换冷却风扇
排气露点过高	无热干燥机控制器工作异常	联系厂家维修或更换控制器
	再生电磁阀异常	更换电磁阀
	干燥剂失效	更换干燥剂

5.医用真空站运行管理

(1)基础设施要求

负压机房应为专用空间,通风照明良好。站房应保持锁闭,钥匙应由专人负责保管。应制定完善的日常巡视制度和安全操作规程,张贴设备管路流程图。在明显位置张贴安全警示标识牌和通告。

(2)医用真空站日常管理巡检(见表12-9)

①每日检查真空泵运行情况,是否正常运转,有无异响。

②每日记录机房储罐真空度。

③每日检查供水情况。

④定期检查真空泵切换启动情况。

表 12-9 医院吸引站运行记录

地点: 　　　　　　维保单位: 　　　　　　　　　年　月

日期		运行机组		真空度/MPa	控制箱报警情况	机组运行情况	系统运行情况	循环水情况	记录时间	记录人
		I	II							
1	上午									
	下午									
	晚上									

续表

日期		运行机组	真空度/MPa	控制箱报警情况	机组运行情况	系统运行情况	循环水情况	记录时间	记录人
		Ⅰ　Ⅱ							
2	上午								
	下午								
	晚上								

（3）医用真空站的维护保养

①定期检查冷凝水分离，查看避震装置、单向阀的排气。

②定期更换细菌过滤器滤芯，清理负压水箱。

③负压站房所有压力表每半年校准一次。

④定期对机器内外、散热器进行清洁，更换滤芯、润滑油等。

（4）常见故障（见表 12-10）

表 12-10　常见故障表

常见故障	故障原因	故障处理方法
真空泵无法启动	三相电供电电压异常	检查配电箱电源
	电源开关异常	检查电源开关
	电接点压力表异常	更换电接点压力表
	控制电路的热过载保护器异常	复位或更换热过载保护器
	真空泵电机异常	更换热过载保护器
	控制电路的继电器异常	更换继电器
	控制电路的接触器异常	更换接触器
"压力过高"报警指示灯亮并发出报警声	运行控制的电接点压力表异常	更换电接点压力表
	控制电路的继电器异常	更换继电器
	控制电路的接触器异常	更换接触器
"压力过低"报警指示灯亮并发出报警声	运行控制的电接点压力表异常	更换电接点压力表
	控制电路的继电器异常	更换继电器
	控制电路的接触器异常	更换接触器

6.医用气体监测和报警系统运行管理

（1）医用气体监测和报警系统日常管理巡检（见表 12-11）

①定期检查报警器的压力显示是否准确和完整。

②定期检查报警器报警声和报警光。

③定期检查报警器的备用电源。

④具备远程报警的定期检查远程数据是否异常。

表 12-11　医院报警系统和设备巡回检查表

地点：　　　　　　　　　维保单位：　　　　　　　　　　　　年　月至　月

楼层	数值显示	报警声	报警光	备用电源	数据发送	外观标识	备注
1							
2							

（2）医用气体监测和报警系统维护保养

①定期对设备程序进行备份存储。

②定期对设备进行清洁。

③定期检查设备标识。

④定期校对显示压力和实际压力。

（3）常见故障（见表 12-12）

表 12-12　常见故障表

常见故障	故障原因	故障处理方法
主机不显示	电源插座供电异常	检查电源插座
	电源插头异常	1.测量插头的电阻为无限大,检查电源插头及线是否有断或电源变压器是否损坏,更换电源线或电源变压器; 2.测量插头的电阻为 0,检查电源线是否有短路或电源模块是否损坏,更换电源线或电源变压器
	主机内部电源模块的 9V 交流供电异常	1.无交流 9V 电压,更换电源模块; 2.无直流 5V 电压,检查稳压模块 LM7805; 3.有直流 5V 电压,更换主机板。
屏幕闪动显示"E"并报警	压力传感器没有连接或损坏	1.检查压力传感器连接是否正常; 2.检查压力传感器的供电电源是否正常(约 9V); 3.以上检查正常,则更换压力传感器。
主机显示正常,但数据错误	传感器连接不牢固	重新连接
	压力传感器连接线端的 9V 电压异常	更换压力传感器

续表

常见故障	故障原因	故障处理方法
主机LED数字显示不正常	主板异常	1.重启主机,即将主机的电源插头拔下,过几秒后再插上; 2.送修或更换主机主板。
主机按钮不灵	主板异常或者按键损坏	1.重启主机,即将主机的电源插头拔下,过几秒后再插上; 2.更换相应的按钮或送修。
主机报警没有声音或声音太小	主板异常或喇叭损坏	1.重启主机; 2.更换喇叭; 3.更换音频驱动管; 4.送修。

7.医用气体管道系统和终端装置运行管理

(1)医用气体管道系统和终端装置日常管理巡检(见表12-13)

①定期检查医用气体管道标识,标识应包括气体的中英文代号、颜色标记、气体流动方向的箭头及气体工作压力。

②定期检查医用气体终端应有特定的专用接口和专用识别口,并应有清晰的颜色及中英文标识代号。

③定期对医用气体管道进行安全检查。检查包括医用气体温度、压力、流量、纯度是否正常,有无漏气现象。

表 12-13　医院二级减压箱及设备带终端巡回检查表

地点:　　　　　　　　　维保单位:　　　　　　　　　　　年　月至　月

楼层	二级箱	维修阀	氧气终端	吸引终端	空气终端	呼叫分机	插座	床头灯	备注

(2)医用气体管道系统和终端装置维护保养

①定期巡检管路,看是否有下沉、拉伸、挤压、腐蚀等现象。

②定期检查管道标识,对标识脱落部分进行恢复。

③定期二级箱清洁和切换检验。

④定期对维修阀开关灵活性检查。

⑤定期对终端外部清洁和插拔灵活性检查。

⑥定期对设备带上面的附件进行完好性检查。

（3）常见故障（见表 12-14）

表 12-14　常见故障表

常见故障	故障原因	故障处理方法
1.压力不断下降	管道泄漏	通知专业厂家检测
2.管道标识不全	标识脱落	补充标识
3.终端无法正常插拔	终端损坏	更换终端
4.终端漏气	垫片老化	更换垫片

（三）应急管理

根据液氧系统运行的特性应制定多项应急预案，定期组织相关应急演练，原则上每年不少于 2 次，通过演练使工作人员熟练掌握液氧系统的应急操作流程，确保日常工作的安全性。现以第一医院液氧泄漏的应急演练为例介绍应急演练的流程。

厦门大学附属第一医院医用氧气泄漏应急处置演练方案

时间：2020 年 11 月 13 日 16:00

地点：液氧机房

目的：提高医院设备物资部、保卫部、物业及维保公司等部门在供氧系统发生故障时的应急处置能力及各部门应急协作能力，保障医院供氧安全

参加人员：分管院领导，设备物资部，保卫部，保安部，工程部，气体维保公司

演练总指挥：分管院领导

处置组：××、××、保安部人员、维保公司人员等 4 人

警戒疏散组：××等 4 人

消防组：××等 3 人

一、演练预案

1.设备物资部陆续接到病房气体控制箱氧气压力低报警，工程部值班人员（××）发现液氧监控器压力低（氧气总管压力低于 4 kg 时就会报警）并出现报警，疑似液氧泄漏，立即向设备物资部（××）报告。

2.设备物资部(××)接到报告后立即通知维保公司定点人员,定点人员发现液氧站有白雾,确定发生泄漏,马上进入汇流排房间启用氧气瓶汇流排紧急供氧并通知设备物资部(××)。

3.设备物资部(××)马上通知设备物资部(××),其接听后马上向设备物资部(××)、保卫部(××)报告并通知设备物资部(××)和维保公司人员及保安部(××),形成应急处置队伍(安全帽,防冻手套)到现场查看。

4.设备物资部(××)及保卫部(××)分别报告分管院领导(××)医院供氧系统发生故障(疑似液氧泄漏),分管院领导(××)指示启动供氧系统故障应急处置预案,成立临时指挥部,成员由处置组、警戒疏散组、消防组组成,并将临时指挥部的指挥中心设在消控室。

5.警戒疏散组及微型消防站人员接到保卫部电话通知后处于待命状态。

6.处置组进入液氧机房检查,发现是气化器管道泄漏导致压力低,需焊接无法立即修复,设备物资部(××)立即向指挥部报告请求疏散。

7.设备物资部(××)马上报告总值班,让其通知各临床科室启用备用氧气瓶。

8.警戒疏散组(××)立即安排队员占据各个路口限制无关人员通过,并耐心解释;组织疏散,对疏散人员要讲"请不要惊慌,为了您的安全请跟我来",疏散至安全区域。

9.消防组(××)准备好相关消防器具;现场禁止围观。

10.处置组关闭故障气化器管道的前后阀,再开备用气化器的减压前后阀。检查压力表指数(前减压表指数一般为5.5 kg,后减压表指数为4 kg左右)运行10分钟左右询问工程部值班人员(××)液氧监控器压力是否恢复正常(正常值为4 kg左右)。

11.工程部值班人员(××)向设备物资部(××)反馈液氧监控器报警消除,病房气体控制箱报警陆续消除,压力及供氧恢复正常;关闭汇流排并及时检查氧气瓶是否用完需更换;并通知有关部门(××)前来抢修。

12.设备物资部(××)向设备物资部(××)、保卫部(××)报告供氧系统已恢复正常供氧,故障待排除;设备物资部(××)向分管院领导(××)进行报告并报告总值班通知各科室氧气供气恢复正常。

13.演习结束,各组参演人员集合,总指挥(××)予以总结点评。

二、演练流程

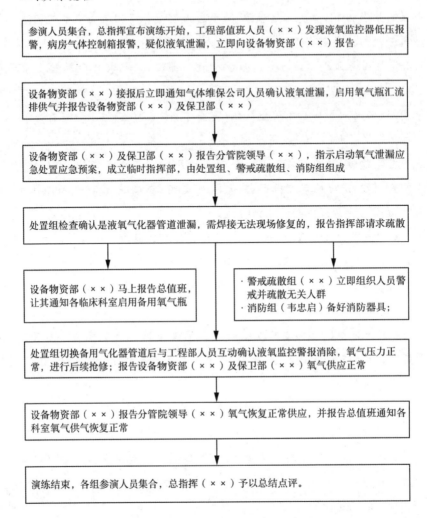

参演人员集合，总指挥宣布演练开始，工程部值班人员（××）发现液氧监控器低压报警，病房气体控制箱报警，疑似液氧泄漏，立即向设备物资部（××）报告

设备物资部（××）接报后立即通知气体维保公司人员确认液氧泄漏，启用氧气瓶汇流排供气并报告设备物资部（××）及保卫部（××）

设备物资部（××）及保卫部（××）报告分管院领导（××），指示启动氧气泄漏应急处置应急预案，成立临时指挥部，由处置组、警戒疏散组、消防组组成

处置组检查确认是液氧气化器管道泄漏，需焊接无法现场修复的，报告指挥部请求疏散

设备物资部（××）马上报告总值班，让其通知各临床科室启用备用氧气瓶

· 警戒疏散组（××）立即组织人员警戒并疏散无关人群
· 消防组（韦忠启）备好消防器具；

处置组切换备用气化器管道后与工程部人员互动确认液氧监控警报消除，氧气压力正常，进行后续抢修；报告设备物资部（××）及保卫部（××）氧气供应正常

设备物资部（××）报告分管院领导（××）氧气恢复正常供应，并报告总值班通知各科室氧气供气恢复正常

演练结束，各组参演人员集合，总指挥（××）予以总结点评。

三、要求

1.参演队员熟悉方案流程；

2.手机/对讲机等通信设备保持畅通，防护装备齐全；

3.演练过程严肃、认真，禁止打闹嬉笑；

4.现场注意保护人员安全。

厦门大学附属第一医院设备物资部、保卫部

202×年×月×日

三、完善医院医用气体管理的对策

医用气体管理是一个综合性系统工程,需要多部门、不同岗位联合管理和共同协作。各级各类操作人员不仅要具有强烈的岗位责任心,还必须充分了解该医用气体系统设备的性能指标,熟练掌握操作规程,及时维护与检修保养。牢固地树立安全第一的思想,做到预防为主,杜绝事故,在实践中积极探索医用气体管理新方法、新思路,使气体管理信息化、自动化;保障气体供给的安全性和连续性,为保障临床医疗质量和医疗安全提供坚实基础。

(一)医用气体定期检测

医用气体定期检测分为院外供应与院内自行运作的气体。院外供应的气体,只需要检查气体合格证和保质期即可。而院内自行产生的医用气体则需要有资质的单位定期检测。院内自行运作的气体常见的有:医疗空气、吸引、制氧机。除了生产的气体需要定期检测,系统本身也要进行定期检验。

(二)医用气体系统建设中相关材质的使用建议

1.管道材质的使用建议

医用气体系统中常用的材质有:铜,不锈钢,碳钢。

(1)铜:具有很好的杀菌消毒作用。一般用于医疗氧气管道与医疗空气管道的敷设。系统建设首选材料。

(2)不锈钢:具有很好的强度与防腐蚀能力。一般用于室外管道与真空管道。

(3)碳钢:具有很好的价格优势,能满足使用需求。一般用于支吊架。

2.气源设备的使用建议

(1)空气压缩机

现在国内使用的有活塞式油润滑空压机、活塞式无油润滑空压机、油润滑螺杆空压机、无油螺杆空压机、涡旋式空压机。早期建设的还很多用油润滑空压机,除油、除水用冷冻式干燥机及三级过滤的方式,不能完全把油水处理干净,经过长时间的积累,随着油水的增多,会沿着管道进入呼吸机等设备,造成重大事故,甚至威胁到病人生命。《医用气体工程技术规范》(GB 50751—2021)提出:宜选用无油润滑的类型。现在涡旋式空压机被广泛使用;它是由多台小功率涡旋空压机组成,启动电流小,在 PLC 控制器的控制下可根据使用气量增加或减少空压机数量。

(2)真空泵

现在国内常用的有水环式真空泵、旋片式真空泵、爪式真空泵、涡旋真空泵。水环泵真空度比较高,成本较低,但是可靠性一般,还会产生废水,污染环境。目前用得比较多的是旋片式真空泵,但其实由于吸引系统负压值不稳定,负压波动变化大,吸力忽大忽小,治疗病人吸力不稳定。可选用涡旋真空泵,它是由多台小功率涡旋真空泵组成,启动电流小,在 PLC 控制器的控制下可根据使用气量,增加或减少真空泵运行数量。能使负压值保持在较小范围,起到稳压作用。

(3)排气消毒装置

高温灭菌消毒装置采用高温即时灭菌方式,将气体加热到 190 ℃,把所有细菌和病毒等微生物全部即时灭杀,设备采用能量回收利用原理,使电源功率需求小,600 m^3/h 只需配置 1.8 kW 灭菌消毒设备,加装该种设备又可以解决水环泵机房消毒问题。

(4)气体浓度监测装置

为提高气瓶储存间安全性,应在储存间安装氧气浓度监控设备,常用的有氧气浓度监控仪器或空气分析仪器。氧气浓度监控仪器的安全有效性不如空气分析仪器,因为即使氧气浓度达到正常值(约占空气 21%),但若一氧化碳浓度很高,仍可以引起一氧化碳中毒。

(5)气体品质分析设备

各医院空气系统制取的医用空气品质是否符合国标要求并不乐观。医用空气若用于医疗救治,其空气品质会影响疗效,医用空气分析仪可以实时监测医用空气成分是否符合国标要求。

(三)医用气体的管理方式

医用气体系统从贯穿医院建设到日常使用和维护全过程,涵盖机电设备、压力管道、压力容器、医疗器械等综合工作,涉及多学科协作并由医学装备部门管理。管理面临一些困境和问题,例如:院内从业人员对医用气体相关设备性能了解不足,技术能力薄弱,日常维修维护不能有效开展;维修的时效性和可靠性得不到保障;现有维修维护人员仅有压力容器操作证,不具备处理管道泄露所需的焊工证,压力管道的维修、改造许可证(GC2/GC3)等,发生管网维修时还需要请专业队伍来处理;管理科室自己考核运行维护人员,形成了既是"运动员",又是"裁判员"的现象。

从全国范围来看现有实行外包模式的医院基本上都是将医用气体的维护、保养按照年度常规计划外包。但是绝大多数外包协议,仅规定将医用气体的设备及系统的维护保养的内容外包,而大部分医用气体系统的运行工作仍属于医院。医用气体是包含从气源设备、管路系统、供应末端到监测报警等多系统联动、多工种交叉、多学科汇集的复杂专项工作,有原国家卫计委颁布的WS 435—2013 标准约束的关键岗位。仅外包维修保养业务实际上对系统化、标准化管理并没有优势,也未能从根本上解决人员和效能的问题。简单粗放式外包也无法根本上化解管理和质量之间的矛盾。

建议尝试医用气体系统从维护保养到服务保障与责任安全的全托管。通过合同赋予岗位管理职责,托管单位需具备资质,托管人员需合法持证上岗,将考核管理与托管费用挂钩,并由医院装备部门监督检查。通过面向社会公开招标引进的有资质的第三方托管,不仅能够提供常规托管服务还能够为医用气体系统提供风险评估、管网改造、设备更新等一系列服务。

让专业的人做专业的事。医用气体业务中的"托"是指将全院医用气体的机房值守、设备运营、系统维护、巡视巡检、隐患排除、配件、耗材保障、安全运维保障、应急事件处理等业务全"托",而"管"的权限则仍然留在医院。医学装备部从医用气体日常的事务性工作中脱离出来,专心、精心做管理,严格按照WS 435—2013《医院医用气体系统运行管理》国家标准的条文要求逐项落实,条条兑现,真正使医用气体的管理按照国家标准和行业规范结合医院实际情况落到实处。

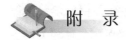

附 录

(一)医用气体系统生产与经营相关标准

医用气体系统归属医疗器械二类管理,产品实行注册管理,具有产品注册证。其生产、经营必须严格按国家《医疗器械监督管理条例》规定要求进行。生产企业、经营企业必须按规定要求取得相应的许可,并严格按《医疗器械生产质量管理规范》和《医疗器械经营管理规范》的要求运行。否则该类企业属无证生产或无证经营企业,违反国家《医疗器械监督管理条例》相关规定,需承担法律责任。生产、经营企业所经营的产品必须按《医疗器械注册与备案管理办法》的规定办理注册。否则,该类企业产品属无证产品,违反国家《医疗器械监督管理条例》的相关规定,需承担法律责任。医用气体系统的生产、经营企业应在合法前提下,结合产品专业的特定要求,生产经营符合产品注册技术要求的产品。涉及的部分标准及规范参考如下:

1.《医用中心吸引系统通用技术条件》(YY/T 0186—1994)

2.《医用中心供氧系统通用技术条件》(YY/T 0187—1994)

3.《医疗器械监督管理条例》

4.《医疗器械生产质量管理规范》

5.《医疗器械经营质量管理规范》

6.《医疗器械生产监督管理办法》

7.《医疗器械注册与备案管理办法》

8.《医用气体管道系统终端 第1部分:用于压缩医用气体和真空的终端》(YY 0801.1—2010)

9.《医用气体管道系统终端 第2部分:用于麻醉气体净化系统的终端》(YY 0801.2—2010)

10.《用于医用气体管道系统的氧气浓缩器供气系统》(YY 1468—2016)

11.《医疗器械 风险管理对医疗器械的应用》(YY/T 0316—2016)

(二)医用气体系统建设相关标准

医用气体系统建设的全过程即医用气体工程。随着人们生活水平和医院医疗水平的提高,医院使用医用气体的科目也随之增加,如医疗、教学、科研等。医用气体系统建设涉及面广,有建筑施工、医疗器械生产,还涉及危险化学品等,使医用气体系统建设更为复杂繁琐。目前国内医用气体工程的设计、施工及验收需严格按《医用气体工程技术规范》(GB 50751—2012)执行。施工单位必须具备相应安装资质,施工人员应持证上岗。建设单位在医用气体系统施工前,应查看施工单位是否有相应安装资质、施工人员是否持相应上岗证。涉及的部分标准及规范参考如下:

1.《医用气体工程技术规范》(GB 50751—2012)

2.《医用气体和真空用无缝钢管》(YS/T 650—2020)

3.《医用气体低压软管组件》(YY/T 0799—2010)

4.《氧气站设计规范》(GB 50030—2013)

5.《压缩空气站设计规范》(GB 50029—2014)

6.《建筑设计防火规范》(GB 50016—2014)

7.《建筑物防雷设计规范》(GB 50057—2019)

8.《爆炸危险环境电力装置设计规范》(GB 50058—2014)

9.《风机、压缩机、泵安装工程施工及验收规范》(GB 50275—2010)

10.《医用电气设备 第 1 部分:基本安全和基本性能的通用要求》(GB 9706.1—2020)

11.《压力管道规范 工业管道 第 1 部分:总则》(GB/T 20801.1—2020)

(三)医用气体系统使用运行相关标准

医用气体系统使用方一般为医疗卫生机构,按医疗科目和流程选择所需的医用气体系统。因医用气体系统属二类医疗器械,产品应具有注册证。医疗卫生机构在采购时应注意产品采购渠道的合法性,查看产品供应商是否获得产品经营许可资质,查看所提供产品是否有产品注册证。否则,供应商属无证经营,产品属无证产品,应负法律责任。因此,医用气体系统的生产、经营企业应在合法的前提下,结合企业实际,生产符合产品注册技术要求的合格产品。涉及的部分标准及规范参考如下:

1.《医院医用气体系统运行管理》(WS 435—2013)

2.《氧舱》(GB/T 12130—2020)

3.《医用氧气加压舱》(GB/T 19284—2003)

4.《安全阀安全技术监察规程》(TSG ZF 001—2006)

5.《压力容器》(GB 150—2011)

6.《减压阀 一般要求》(GB/T 12244—2006)

7.《固定式真空绝热深冷压力容器》(GB/T 18442—2019)

第十三章 厦门市医院智能 物流系统管理

现代化医院需要具备医教研综合发展的目标、以人为本的就医环境和工作环境、先进的运营管理和安全生产理念以及信息互联互通高度自动化集成的整合型医疗服务体系等。物流系统作为串联医院物资配送的动线,具有物品输送时段集中且输送批量大、物品运送需求量大和物流通道资源紧张等特点。大部分医院的物流现状是人流与物流交织错乱,未设置专用电梯,过道拥挤,造成物流阻滞严重;就医人数多且复杂,导致医护人员工作量大,无法专注医疗工作;物品转运通道可追溯性差,存在错送,碰撞损坏和交叉感染等安全隐患;物流传送方式较为单一,导致运送速度慢、无法及时送达;物资的管理运营依赖于大量人力资源,管理成本高,管理方式比较落后。传统"人力运送+运送工具+电梯"的物流方式存在易出错、效率低、成本高等明显短板,已经无法适应"物联网"时代国家大力推动"智慧医院"建设的发展背景。当前医院对物流自动化的需求主要体现在病人转运,药品、标本、中心供应消毒包以及医用布类为核心的集中分发与供应,以及手术所需的中、高值耗材管理。智慧物流基于以上需求,针对性地进行研究,随着科技不断进步,越来越多的智能物流系统被广泛应用于医疗行业。

在医院规划设计过程中,往往首先考虑的是以医疗流程为主的动线布局,而容易忽略类似物流的辅助模块也在整体医疗流程中承担着重要角色。传统仓储工艺流程设计认为物流仓储系统只是各个分散功能单元之间的简单连接;考虑了物流仓储工艺流程的设计与应用,但其在整个医院规划设计中相对滞后;考虑并重视物流仓储工艺流程的设计与应用,但医疗科室的组织缺乏"共享"与"联动"的理念,没有充分的物品流量、流向分析,智能装备的选型不合理。为了解决目前医院面临的困难,就需要引入智慧物流系统集成解决方案。医院物流仓储保障体系需要具备正确的物资动线设计理念、合理的院内物资动线规划、高效的物流仓储系统设计、先进的自动化物流仓储设备以及集成优化的物流仓储工艺流程设计。[①]

一、厦门市医院智能物流系统管理现状及分析

(一)复旦大学附属中山医院(厦门)

物流状况:机器人物流系统(9台),覆盖医院全病区及医技科室等;钢制并联气动物流系统(52站点),覆盖全院全病区,门急诊医技等功能科室;手供一体化系统(1套),主要覆盖手术室供应中心2个科室;水平回转系统(3套),主要分布于手术室以及介入手术室。

解决任务:气动物流系统主要解决医院小件临时紧急的物资运输(检验标本、病理标本、住院常规口服用药、临时医嘱的PIVAS等);机器人主要解决大批量、多批次的物资(批量运送静配、生活医疗废弃物、布草回收及发放、餐食等物资)的运输;手供一体化系统主要用于存储、运输及信息化管理手术室与供应中心的手术器械包、辅料包及一次性耗材等物资;水平回转系统以存储、信息化管理手术室的中高值耗材为主。

(二)厦门大学附属第一医院

物流状况:厦门大学附属第一医院2号楼安装一套串联PVC气动物流系统(约30站点现已停用),门诊楼A区安装轨道物流系统一套(6站点)。

解决任务:串联PVC气动物流系统已经停用,轨道物流系统主要以儿科,静配中心运输输液为主。

---

① 刘永忠.现代医院智慧物流系统集成规划设计与应用[J].物流工程与管理,2017(11):72-75.

(三)厦门弘爱医院

物流状况:轨道物流系统一套(50 站点),机器人物流系统一套(4 台机器人),钢制并联气动物流系统一套(38 站点)。

解决任务:轨道物流系统主要覆盖全院解决(药品、标本、文件配送等任务);机器人物流系统主要覆盖病区及手术室(解决住院药品配送、手术室器械回收等任务);钢制并联气动物流系统覆盖妇产医院全院(主要解决院内药品、标本、文件配送等任务)。

(四)厦门大学附属心血管病医院

物流状况:钢制并联动物流系统一套(32 站点),机器人系统。

解决任务:钢制并联动物流系统覆盖医院全院(主要解决院内药品、标本、静配等的配送任务)。

(五)厦门大学附属翔安医院

物流状况:轨道物流系统一套。

解决任务:全院药品、静配、标本、文件等的配送任务。

二、医院智能物流系统管理案例分析
——以复旦大学附属中山医院(厦门)为例

(一)项目概况与分析

复旦大学附属中山医院(厦门)(以下简称"复旦中山厦门医院)智能物流的布局主要围绕着核心医疗区进行设计,医院核心医疗区分为三个部分,分别为特需病房、裙楼区域的综合医技以及住院部,其中特需病房每层设计一个病区,设计床位约 20 床/病区;1—5 层裙楼的综合医技含急救通道、输液室、静脉配置、检验、病理、手术室、ICU、CCU、住院药房等科室;6 楼以上为住院部,每层设计两个病区,设计床位 40 床/病区。

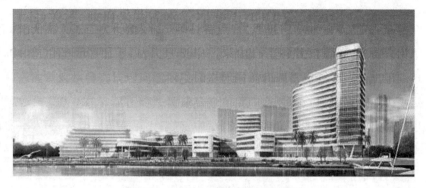

图 13-1　复旦中山厦门医院外景图

通过分析大楼建筑布局与流程规划,得出大楼物流概况示意图如图 13-2
所示。

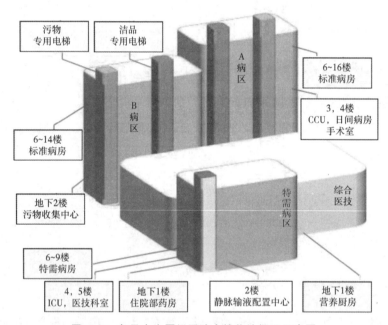

图 13-2　复旦中山厦门医院大楼物流概况示意图

综合考虑当前医院建设现状与未来发展需求,以及未来医改对大输液的
控制趋势等,医院选择用气动物流＋AGV＋手供一体的整体解决方案。这在
全国医院建设领域是首次应用,是一种独特的设计理念。具体方案:对小件且
及时性要求较高的物品使用气动物流;规划性、周期性的大件物品使用 AGV;

供应室及手术耗材的转运采用手供一体水平垂直仓储。医院将气动物流系统中的美国流派作为医院一体化站点的首选设计方案,其在系统设计逻辑、产品稳定性、静噪美观等方面具有独特优势。鉴于产品的多样性与统一管理平台的未来需求,医院选择同一品牌作为智能化物流系统整体解决方案的合作伙伴。

(二)物流系统在复旦中山厦门医院的应用

1.气动物流传输系统的应用

气动物流系统其突出的特点是安全快捷,其传输速度可达 3~8 m/s,传输管道为全程封闭并联钢管。根据医院传输特点,一半左右的物品传输都是无计划性物品传输,气动物流系统对于该传输任务极具优势。

结合医院实际布局,主要小件小型物品、临时物品传输相关科室如图 13-3 所示。

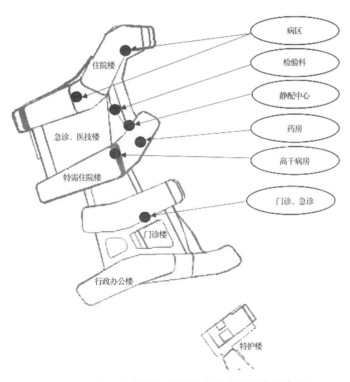

图 13-3　复旦中山厦门医院核心医疗区物流示意图

通过规划气动物流系统能够解决以下问题：

(1)检验科标本收集工作：标本来源包括各病区(含 ICU,血透),急诊,手术室等,全院标本统一在门急诊大楼的检验科进行化验工作；

(2)药房发药工作：药品去向包括各病区(含 ICU,血透),急诊,手术室及临时医嘱等；

(3)手术病理切片：病理切片的传递工作；

(4)血液传输；

(5)其他小件物品等。

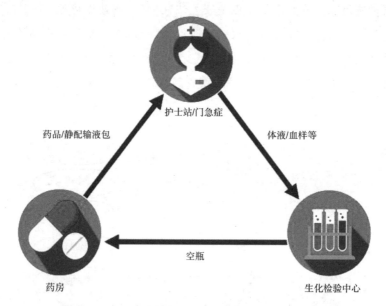

图 13-4　复旦中山厦门医院气动物流系统运输示意图

为了能够满足小物品的即时传输需求,结合医院病区及科室的布局特点系统共设计 53 个工作站点,采用 11 台风机作为动力来源,通过分区域进行快速的区域内部传输,同时通过设计区域暂存交换装置,实现区域间的快速交换。

据统计,气动传输系统自 2020 年 4 月 1 日至 2021 年 9 月 30 日合计 18 个月总传输量为 354659 次。

表 13-1　复旦中山厦门医院气动物流系统运输承载情况

时　　间	传输量/次	日平均数/次
2020 年 4 月	18938	632
2020 年 5 月	17426	563
2020 年 6 月	17793	594
2020 年 7 月	20587	665
2020 年 8 月	21233	685
2020 年 9 月	16767	559
2020 年 10 月	18201	588
2020 年 11 月	21533	718
2020 年 12 月	22088	713
2021 年 1 月	20427	659
2021 年 2 月	15862	567
2021 年 3 月	21238	686
2021 年 4 月	20824	695
2021 年 5 月	19483	629
2021 年 6 月	19811	661
2021 年 7 月	22289	719
2021 年 8 月	21416	691
2021 年 9 月	18743	625
合　　计	354659	—

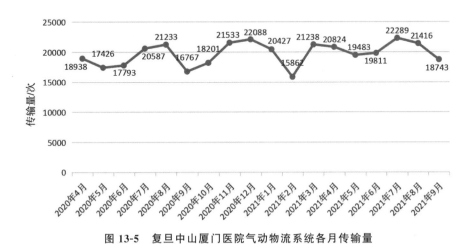

图 13-5　复旦中山厦门医院气动物流系统各月传输量

表 13-2　复旦中山厦门医院气动物流系统 2022 年 6 月传输时间占比

传输时间/分钟	次数/次	占比/%
0～1	1731	9.14
1～2	9349	49.37
2～3	6516	34.41
3～4	1047	5.53
≥4	293	1.55

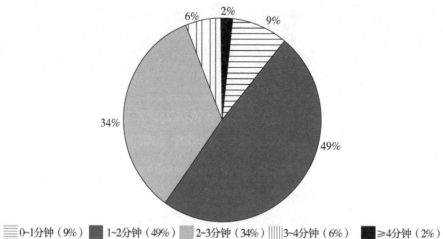

▤0~1分钟（9%）　■1~2分钟（49%）　▨2~3分钟（34%）　▥3~4分钟（6%）　■≥4分钟（2%）

图 13-6　复旦中山厦门医院气动物流系统 2022 年 6 月传输时间占比

表 13-3　复旦中山厦门医院气动物流系统 2022 年 6 月传输次数表

站点名称	传输次数/次	站点名称	传输次数/次
住院药房	2561	静配中心	1513
检验科	3302	门诊采血	2330
8B	684	9A	519
9B	643	6B	539
7A	525	ICU	475
7B	586	6A	436
8A	574	体检中心	100
6C	334	13A	0
12A	479	11A	474
11B	274	10B	441
10A	484	病理科	375

续表

站点名称	传输次数/次	站点名称	传输次数/次
手术室	341	输血科	347
门诊药房	97	血透	138
输液大厅	138	急救中心	227
化验室	0	CCU	0
日间治疗	0	7C	0
8C	0	9C	0
总计	18936		

注:转运次数为 0 表示气动物流系统暂未开放该区域。

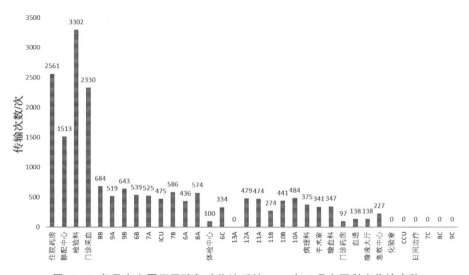

图 13-7　复旦中山厦门医院气动物流系统 2022 年 6 月主要科室传输次数

目前,气动物流传输系统是复旦中山厦门医院主要的转运方式之一,平均每月使用量大约 2 万余次,具有传输效率高,运行稳定可靠,故障率低等特点。尤其针对小件物品、药品的转运,具有运输效率高、节省人力成本等优势,是目前医院较为认可的物流方式。

2.AGV 物流传输系统的应用

相比于气动物流,AGV 物流系统具有如下特点:

(1)载重量大。可传输重达 500 kg 以上的物品。

(2)规划性强。根据不同的运送场景需求可配置不同种类、型号的推车进行定时定量的传送任务如被服配送、营养配餐、批量配液、病区生活垃圾等。

在复旦中山厦门医院,AGV 系统覆盖院内主要医疗功能区,为餐厅、静脉配置中心、住院药房、病区以及污物中心 5 个部门提供规划性的重型物流,并建设专用物流通道,确保物流运送路径与人流错开,两者相互不影响从而使得运送的物资可以准时、安全地到达目的科室。

物流路径包括连接各栋建筑的地下 1 层传输通道以及专用电梯。其中地下传输通道连接全部 4 栋业务覆盖建筑,全长超过 500 米,路径的坡道平均不超过 4 度,局部 10 度;系统设计 5 台电梯作为 AGV 专用电梯,位置选定在住院部东、西病区楼各 2 台,分污物与洁品电梯,负责住院部餐食、药品、洁污衣等输送,实现洁污分流。除此之外,AGV 还配套沿路的感应门开启、电梯自动驾驶系统,确保 AGV 工作时间内,能够自动开启门禁并驾驶电梯,满足覆盖区域的物流需求。

根据医院院区的配餐等时间与流程,并结合厦门当地饮食、天气等因素,设计使用时间分布如图 13-8 所示。

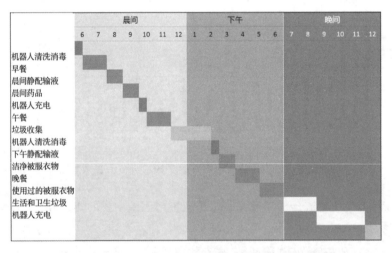

图 13-8　复旦中山厦门医院气动物流系统传输任务排程表

复旦中山厦门医院采用进口 AGV 单车最大负荷达 500 kg,通过自导航系统,易于安装和更改,且无需预埋导航轨道,新大楼建成后可在短时间内完成安装,采用高效的锂电池,充电时间更短,机器人使用效率更高,30 分钟可充 90%的电量,可运行 8 km,机器人使得院内 7 天/24 小时的高效可靠运输成为现实。

根据输送物品需求不同,作为物品载体的推车配置也有所不同,包括垃圾车、污衣车、洁衣车、保温餐车、智能药车等;其中垃圾车、污衣车、洁衣车为普通推车,保温餐车具有断电后保温 2 小时功能,智能药车则具有点对点交接功能,能够记录取药人和存药人及存放时间,而药车内部则有对应各病区的储存位置,存药人存放完毕后,只有对应科室或病区的取药人刷卡感应后才能打开,通过上述方式可以将病区关联,实现一车为多个病区配送的目的,节约成本。

目前采用的 AGV 输送系统,极大提高了医院批量物质的运输,缓解医院对物质运行的及时性和安全性的顾虑,实现物质的闭环管理。

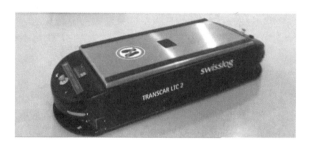

图 13-9　AGV 单车示意图

3.手供一体化系统(水平垂直仓储)的应用

复旦中山厦门医院手术室位于门诊楼与住院部之间的裙楼 4 层位置,共有 22 间手术室,预计每天最高手术量大约在 200 台;每天消耗器械盒大约 300 个,辅料包大约 600 个。中心供应室则设计在该裙楼的 3 层位置,医院在设计科室布局时,就将水平垂直仓储的动线考虑在内,合理地应用了这套系统。

(1)手供一体化系统存储容量

结合复旦中山厦门医院设计手术量,此套系统的单托盘尺寸为 4050 mm× 610 mm(2.47 m²),单托盘可存放大中型器械约 13 件(1 排×13 列,平铺摆放)或多件小型器械,亦即约需 24 件托盘可满足器械存储需求;辅料存储共计 600 个,辅料包常规的大小为 530 mm×400 mm×200 mm,单托盘可存放辅料包约 30 件(3 排×10 列),亦即约需 20 件托盘可满足器械存储需求;器械盒和辅料包全部存入,需要 44 个托盘。

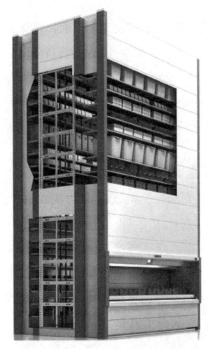

图 13-10　手供一体化系统存储装置示意图

（2）单台手术提取测算

平均提取一个托盘所用时间为 14 秒，加上拿取和确认工作（约 20 秒），共计约 34 秒。平均每台手术需提取器械托盘约 2 次＋辅料托盘 1 次，即平均每台手术需提取物资需耗时 102 秒；22 台手术同时配货需要 0.63 小时完成全部提取工作。通过手术部术前准备工作需考虑早间头台手术集中准备的早高峰。

手供一体化系统是一种模块化的封闭式系统。中心供应室操作人员通过按钮或者扫描条码将手术器械盒、术衣包、敷料包以及一次性物品等放置于托盘上；托盘从设备入口进入系统，通过中间的提取器存放于不同高度位置；系统通过与医院的 HIS 系统对接后能够自动根据手术需求将所需物品订单直接下达到手供一体化系统，医护人员只需要选择对应的手术订单即可快速实现订单物品的自动化提取，提取后能够自动与 HIS 系统对接自动完成订单物品结算等工作。

三、完善医院智能物流系统管理的对策

(一)医院物流仓储系统规划设计方法

医院智能物流系统,可以参照以下思路进行规划设计:以物流仓储系统作为医院动线系统的骨架,物流系统先行设计,预留物资垂直动线和水平动线通道,用房配置随后跟进设计;护理单元布置位于同一垂直轴线;物流仓储子系统围绕护士站轴线分布,一级库房设置于地下一层,考虑专门的卸货平台,实现集中布置;供应中心设置在一到三层,静配中心与仓库相近或垂直相邻布置,提高物资补充的效率,手术部与消毒供应位于上下楼层布置,利用自动化设备实现物资输送和仓储功能。

在进行医院物流仓储系统规划设计时,需经历如下步骤:

1.信息收集

即对医院的建筑规模、结构布局、科室设置、需要仓储运输的物品资料等信息进行搜集。

2.需求分析

即对科室部门的布局和作业流程、运输时序、物资的类型及数量进行分析。

3.设备选型

即根据医院对于物流仓储需求,选择适合的物流系统(气动物流系统、轨道小车系统、箱式轨道物流系统、AGV 自动机器人、垃圾及污衣智能收集系统)、仓储系统(手供一体化系统、水平旋转智能货柜、二级库房仓储系统、分布式智能药柜系统、手术室医疗行为管理系统)和药学药事管理系统(物资管理系统、合理用药系统、智能静配管理平台、药房管理平台、TPN 智能辅助医嘱系统和外购药品管理系统)。

4.方案设计

设备需求初步确认后,根据各系统的特点进行方案规划集成设计,借助先进的 BIM 建模技术进行三维仿真布局和物流效率仿真分析,确认最优设计方案。

(二)医院物流选择推荐组合方式

1.说明

医院物流主要围绕着小件临时紧急和大批量计划性两大类物品,其中小件临时紧急物品对于医院是属于频次比较高的输送,对运维管理要求比较高;大批量计划性的物品对于医院是属于量比较大但频次比较低的输送,对运维管理要求比较低。因此在医院选择物流的时候优先考虑的是小件临时紧急物品的物流,解决该情况下的物流最佳的是气动物流,其次为轨道物流;对于大批量计划性的物品对应的物流形式主要以机器人为主,其次为中型物流和轨道物流;对于中心供应到手术室无菌物品的输送和存储传统的物流难以满足,可以采用手供一体化专用系统来解决。

2.推荐物流

(1)预算有限时优选气动物流

采用气动物流来解决医院小件临时紧急的物资运输,主要类型包括:

①病区到检验科与门急诊到检验科或血液科的检验标本;

②各个手术室到病理科的病理标本;

③住院药房(配置包药机)到各个病区的住院常规口服用药;

④静配中心到各个病区的临时医嘱的 PIVAS;

⑤静配中心到门急诊输液的 PIVAS;

⑥其他:文件、小件耗材等。

(2)综合物流:气动物流＋机器人＋手供一体化系统

通过气动物流解决小件临时紧急的物品,机器人解决大批量计划性的物品,手供一体化系统解决中心供应到手术室的无菌物品,对于手术室内耗材管理采用水平回转系统。

(三)物流形式

按照各系统作用原理、组成、功能、运输物品的重量和体积等各不相同的特点,将常见的医院物流传输系统大致分为医用气动物流传输系统(PTS)、轨道式物流传输系统(ETV)、中型箱式物流系统、AGV 自动导引车传输系统、手术室-供应室一体化智能系统、水平回转系统等。①

1.气动系统

气动系统目前市面上主要有两种形式，一种是串联形式，一种是并联形式，其都是以风机为动力，利用中控软件，将所有站点采用专用管道连为一体，实现医院内血样标本、输液、口服药品、文件等小件物品的互传。

气动系统主要组成部分有智能工作站、转换器、载体传输瓶、物流专用传输管道、风机、中控硬件及软件等。气动系统传输特点是传输重量不大于5kg，体积比较小的物品，具有适应性强，对建筑要求低，实施周期短，总体造价相对低、传输速度快、传输距离长、不受楼栋影响、全国在用案例多等优势，气动系统的应用主要解决医院临时性和紧急以及标本物品的传输问题。

目前市场上常见的气动系统品牌以进口品牌为主，主要有 Swisslog、Aerocom、HortigRohrpost、Sumetzberger、Telecom 等。其中 Swisslog 分别拥有美国与德国两家气动物流系统生产基地，美国生产的 Swisslog Translogic 系列，主要特点是：所有站点采用并联方式，系统稳定性冗余设计更高；所有站点均为一体化末端站点，除了更加美观，在降噪等方面也有独到优势；管道采用合金钢管。德国生产的 Swisslog Transponet 系列的主要特点是选型丰富。

当前气动物流系统可分为两大流派：美国流派与欧洲流派。美国流派以 Swisslog Translogic 为代表，采用金属管道与并联站点。欧洲流派则是以 PVC 管道为主，站点连接方式也是以串联为基础。国产品牌基本上遵从欧洲流派的设计思路。

2.轨道系统

轨道系统是通过中控电脑控制，利用在医院铺设专用传输轨道上行走的轨道专用小车来实现医院物资传送的系统。其主要特点是可以承载相对比较大的物品，和相对气动体积更大的物品，市面上大部分的轨道小车可以承载 10～15 kg，现在部分厂家也有推出 30 kg 的小车。对于医院批量运输输液，批量运输住院用药，批量运输一次性物品以及标本等物品具有一定的优势。

---

① 赵旭.气动物流系统在医院中的应用[J].中国医院建筑与装备,2014(10):92-93.

轨道系统主要组成为智能工作站、轨道专用小车、专用传输轨道、换轨器、防火窗、中控硬件及软件等。小车水平平均运行速度为 0.6～1.2 m/s，垂直方向为 0.4～0.8 m/s；轨道小车运行无冲击、平稳，支持配置翻转机构保证传输物品始终朝上。

国内市场可见的轨道式物流传输系统以进口品牌为主，包括瑞士的 Swisslog，美国的 Teledynamics，意大利的 Oppent，日本的 S&SEngineering，国产品牌则主要以 WarrenWell 为主。

3.中型系统

中型系统是一种以国内成熟的输送线技术根据国内医院的特色延伸而来的一种医院物流形式，其通过专用的输送箱或通用的周转箱将医院物资在输送线上直接进行水平输送，利用垂直提升机或电梯方式实现跨楼层传送，从而实现全院的物资互送。

中型系统因其输送载体采用的是容量比较大的周转箱，一次承载量较大能够比较好地实现批量大输液、一次性物品、血液标本、病理标本、口服药、器械包、辅料包、洁衣、餐食等院内常见物品的输送，能够基本满足医院大部分的运输任务。

中型系统单箱载重量可达 50 kg、运输过程载体状态始终保持水平、多种载体满足不同科室运输要求、能很好地解决大批量物资集中传输的问题，但因其垂直方向输送存在运送瓶颈和对建筑要求高，基本需要新医院且一开始设计就提前做好规划。

当前中型箱式物流系统进口品牌比较少，主要以国产为主，其中进口比较有代表的是 Swisslog，国产则为艾信、蓓安、三维等。

4.机器人系统

机器人系统属于医院物流系统内相对较新的物流形式之一，其主要从原先早期的 AGV 逐步转换为 AMR，AGV 主要是以大型物资转运专用的一类，但其对建筑要求等相对较高，随着 AGV 系统在医院的应用和技术的成熟，厂家在原 AGV 技术上迭代升级为 AMR 机器人，以其更加智能柔性和更加适用于医院环境为特点。机器人主要是通过中控服务系统和机器人自身终端两者结合，通过激光、影像等技术实现机器人能够自主导航自主避让自主搭乘电梯以实现不同科室间的物品传输。机器人通过承载不同载体能够适应不同场景的需求,同时其载重量和体积是其他传统物流形式无法比拟的。目前机器人根据不同场景需求,其载重从 100～500 kg 多种类型可以自由组合选择,特别适用于大批量有计划性的医院物资转运。主要以批量输液、批量洁衣被服、批量药品以及餐食等物品的定时任务的输送为主。

当前在中国医院市场开展业务的进口机器人厂家不多。北京地坛医院是国内第一家医院应用案例,设备厂产家为瑞士的 Swisslog。目前随着国内机器人技术的不断更新,逐步有更加适用于中国医院建筑环境的机器人进入市场,其中国产以钛米机器人尤为突出。

5.手供一体系统

手供一体系统是专门针对手术室与中心供应之间设置的一套系统,其主要功能是将无菌物品的存储、传输、数据管理三合一。有效解决供应室到手术室的整体物流需求。该类系统可以在有限的面积内创造出更多的存储空间,提高洁净物品的流转速度,避免传输途中的污染风险以及损坏风险。当前该类系统主要适用于手术室与供应室在同一幢大楼内且上下楼方向相对位置较为统一的大楼。

当前在中国医院市场开展业务的手供一体厂家不多,国内应用案例也较少。吉林大学附属第一医院应用的是 Kardex 品牌,江苏省人民医院应用的是 Swisslog 品牌。

6.水平回转系统

水平回转系统是专门针对医院特殊科室频繁大量出入库的耗材存储管理系统,能够完美解决手术室耗材的精准化管理,实现货到人,信息自动关联,术后退库,一键结算等功能。

水平回转系统一般是以料框为存储单元,通过三相异步电机的带动,使料框围绕指定轨迹自动旋转从而把存放其中的物品转运到医护人员所在位置。其立体结构的设计适用于厂房不高但面积很大的区域,减少取货的人员走动,运行平稳、可靠、定位准确,自动选取最优路径;存取、查找物品方便;具备权限设置功能;存取货口处采用光栅保护,操作安全、可靠;可进行计算机联网控制与医院的信息化系统无缝对接。

(四)相关规范和指南

医院物流传输系统设计与施工规范在 2021 年之前一直没有明确的相关标准,在 2021 年由中国医学装备协会医院建筑与装备分会提出并由中国医学装备协会归口形成现行的 T/CAME 27—2021(团体标准)。

1.标准解读

团体标准主要针对国内医院使用的物流传输系统,从早期大众熟悉的气动物流和轨道物流,到近几年在国内逐渐发展起来的箱式物流(即中型物流)、机器人物流、垃圾污被回收系统,在标准中对上述各个物流传输系统的设计、施工和调试验收的相关内容做了相关指导说明。

2.选型说明

医院在物流规划初期需根据不同物流系统特点和医院物流的传输物资种类结合标准中给出适配表,选择最适合医院物流需求的组合物流形式。

表 13-4 医院物资种类与物流传输系统适配表

物资种类	气动物流传输系统	箱式物流传输系统	轨道物流传输系统	机器人物流传输系统
口服药品	宜	宜	宜	可
检验标本	宜	可	可	可
静配输液	可(限小件)	宜	宜	宜
一次性耗材	可(限小件)	宜	宜	宜
高值耗材	可(限小件)	宜	宜	可
手术器械包	不宜	宜	不宜	宜
无菌物品包	可(限小件)	宜	可(限小件)	宜
洁净被服	不宜	宜	不宜	宜
餐饮	不宜	可	不宜	可
办公物资	可(限小件)	可	可(限小件)	宜
设备仪器	不宜	不宜	不宜	宜

该适配表主要围绕传输物品的体积、重量、时效性三方面进行分析匹配。

(1)气动物流主要解决中小型物品且重量小于 5 kg 的小批量物品输送,时效性在所有物流形式中是最快的;

（2）箱式物流主要能够比较好地解决中小型物品重量小于 50 kg 的大部分物品输送，在垂直运输上有一定瓶颈，比较适合批量性计划性的物品输送；

（3）轨道物流住院能够比较好地解决中小型物品重量小于 15 kg 的大部分物品输送，兼具速度和运输能力；

（4）机器人物流主要能够比较好地解决中大型物品重量小于 500 kg 的大宗物品输送，适合大批量的计划性物品输送，除了表中说明的洁净物品的运输，机器人在污物运输上也是较好的选择。

3.功能注意事项说明

标准对物流的选型及各系统的具体功能及特点进行了详细说明和描述，并着重指出了各个系统的注意事项：

（1）气动物流标准中注明了站点的几个重要性能要求，对特殊科室提出采用多收多发的建议，对于站点数量比较多的提出采用多风机及对应的交换设备以提升系统效率的建议。但也有一些不准确和未提及的内容，标准中传输距离横向应≥1500 m，竖向距离应≥120 m，单位不应为 mm，另外标准中只针对串联气动进行描述，未对并联气动给出指导意见，并联气动目前在一些三甲医院用得比较多，以高效性、高稳定性、高安全性、高容错性为定位的其中一种类型气动物流，同时造价也会相应高些；

（2）箱式物流标准中注明了站点应具备的功能，对一些重要科室需要配置多箱位的站点以提高备用周转箱空间，对水平传输速度和垂直输送能力做了相关规定，对于水平方向和垂直竖井的空间要求也给出相关预留建议，但在消防联动方面未给出对应的指导意见；

（3）轨道物流标准中注明了单轨站点和双轨站点应具备的功能，提出对小车的安全需要具备的基本性能，水平方向和垂直竖井的空间要求也给出相关预留建议，但在消防联动方面未给出对应的指导意见；

（4）机器人物流标准中注明了机器人本体需具备的基本性能，也指出在土建方面的预留条件；

（5）垃圾污被服回收系统标准中给出了三种系统，但市面上目前主要在用的是专用的管道回收系统，即重力式和负压式（即气动回收系统），两者的最大差异在于，重力式回收在每个竖井的底部需要通过人工方式进行二次收集，负压式能够通过动力风机使管道形成负压全部集中收集到一个指定位置,全程自动化无需人工二次干预。

4.施工验收说明

标准针对系统选定后期的招投标安装施工和调试验收规范给出了一些注意事项。但是仍然需要医院选物流品牌和供应商对其资质和服务能力做综合评估,以提高整个物流系统交付的品质和服务水平。

第十四章　厦门市医院布草管理

一、厦门市医院布草管理现状及分析

(一)现状

医院布草包括患者服类(服、裤等)、员工制服类(服、裤、帽)、床品类(床单、被套、枕套、被芯、枕芯、中单、孔巾、洞巾等)、布帘类(窗帘、床帘、浴帘等)等。医院布草管理服务全流程涉及采购(本章主要讲述前期选型标准,采购方面详见本书其他章节)、洗涤(消毒)、储存、收发等。

医疗机构布草洗涤工作是布草管理的重要一环。当下厦门市医院布草洗涤主要方式包括机构洗衣房自行洗涤、交社会化专业洗涤(消毒)服务机构洗涤、托管给物业部门洗涤、承包洗涤等。随着后勤管理社会化改革与实践的不断深入,将使用后的布草洗涤消毒工作承包给社会化洗涤服务公司成为大多数医疗机构的选择。也有部分医疗机构由洗衣房负责处理。长期以来,医用织物洗涤存在消毒行为不规范、缺乏专业性监管等问题。

总体而言,目前厦门市对医用布草洗涤消毒尚未构建起一套科学化、标准化、法制化的监管体系。在现阶段,卫生健康、商务及环保等监督管理部门对医疗机构医用织物洗涤消毒监管的主要依据有:《中华人民共和国传染病防治法》《消毒管理办法》《医院感染管理办法》《消毒技术规范》《医院消毒卫生标准》《医院隔离技术规范》《医疗机构消毒技术规疗器械消毒剂卫生要求》《医疗废物管理条例》《医疗卫生机构医疗废物管理办法》《洗染业管范》《传染病防治卫生监督工作规范》《消毒产品标签说明书管理规范》《消毒产品卫生安全评价规定》《消毒产品生产企业卫生许可规定》《医务人员手卫生规范》《医院感染监测规范》《医理办法》《医院医用织物洗涤消毒技术规范》等。

(二)医院布草管理规范

1.管理目标

规范布草管理及相关服务工作,促进布草服务工作有序进行,提高布草管理服务的质量和水平。

2.质量要求

医院布草洗涤单位应依照各医院合同约定的管理项目及标准开展工作,严格按照2017年6月1日实施的《医院医用织物洗涤消毒技术规范》(WS/T 508—2016)执行。

3.职责及内容

(1)布草使用科室

①负责制定本科室布草需求计划。

②负责本科室布草清洗、收送的协同追踪管理工作。

③定期盘点科室布草,确保科室布草使用效率,防止布草霉变。

④负责患者离院(出院、转院等)后的布草清点工作。

(2)管理部门

①负责各科室布草需求论证、预算编制、执行采购(新品评估)、报废管理。

②负责监管委托的洗涤公司执行布草清洗、收发等相关工作及洗涤公司的清洗品质、运送时效。

③负责全院布草供应问题的收集,推动医院布草收发工作的改进提升。

④统计每月布草清洗费用,并落实科室分摊资料。

⑤制定布草管理规定并监督落实,每年至少一次对布草洗涤公司布类管理与洗涤流程进行监督检查。

(3)洗涤公司

①受医院委托,全权负责医院布草洗涤工作,并受医院监督管理。

②负责医院布草的清洗、消毒、缝补、烘干、熨平、折叠等工作,按时按量送货到科室。

③负责将医院数据(如清洗、缝补、报废等),依照报表形式每月提供。

④负责每月全院布草相关费用统计,配合医院管理部门进行每月各项统计数据的汇总。

⑤负责执行洁衣库和污衣房等区域的防火安全和卫生消杀管理。

⑥负责每季度进行布草服务满意度调查(调查项目包含但不限于布类的洗涤质量、收送人员的服务态度、洗涤布类交付的及时性、布类交付数量准确性、客户投诉处理及时性等),进行客户投诉处理。

二、医院布草全流程管理

医院布草管理主要可以分为几个环节:采购(选用)环节、洗涤(消毒)环节、储存环节、使用(作业)环节。以下我们分别介绍在这几个环节布草管理的要点。

(一)医院布草采购(选用)管理

1.医用布草选用标准

(1)医用织物材质需求特性分析

①医疗机构对医用织物材质的需求特性

全球医用织物所使用的面料主要有机织的全棉织物和棉涤织物等。国内现今各医疗机构所使用的医用织物面料,普遍以机织物的传统纯棉织物(包括平纹和斜纹组织的织物)为主,并再经水洗消毒或灭菌后重复使用,其主要的需求特性见表14-1。

表 14-1　医疗机构对医用织物的主要需求特性

类　　别	主要需求特性	实　　例
手术室用织物	隔离、卫生安全(灭菌)等	手术器械包布、手术铺单、手术衣等
门诊、急诊、病房用织物	卫生安全、舒适	隔离衣、治疗巾、病床隔帘等
病人用织物	卫生安全、舒适、美观	病员服、床单、被罩、枕套等
医护制服	隔离、卫生安全、舒适、排汗	医生服、护士服

注:此四类别医用织物,各有其所需求的功能效用。

②使用者对医用织物材质的需求特性

医用织物的特性需求随着接触使用者不同而不同。在国内,对使用者主要需求特性见表 14-2。

表 14-2　使用者对医用织物的主要需求特性

需求特性	病人	医护人员	处理者	管理者
感控措施	—	√	—	√
舒适性	√	√	—	—
吸汗性	√	√	—	—
触感性	√	√	—	—
保护性	√	√	—	√
卫生安全性	—	√	—	—
易清洗性	—	—	√	—
低污染性	—	—	√	√
抑/抗菌性	—	√	—	—
高耐用性	—	—	√	√

注:处理者指洗涤人员;管理者指洗涤服务机构/单位管理人员。

③医用织物在材质上的区分

表 14-3　医用织物在材质上的区分

类型	特点	主要用途
棉织物	具有良好的吸湿性、保湿性、耐热性、耐碱性、卫生性等特点	主要用于手术器械包布、手术铺单、手术衣、病员服(尤其是儿童、婴儿病员服)和医护服等
T/C 混纺织物(涤纶和棉混纺的)	具有尺寸稳定性、色牢度较好,易洗,耐洗,易干,平整挺括,抗皱性能优良,有一定的防水功能等特点	主要用于手术衣、病员服、床单、被罩、病床隔帘和窗帘等
超细纤维织物	具有高吸水性、强去污力、不脱毛、使用寿命长、易清洗、不掉色等特点	主要用于毛巾、抹布、地垫、拖把头或地巾等
贴身织物(如天然纤维织物)	具有易洗,耐洗,易干等特点	主要用于病员服、床单、被罩等

2.医用布草质量检测(采样检测及相关指标检测方法)

(1)采样及相关指标检测方法

①物体表面、工作人员手的采样

a.采样与检测原则

对衣物等清洁织物样品的采集应在洗涤（消毒）后4 h内进行，如不能在4 h内送检的样品，应保存于0 ℃～4 ℃环境下，在24 h内完成检测。

对工作人员手样品的采集应在清洗（消毒）后、从事工作前进行，如不能在4 h内送检的样品，应保存于0 ℃～4 ℃环境下，在24 h内完成检测。

b.采样方法

衣物等清洁织物表面的采样：随机抽取洗涤（消毒）后的衣物等，将衣物内侧面对折并使内侧面和外侧面同时暴露，用25 cm^2（5 cm×5 cm）灭菌规格板放在其两面暴露部位的中央或上下两部各25 cm^2（5 cm×5 cm）的面积范围内，用1个浸湿无菌采样液（0.03 mol/L磷酸盐缓冲液或生理盐水）的棉拭子在规格板内横竖往返各涂擦5次，涂擦过程中同时转动棉拭子，用灭菌剪刀剪去或折断棉签手接触的部分，将棉拭子放入10 mL采样液管内送检。

工作台面、地面等其他物体表面的采样：将25 cm^2（5 cm×5 cm）规格的无菌板随机放在被检物体表面，用1个浸湿采样液的棉拭子在规格板内横竖往返各涂擦5次，涂擦过程中同时转动棉拭子，连续采样4个规格板面积（各采样点不应重复采取），共采集100 cm^2，若被采样表面积＜100 cm^{2}可采集50 cm^2，用灭菌剪刀剪去或折断棉签与手接触的部分，将棉拭子放入10 mL采样液管内送检。

手的采样：被检人双手五指并拢，用1个浸湿采样液的棉拭子在双手指曲面，从指根到指端来回涂擦2次，一只成人手涂擦面积约为30 cm^2，涂擦过程中同时转动棉拭子，用灭菌剪刀剪去或折断棉签手接触的部分，将棉拭子放入10 mL采样液管内送检。若采样手表面有消毒剂残留时，采样液应含相应中和剂。

c.结果判定

物体表面细菌菌落总数≤10 CFU/cm^2

工作人员手细菌菌落总数≤10 CFU/cm^2

空气细菌菌落总数≤4 CFU/（皿·5min）

（注：以上三类细菌指标均需符合GB 15982—2012《医院消毒卫生标准》Ⅲ类环境要求。）

②室内空气的采样及菌落总数检测

a.采样与检测原则

室内空气样品的采集应在作业场所工作区域内的环境空气消毒后与从事工作前进行。

样品采集时应首选平板暴露法并宜及时送检,如不能在 4 h 内送检的样品,应保存于 0 ℃～4 ℃环境下,在 24 h 内完成检测。

b.采样与检测方法

采样方法:根据现场面积大小,选择有代表性的位置设置采样点,采样高度 120 cm～150 cm(或工作台面高度),采样点应距墙壁 100 cm 以上,关闭门窗及其他机械通风设施。将营养琼脂平板(中 90 mm)置于采样点,打开平板盖,使平板在空气中暴露 5 min,盖上平板盖。

检测方法:按 GB 15982—2012《医院消毒卫生标准》执行。

结果计算:室内空气菌落总数计算方法见下式:空气平均菌落总数(CFU/I 皿)＝各采样点平板上平均菌落数(CFU)/皿 · 5min

c.结果判定:空气菌落总数以平均每皿的菌落总数(CFU/平皿 · 5 min)报告。结果需要求符合 GB 15982—2012《医院消毒卫生标准》Ⅲ类环境要求。

③洗涤(消毒)后漂洗水 pH 值测定

a.采样与测定方法

测定频次:根据工作需要进行 pH 值测定。

采样方法:取洗涤(消毒)医用织物最后一次漂洗时的中和后水 500 mL,供直接测定 pH 值。

测定方法:按《中华人民共和国药典》执行。

b.结果判定

需符合 WS/T 508《医院医用织物洗涤消毒技术规范》规定的要求。

(二)医院布草洗涤(消毒)服务管理

表 14-4　医院布草洗涤(消毒)服务管理

类别	流程	流程说明
洗涤流程	1.分类	将布类按脏污程度(如血渍、粪便等),以及布草类别分别进行洗涤归类。工作人员布类要求单独分类,单独洗涤不可与病人布类混洗。(要求设有工作人员专用洗涤设备,并贴上专用标签。)
	2.消毒/清洗	依照院感要求,用消毒洗涤剂进行洗前消毒预处理。
	3.高温清洗/脱水	使用高温热水(水温 90 ℃以上)在工业洗衣机内洗涤不低于 25 分钟,再用清水漂洗脱水。
	4.清洗/漂白/再脱水/再清洗	进行二次清洁漂洗,确保布类洁净。
	5.烘干	通过烘干机将布类烘干。
	6.烫平	对洗涤后洁净布类进行烫平整理,使其定型恢复原状。
	7.检验	对烫平后的洁净布类进行质量检查,发现是否未洗干净或有破损状况。
	8.修补	对有存在破损情况的布类进行修补。
	9.折叠	将合格布类分类折叠。
	10.包装	采用专用塑料袋对衣物进行全封闭包装。
传染病洗涤流程	1.隔离分类	将有传染病的布类进入专用的隔离车间,按脏污程度进行洗前分类。
	2.消毒/浸泡	按疾病控制中心的要求进行消毒浸泡,按机器容量 1%～3%加入有效氯含量 400 mg～500 mg/L 的消毒液,浸泡 30 分钟以上。
	3.高温漂洗/脱水/消毒/再脱水/再清洗	用专业洗衣机进行预洗—主洗—漂洗—过水—中和等流程,反复通过 80 ℃～90 ℃高温,通过不同水位进行反复洗涤、脱水及消毒流程,直至布草洗涤洁净。
	4.进入专用通道	放置封闭式通道内,将洗净后的布类送入传染类的专用车间。
	5.烘干	用烘干机将已消毒洁净的布类予以烘干。
	6.烫平	对洗涤后洁净的布类进行烫平整理,使其定型恢复原状。
	7.检验	对烫平后的洁净布类进行质量检查,发现是否未洗干净或有破损状况。
	8.修补	对有存在破损情况的布类进行修补。
	9.折叠	将合格布类分类折叠。
	10.包装	采用专用塑料袋对衣物进行全封闭包装。

(三)医院布草储存管理

医疗机构自设洗衣房的可在洗衣房和各病区内分别设置专用的医用织物储存或暂存场所;若医疗机构选择社会化洗涤服务机构的应建立单独的织物周转库房。无论是医疗机构还是社会化洗涤服务机构均应对医用织物进行分类储存,可以分别按照患者(包括成人和新生儿)、医务人员用织物及待灭菌织物等类别分类,也可按照不同医疗机构及其临床使用科室(部门)等进行分类储存管理。

1.库房安全管理要求

(1)参照各医院安全管理相关规定执行。

(2)布草仓库工作人员必须坚守岗位,严格执行各项安全规定,坚持每日检查安全设施,发现隐患及时报告和处理,做好防火、防盗、防事故等工作。

(3)对易燃布草等要小心轻放、妥善保管。

(4)无关人员不得随意进入库房。

(5)禁止仓库内吸烟和使用电炉等各种火源,经常检查库房照明线路,防患于未然。

(6)配合院消防管理部门经常检查消防设备,定期更换消防材料,保持消防器材的完好无损,应急迅速、有效。

2.织物周转库房(又称污衣库)的卫生与管理要求

(1)应分别设置相对独立的使用后医用织物接收区域和清洁织物储存发放区域(分设为清洁区和污染区),标识明确,两区之间有完全隔离屏障,两区分别开设进出的通道。

(2)室内应通风、干燥、清洁。地面、墙面应平整;有防尘、防蝇、防鼠等设施。

(3)清洁织物应暂存于清洁区,应存放于有标识、专用的柜架上或盛装容器内;使用后医用织物应暂存于污染区标识明确、加盖密闭的专用盛装容器内。

(4)污染区使用后医用织物每次转移后,应对其环境进行清洁,并根据工作需要进行物表、空气消毒;清洁区环境受到污染时应进行清洁、消毒,消毒方法参照《医疗机构消毒技术规范》(WS/T 367—2012)执行。

(5)污染区有洗手(宜采用非手触式水龙头开关)和空气消毒(如紫外线杀菌灯等)设施,必要时设置洗眼装置。

3.清洁织物储存库房(又称洁衣库)的卫生与管理要求

清洁织物应储存在清洁区的专用库房/场所,或暂存在特定的清洁区域,并分别存放于有标识、专用的盛装容器、柜架内。

储存区域无霉菌滋生,其台面、地面、墙面应每天保洁。清洁织物存放架或柜应距地面高度 20～25 cm,离墙 5～10 cm,距天花板≥50 cm。注意清洁织物的摆放不要过于密集,保持良好的通风,注重室内湿度控制,防止织物回潮。

其储存环境的温度和相对湿度参照《医院消毒供应中心第 1 部分管理规范》(WS 310.1—2016)中无菌物品存放区规定执行。待灭菌手术用的织物要有大单遮盖或包裹捆扎好。清洁织物储存做到固定基数、标签醒目、分类存放、规范管理,其发放时应遵循"先进先出"的原则,应防止或尽量避免因储存时间过长而导致织物的二次污染,一旦污染应重新洗涤。

4.对医用织物储存时限的规定

《医院医用织物洗涤消毒技术规范》(WS/T 508—2016)中明确规定:"使用后医用织物的暂存时间不应超过 48h;清洁织物存放时间过久,如发现有污渍、异味等感观问题应重新洗涤"。为便于对洗涤后干燥清洁织物的管理,建议参考《医院布草洗涤卫生规范》(DB 11/662—2009)中的规定,其储存时限宜按最长不超过 30d 执行。

5.清洁织物的卫生质量要求

清洁织物的卫生质量要求应符合《医院医用织物洗涤消毒技术规范》(WS/T 508—2016),应根据工作需要开展相关监测,做好记录,如发现问题及时整改。具体卫生质量要求如下:

(1)感观指标方面,外观应整洁、干燥,无异味、异物和破损。感观指标可通过目测法进行,一般应做到每批次进行检查。

(2)物理指标方面,按《衣物洗涤质量要求》(SB/T 10989)要求,干燥清洁织物表面的 pH 值应达到 6.5～7.5。应根据工作需要进行 pH 值检测,方法为抽取有代表性的清洁织物 2～3 件(具体数量应满足测试需要),提交相关实验室做 pH 值的专项测定。

注解:在织物洗涤"中和"环节的最后一次漂洗水的 pH 值应为 5.8～6.5。

(3)微生物指标方面,清洁织物微生物指标应符合细菌菌落总数≤200 cfu/100 cm^2,并不得检出大肠菌群、金黄色葡萄球菌的要求。在工作需要或怀疑医院感染暴发与医用织物有关时,应进行菌落总数和相关指标菌检测。

注解:《医院医用织物洗涤消毒技术规范》(OWS/T 508—2016)中规定的洗涤(消毒)后清洁织物的细菌菌落总数为≤200 cfu/100 cm^2,一方面与 GB 15982—2012《医院消毒卫生标准》对消毒后低度危险性医疗器材的规定保持了一致性;另一方面该标准研制小组专家在标准编制期间,通过对湖北、山东、山西三地洗涤(消毒)后清洁织物卫生开展的验证性现状调查表明,菌落总数的 70 百分位数为 150 cfu/100 cm^2,75 百分位数为 250 cfu/100 cm^2,说明其菌落总数≤200 cfu/100cm^2 的判定标准是符合我国实际的,完全可行的。同时,针对使用中医用织物可能的污染情况,该标准中提出的"大肠菌群"和"金黄色葡萄球菌",分别是代表粪便污染和皮肤感染的指标菌。

(四)医院布草作业管理

1.污衣布品收运清点作业流程

(1)按标准穿戴个人防护用具,确保自身安全;

(2)准备污衣专用布草袋,依照医院约定的时间至指定的部门收取污衣;

(3)按标准类别逐一将污衣车上的污衣布品分类装入各类布品袋,并确保污衣不裸露,污衣在运送过程中不散落;

(4)用 RFID 系统手持设备扫描拍进行扫描核数,并打印出污衣送洗派送单(如医院没有使用 RFID 系统,由布草服务机构进行清点送洗污衣数量);派送单为一式两联,一联张贴在污衣布品间,一联交由布草服务机构核数;

(5)收运污衣标准为八分满,污衣必须全部装置于污衣袋内,不可外漏;

(6)遵守搭乘医院专用电梯原则使用,乘坐电梯时应按照标准,先脱去手套,再按电梯的运行键;

(7)感染性布品应由科室使用水溶性包装袋自行包装,并在包装袋上做好标记(科室、布品内容),由污衣收取人员单独运送;

(8)协助司机将各布品周转车按标准装入车厢,摆放整齐,确保各布品在运输期间不散落;

(9)将感染性布品及特殊布品信息交接于司机,做好交接工作;

(10)按标准规范要求进行个人卫生清洁。

2.洁净布品配送清点作业流程

(1)按标准要求穿着洁净工作服进行作业;

(2)乘坐医疗专用电梯,将洁净布品配送至各楼层科室;

(3)应急布品优先配送;

(4)配送至各科室、门诊时,应与该科室的布品负责人根据污衣收取数量进行核数、并签名确认;

(5)配送时若有疑问或数量误差,应将布品及时配备到位,确保科室、门诊正常使用。

3.传染病等特殊科室布类交接清点作业流程

(1)手术室、介入导管室及产房部分需要由供应室消毒处理的布类,由手术室、介入导管室及产房护士长或指定人员与布草服务机构有关人员共同清点发出的脏布类件数,双方确认签名。该布类由供应室负责的科室清点收回洗净布类,消毒后发给相应科室。

(2)有传染性布类发出时,先按科室更换的数量交接双签名(不清点),布草服务机构在投入洗涤时发现数量有误,应当日向科室反映,并确认更改,否则按原交接数量不变。

4.医用布草管理常见问题

(1)丢失问题

各科室对本科室当月脏布类和净布类进行汇总,如果出现洗涤物丢失情况,由布草管理部门与布草服务机构进一步核实,确认后由布草服务机构补足。

(2)笔墨污染问题

洗涤人员应在投洗前检查下工作服口袋是否有笔。如果漏查导致洗涤过程中出现大面积笔墨污染(或科室投诉洗涤墨水污染),布草服务机构寻找出污染源头,并报告科室及管理单位。如污染源头确定是科室,常规科室个人承担 60% 责任,布草服务机构监管不力承担 40% 责任。如布草服务机构没有找到污染源头,由布草服务机构承担 100% 责任。

(3)洗涤不净问题

如发现洗涤不干净,可以请布草服务机构进行特殊处理(常规不再支付洗涤费用)。特殊处理还存在不干净,布草服务机构及时上报科室及管理部门。

（4）个人洗涤物标明问题

科室洗涤衣物应该标明科室,涉及个人的应该标明个人,更换科室应该标明清楚更换的科室。如果没有标明清楚科室而导致丢失,常规由各科室自行承担相应责任。洗涤人员发现字迹不清楚、没有标明科室、更换科室没有更改的,可退回有关人员科室标明清楚,否则可拒绝洗涤。

（5）破损问题

洗涤过程发生布类破损情况,布草服务机构须把破损布料归还医院,否则按丢失处理。

①临床科室发现布类破损时,送洗后由布草服务机构先收集存放,并通知布草管理部门进行认定数量。

②布类破损未收集、确认的,布草服务机构不给予赔偿处理。

③布草破损常规问题及处置方式见表14-5。

表 14-5　布草破损常规问题及处置方式

布草类别	处置方式
新使用布类	常规由布草服务机构补足
旧布类（洗涤次数超 40 次以上）	常规由布草服务机构承担原价的 50% 责任
布类使用寿命达到自然破损程度的,或者病人使用过程中客观原因造成布类破损的	常规由医院承担

三、医院布草管理的发展方向

（一）布草租赁

1.国家及行业层面鼓励布草标准逐步统一

过去,无论是酒店、会所、医院、工厂、餐饮、铁路、航空等不同行业,还是床单、被罩、工服等不同种类的纺织品,都较少有统一的标准和要求,难以有效规模化、集约化。源头上对能源、原材料等都存在极大的浪费,过程中对物流、对管理都难以统一,存在很大的浪费。现阶段,国家及行业层面陆续出台了一些强制性或这建议性政策,鼓励布草的标准逐步统一,大量节省能源、原材料;同时,企业层面对于对规模化、集成化的天然偏好,也在逐步采用更少种类的"通用布草"。这就为实施布草租赁提供的重要的支持条件;

2.布草供应商参与度增强

对布草生产商而言,其大量的固定资产投入需要快速回笼资金。一般来说,布草售卖利润较高,而租赁回收资金较慢。但现在国内布草交易的同质化竞争日益激烈,出口又较为疲软,为了生存,布草生产商必须为自己找到一个新的利润增长点,而布草租赁作为一种创新模式,正逐步引起布草生产商的注意。

3.现代化大型洗涤厂逐渐增多,为实施布草租赁提供了更多的操作主体

实施布草租赁,对洗涤厂要求较高:具备一定的规模及资金实力,用以购买布草或者至少能为布草提供担保;较高的洗涤质量,能满足布草租赁用户苛刻的质量要求;较好的洗涤工艺,能确保布草的使用寿命更长;高效规范的洗涤及布草管理,能确保洗涤质量并且能有效实施布草管理;具备实施布草租赁所需要的强大的物流及售后服务能力。从2013年到现在,随着大量洗涤龙的上线,现代化洗涤工厂逐步增多。可以预期,随着更多的洗涤龙上线、更多的现代化洗涤工厂的诞生,能实施布草租赁的洗涤厂会日益增多。

4.布草洗涤价格日益提高

洗涤价格是影响布草租赁实施推进的关键性因素。试想一家投资200万元、年收入在400万元左右的洗涤厂,如果进行布草租赁,需要购买的布草近400万～600万元,租赁的经济效益较差。但随着布草洗涤价格的逐步上升,布草成本相对于洗涤收入逐步降低,实施布草租赁的可能性就会逐步增大。与此同时,国家环保政策的强力推进及人工、能源成本的进一步上升,洗涤价格还会急需增长,那么实施租赁的可能性会进一步提高。

(二)引入布草RFID管理系统

RFID芯片、大数据等技术的应用大幅提高布草管理水平。在每个纺织品中植入RFID芯片,为每一个纺织品进行身份认证,芯片数据实时联网。一方面,可以让用户随时随地知道每一个纺织品的材质、规格、大小、已经洗涤次数等信息;另一方面,纺织品在收发、洗涤、烘干、熨烫、折叠、打包、运输等全流程中的实时数据读取,为提高布草管理效率提供了大量数据支撑,大幅提高管理效率及管理水平。

第十五章 厦门市医院后勤保障服务
类项目招标采购管理
——以保洁运送项目招标采购为例

近年来,医疗卫生事业快速发展,医院后勤管理改革不断推进,医院后勤保障服务社会化是目前的发展趋势。专业化的外包服务形式,可以使医院更专注于医疗核心业务,提升医院综合运营效益。后勤保障服务涉及许多基础性工作并带有劳动密集型特点,因此要求服务人员要有较强的责任心。后勤保障服务社会化的工作既面对医院职工,又直接面对病患;既关乎医院形象,也直接影响着医院的整体运转。因此医院必须明确自身在业界所处的位置,分析自身需求,进行岗位和工作量的合理测算,做到心中有数,并通过相应的程序选择与其匹配的服务公司提供服务。

医院后勤保障服务涉及多类项目,如保安、保洁、运送、机电设备运维等,本章主要以厦门市妇幼保健院(厦门大学附属妇女儿童医院)保洁运送项目为典型案例,阐述此类项目如何开展招标采购工作。

一、厦门市医院保洁运送项目采购现状及分析

通过前期调查,共收集到厦门市三级医院 2019 年以来的 8 个保洁运送项目采购情况(项目名称含有"保洁",不含物业服务项目)。

(一)采购方式、期限、资金节约率

8 个项目均采用公开招标的方式进行采购。其中,5 个项目的采购期限为

三年,占比 62.5%;1 个项目的采购期限为两年,占比 12.5%;2 个项目的采购期限为一年,占比 25%。在资金节约率方面,节约率最高的为 31.13%,最低的为 0.57%,平均节约率为 7.09%。

$$资金节约率 = \frac{预算金额 - 中标金额}{预算金额} \times 100\%$$

(二)采购需求的产生和审核

在编写采购需求过程中,有 5 个项目是自主编写,即医院根据自身及科室的需求,自己编写采购需求;有 1 个项目面向特定供应商征集需求方案;2 个项目面向市场公开征集需求方案,再根据供应商提供的需求方案进行整合编制采购需求。

8 个项目采购需求编制完成后,均有医院内部相关科室参与审核,包括财务、采购、保障、院感、纪检监察审计、护理、医务等相关职能科室。此外,还有 3 个项目有法务或律师参与审核。

(三)采购代理机构的选取

8 个项目均采用随机抽取的方式选定采购代理机构。

三、医院后勤保障服务项目招标采购案例分析
——以厦门大学附属妇女儿童医院为例

厦门大学附属妇女儿童医院(以下称"厦门市妇幼保健院")保洁运送项目采购的服务内容包括医院 1♯、2♯、3♯、4♯、5♯、6♯楼内及大楼外围、连廊、停车场区域、绿化带、地下层、屋顶、院区、宿舍公共区域等室内外的环境保洁、绿化养护、运送服务。医院位于厦门市思明区镇海路 10 号,建筑面积 6.7 万平方米,现有职工 1400 余名。设有保健业务科室 6 个、临床业务科室 23 个、医技药科室 9 个,编制床位数 700 张。

(一)招标采购法规适用

案例项目预算金额 2856 万元,采用公开招标的方式。根据《厦门市财政

局转发财政部关于促进政府采购公平竞争优化营商环境的通知》（厦财采〔2019〕39号）规定："采购人根据项目特点、代理机构专业领域、监管部门监管意见和信用评价情况等，从代理机构名录中自主择优选择政府采购代理机构"，采购单位从自有代理库抽取项目招标采购代理机构。

1.确定是否属于政府采购范围

在保洁运送项目招标采购过程中，首先要判断项目是否属于政府采购范围。根据《政府采购法》第二条规定："本法所称政府采购，是指各级国家机关、事业单位和团体组织，使用财政性资金采购依法制定的集中采购目录以内的或者采购限额标准以上的货物、工程和服务的行为"，主要从以下三个方面进行判断：

（1）采购主体

政府采购的采购主体必须是国家机关或事业单位或团体组织，案例中的厦门市妇幼保健院是厦门市卫生健康委员会下属的事业单位，符合政府采购的采购主体要求。

（2）采购资金

政府采购使用的资金应是财政性资金，《政府采购法实施条例》第二条明确"政府采购法第二条所称财政性资金是指纳入预算管理的资金"。根据《国家卫生健康委 国家中医药管理局关于印发公立医院全面预算管理制度实施办法的通知》（国卫财务发〔2020〕30号）第3条规定："医院作为预算单位，所有收支全部纳入预算范围"，因此，公立医院在采购过程中使用的资金，无论是财政拨款，还是经营收入，都属于财政性资金，应当纳入预算管理。案例项目使用的资金属事业单位自筹资金，符合政府采购的采购资金要求。

（3）采购内容

政府采购的内容：一是集中采购目录以内的货物、工程和服务，二是采购限额标准以上的货物、工程和服务。根据《财政部关于印发〈政府采购品目分类目录〉的通知》（财库〔2022〕31号），本案例采购的保洁运送应属于服务类中的C21040000物业管理服务。

以厦门为例，厦门市财政局历年发布的《厦门市政府采购目录及采购限额标准》均未将保洁运送服务纳入集中采购目录以内。历年制定的采购限额标准也有所不同，如2017年度是50万元，2018年度是80万元，2019年度至今都是 100 万元。案例的预算资金为 2856 万元,达到采购限额标准以上。

综上,本案例的采购主体、采购资金、采购内容均符合政府采购的要求,应按照政府采购的相关规定开展采购活动。其中,在确定是否属于政府采购范围时需要特别注意两点:一是采购主体、采购资金、采购内容三项需要同时符合,才属于政府采购范围。二是若一次性采购多年(最多不得超过三年),此种情况下,应按多年总的预算金额来判断是否达到政府采购限额标准。

2.选择采购方式

以厦门为例,根据厦门市财政局最新发布的《关于印发厦门市政府采购目录及限额标准的通知》(厦财采〔2022〕8 号)规定,单项或批量采购预算金额达到 200 万元及以上的政府采购服务项目,应当采用公开招标方式。单项或批量采购预算金额达到 100 万~200 万元(不含 200 万元)的政府采购服务项目,采购人可以根据项目的性质和特点,依法选择采用竞争性谈判、竞争性磋商、单一来源等采购方式。

保洁运送项目预算金额达到 200 万元及以上的,应采用公开招标方式。本案例的预算金额达到 200 万元以上,因此采用公开招标的方式进行采购。

3.开展政府采购需求管理

在开展保洁运送项目政府采购活动时,采购人应根据财政部《政府采购需求管理办法》(财库〔2021〕22 号)的规定,组织确定采购需求和编制采购实施计划,并实施相关风险控制管理的活动。根据该办法第 11 条、第 33 条规定,若保洁运送项目预算金额达到 1 000 万元以上时应当开展需求调查,并对采购需求和采购实施计划进行一般性审查和重点审查。若面向市场主体开展需求调查时,要注意选择的调查对象一般不少于 3 个,并应当具有代表性。

此外,根据《厦门市卫生和计划生育委员会关于进一步规范"福建省政府采购网上平台"填报工作的通知》(厦卫规信〔2018〕406 号)的要求,采购单位对 300 万元以上的政府采购项目还需提供相关比价议价依据,其中比价依据需提供 3 家近一年来、同时间段的该项目商家的报价单(盖公章),限价依据需提供 3 家近一年来、同级别单位、同类项目的采购合同复印件。

4.落实政府采购政策

在开展保洁运送项目政府采购活动时,需要落实的政府采购政策主要是促进中小企业发展政策,根据《政府采购促进中小企业发展管理办法》(财库

〔2020〕46 号)第 7 条、第 8 条的规定,保洁运送项目预算金额在 100 万~200 万元的,适宜由中小企业提供的,采购人应当专门面向中小企业采购;预算金额超过 200 万元的,适宜由中小企业提供的,应注意预留该采购项目预算总额的 30% 以上专门面向中小企业采购,其中预留给小微企业的比例不低于 60%。

5.其他应注意的规定

在开展保洁运送项目政府采购活动时,还需要特别注意以下几项规定:

(1)公开采购意向

根据《财政部关于开展政府采购意向公开工作的通知》(财库〔2020〕10 号)、《厦门市财政局关于开展政府采购意向公开工作的通知》(厦财采〔2020〕15 号)等相关规定,采购单位应在政府采购预算批复后 60 日内集中公开本年度采购意向,并至少在采购公告发布前 30 日发布采购意向公开公告,公开的内容应当包括采购项目名称、采购需求概况、预算金额、预计采购时间等。内容应当尽可能清晰完整,便于供应商提前做好参与采购活动的准备。

(2)预公告

根据《厦门市财政局关于进一步优化政府采购营商环境的通知》(厦财采〔2020〕10 号)规定,采购预算达到 500 万元(含)以上的政府采购项目、300 万元(含)~500 万元技术复杂、影响重大的政府采购项目,采购人应当在本部门(单位)的门户网站对采购文件预公告 3 个工作日,接受社会监督。若保洁运送项目符合上述情形的,应按规定进行预公告。

(3)专家论证

根据《厦门市卫生和计划生育委员会关于进一步规范"福建省政府采购网上平台"填报工作的通知》(厦卫规信〔2018〕406 号)的要求,500 万元(含)以上的单个项目应当按照有关规定上传专家论证意见。以及《厦门市财政局关于进一步规范政府采购流程管理的通知》(厦财购〔2017〕16 号)规定:"实行预公告的项目,采购单位可根据预公告情况及项目实际需求,选择是否组织专家论证。单位组织论证应邀请两名以上相关行业专家,对采购文件、修改建议进行审核论证,专家审核论证意见存档备查",预公告的项目还需要根据情况组织专家对采购文件等进行审核论证。

(二)重点技术、商务要求的设定

《政府采购货物和服务招标投标管理办法》(财政部令第 87 号)第 11 条规定了采购需求的内容,第 20 条规定了招标文件应当包括的主要内容。《政府采购需求管理办法》(财库〔2021〕22 号)第 6 条规定了技术、商务要求包括的内容。综合以上相关规定,其中:

技术要求主要包括以下五项内容:①项目需实现的目标;②服务内容;③服务标准,包括国家相关标准、行业标准、地方标准或者其他标准、规范;④项目的验收标准;⑤为落实政府采购政策需满足的要求。商务要求主要包括以下四项内容:①采购项目预算金额或最高限价;②项目服务期限和地点;③付款条件,包括支付方式、时间、条件;④保险要求等。

以下对技术、商务要求的重点内容进行阐述。

1.项目需实现的目标

目标是指采购活动的预期目的,为整个采购活动指明方向,也是对供应商的考核指标。在设定项目目标时,首先,在招标文件中写明目标应与项目事前绩效目标相对应,避免出现矛盾的情况。其次,项目目标要清晰、可量化,才具有可考核性。例如保洁项目中要实现卫生检查合格率达到 95％以上,无卫生死角,医护病患满意率达到 95％以上等。在运送项目中要实现运送准确率达到 95％以上、运送及时率达到 90％以上等。

2.服务内容

服务内容是技术要求中最重要的部分,既是对供应商履约的要求,也是日后采购人进行履约考核验收的重要内容,因此该部分内容要满足以下要求:一是全面性,服务的内容要涵盖各个方面,不能有遗漏,避免在履约过程中产生问题。二是细致性,对服务的要求应尽量细致、可操作,避免供应商在履约过程中“偷工减料”。在制定服务内容要求时,主要从四个要素入手,即时间、地点、人物、事件。

(1)时间

时间主要是写明服务人员的在岗时间、各项服务的提供时间和频次等。例如,保洁服务需要保洁人员全年 365 天在岗,每日 7:00—20:00 在岗,并针对不同区域设定不同的保洁次数要求、巡查周期要求等(见表 15-1)。运送服务则需要运送人员全年 365 天在岗,每日 24 小时待命。

表 15-1　公共区域巡查时间

区　　域		巡查周期	
外围	外围地面	07:00—18:00	20 分钟/次
大厅	公共洗手间	07:00—18:00	30 分钟/次
	大厅地面	07:00—18:00	15 分钟/次
门诊	公共洗手间	08:00—17:00	30 分钟/次
	候诊区	08:00—17:00	15 分钟/次
	连廊	08:00—17:00	30 分钟/次
楼层	病房洗手间	07:00—20:00	60 分钟/次
	病房公共洗手间	07:00—18:00	30 分钟/次
	病房走廊	07:00—20:00	10 分钟/次
	楼层楼梯	07:00—17:00	60 分钟/次

厦门市妇幼保健院将所有公共区域的巡查时间标准明确清楚,当地面出现落地垃圾时就可以考察服务人员是否按规定时间进行巡查清扫。

(2)地点

地点主要是根据服务要求的差异划分不同的区域,如大厅、门诊区域、急诊区域、病房、室外公共区域等。根据不同的地点,制定不同的服务要求、程序、标准等。

表 15-2　日常工作流程要求

3 号楼 19 楼早班日常工作流程
早班上班时间 7:00—19:00
一、收取陪伴床
二、干、湿拖所有病房并收取生活垃圾
三、再次巡视清洁治疗室、处置室、换药室、检查室等卫生
四、病房重点清洁,卫生间保洁、垃圾收取、一床一巾、出院病床卫生清洁、拆床、铺床、迁床等工作(不定时巡视两侧消防通道)
五、清洁治疗室、处置室、检查室、换药室并收取生活及医疗垃圾、干拖湿拖等
六、再次收取所有病房、医生办公室、护士长办公室、治疗室、处置室、换药室、开水房、护士站、生活垃圾、医疗垃圾并再次巡视消防通道

续表

3号楼19楼早班日常工作流程
七、到仓库更换布草领取物品及药剂
八、手术室清洁消毒,收取垃圾
九、清洗刷洗每间病房内卫生间及公卫,病房见脏必须干拖、湿拖,出院病床清洁消毒、拆床铺床、迁床等工作并收取病房垃圾
十、医生办公室、护士长办公室、更衣室、污物间、检查室、换药室、处置室清洁消毒并收取垃圾

将各个科室标准的保洁日常工作计划、工作流程、工作时间等予以详细规定,明确时限和要求标准等(见表15-2),并将相关的内容告知各科室,既便于供应商清楚知晓、明确投标响应,也便于各科室和后勤保障管理部门进行履约监督。

(3)人物

人物主要是写明服务人员的组织架构、人员自身要求、人员数量、仪容仪表、在岗纪律要求等。对服务人员的自身要求包括人员年龄、职业资格、工作经验要求等,对人员的职业资格要求建议根据最新的《国家职业资格目录》进行设定,对国家相关部门已经明令取消的职业资格则不能再作为要求。

招标时应提出最低的服务人员配置要求,可以分区域、分时段要求。同时,可以根据以往的履约情况与经验,在新一轮招标时,对人员配置进行合理优化。

后勤保障服务人员一般由管理人员、驻点人员、公共区域人员、假期替班人员等组成。岗位人员数量的测算方式:管理人员一般一个项目配一个经理,50人配备1个主管;驻点人员测算相对简单,由驻点的人员加上工作时间即可;公共区域的人员测算必须具备由区域面积、工作效率、工作模式、工作频次、工作天数组成。招标时人员的配置一般是要求工时人数和最低服务岗位人数,以避免中标单位出现"偷人头"的情况(即实际履行人数少于投标承诺人数)。

①人员数量要求。保洁运送工作并不是技术性的工种,一般中标企业给服务人员的工资较低。如果按照一个岗位一个人员配置,会由于服务人员工资太低,造成人员流失,服务人员更换频率高,势必会影响到服务质量。因此

在招标时一定要做好工作量的评估,使得服务人员在完成正常工作的情况下还可以适当获得一些加班费。此外,如果只标明工时人数,没有注明岗位人数,造成服务人员数量不足,同样会影响到服务质量。因此,合理的岗位人员设置对于服务质量也是至关重要的。

根据《国务院关于职工工作时间的规定》,每人每日工作 8 小时,每周的标准工作时间为 40 小时,所以 1 个标准工时人数=40 小时。每人每天的标准工作时间为 8 小时,每月平均上班 21.75 天×8 小时=174 小时/(人・月)。

表 15-3　岗位人员数量要求表

楼层	科室/岗位	保洁工时人数	保洁岗位数	运送工时人数	运送岗位数
−1F	地下车库含屋顶	0.2	0.2	0	0
1F	儿科药房/收费处/儿科检验/大厅	2	2	1	1
M	儿童输液区	1.6	1		
2F	口腔科/儿科门诊	2.1	2	0.5	0.5
3F	眼耳鼻喉科/儿科门诊	1.4	1		
4F	儿童保健科	1.2	1		
5F	消毒供应室	1.4	1	6.5	6
6F	儿童发育行为科/早教部	1.4	1	0	0

同时要求投标人应明确为采购人提供服务的最低服务人数,并提供详细的各岗位服务人数。总实际到岗人员配置不得低于 17 人(四舍五入取整),工时人数不得低于 19.3 工时人数。投标人可根据实际情况对保洁、运送两部门的岗位人员进行调配但须经采购人同意。为完成招标文件所述内容而增加的人数或加班费用包含在投标报价中,医院不再另行支付。

②人员费用要求。服务费用的合理测算直接关系到服务的质量。医院在测算时应尽量规避可能存在的潜在风险,即防范投标企业通过压低价格甚至是低于成本价的手段成为中标方,影响到服务质量。目前市场上供应商的报价五花八门,因此采购单位在前期的调研时要尽量了解不同的测算方式。

以下提供一种测算方式参考:

后勤社会化服务的人工成本一般占服务费的比例在 75% 左右,工资的测算可以用人均最低工资÷75%,再结合其他同区域同等级的医院情况进行测算。例如甲乙两个公司,甲公司人均最高工资报价 3000 元,乙公司人均最高工资报价 2500 元。甲公司实发员工 3000 元×75％＝2250 元,乙公司实发员工 2500×60％＝1500 元。表面上乙公司的报价更低,但是通过降低员工工资获得利润,这样势必会影响到人员的服务质量,最终受影响的是项目的服务质量。

根据《国务院关于职工工作时间的规定》,每人每日工作 8 小时,每周的标准工作时间为 40 小时,所以 1 个标准工时人数＝40 小时。例如甲公司报上班五天制,乙公司报上班六天制,表面上乙公司的上班时间更长,但是甲公司每月每人 4000 元,乙公司每月每人 5000 元。甲公司换算成每周工作 40 小时的标准工时人数为 5 天×8 小时÷40＝1,甲公司按照每周工作 40 小时的标准工时人数,则工资为 4000 元÷1＝4000 元。乙公司换算成每周工作 40 小时的标准工时人数为 6 天×8 小时÷40＝1.2,若换算成每周工作 40 小时的标准工时人数,则工资为 5000 元÷1.2＝4166 元。所以虽然从表面看乙公司的时间比较长,但是它的人均工资却高于甲公司。

【例 1】人员费用要求:投标人关于服务人员的人均综合单价投标报价不得高于 3580 元/(人·月),综合单价包含人工成本、物料成本、运营成本、利润、税金等项目涉及的所有费用。服务人员工资不得低于当地最低工资标准(如有调整,应按调整后的最新标准执行),同时须依法依规为服务人员缴交社会保险、公积金及发放其他福利、津贴。合同履行期内,中标人须切实履行其投标时承诺给服务人员的待遇和物料设备投入,否则采购人有权要求中标人承担违约责任。

③人员自身要求。一个项目的现场经理和主管对于整个团队的运作至关重要。有的现场经理和主管可能文化水平很高,但缺乏现场管理能力和执行能力,医院的一些执行标准和要求只是流于合同上的表面文字,具体的执行时间和执行标准没有认真监督,甚至阳奉阴违,没有认真执行医院的要求,导致服务质量无法达标,增加后勤管理部门的工作量。有的管理人员沟通能力欠佳,对于临床科室提出的问题没有及时沟通处理,和临床科室的沟通不到位,解释不到位,也会增加后勤管理部门的工作量。

【例 2】人员标准要求:高层管理人员配置结构合理,大专以上学历、有后勤服务管理 5 年以上或医院后勤服务管理 3 年以上的经验。中层管理人员配置结构合理,中专以上学历、有医院后勤服务管理 2 年以上的经历。作业人员:根据项目组织机构情况设置,要求初中及以上学历,身高150 cm以上。招聘作业人员的年龄限制:女性18周岁至55周岁(含55周岁),男性18周岁至60周岁(含60周岁)。

(4)事件

事件主要包括服务的工作内容、标准等,同时应包括禁止行为要求。

【例3】对卫生间的地面进行保洁,要求做到地面干净无污物、干燥无残留水迹;对卫生间内的小便池进行保洁,要求做到无尿碱水锈引迹(黄迹)、无污物、喷水嘴应洁净。

【例4】中标人员工班内时间不得抽烟,发现一次扣服务费500元,若同一人被发现两次,院方有权要求更换该员工。在控烟检查中,如发现公共区域烟头滞留10分钟以上没有清理的,扣服务费200元。

目前,医院的各种检查比较多,特别是受新冠疫情影响,对特殊科室例如发热门诊的管理日趋严格,对保洁的流程、运送的路线、穿脱防护服的标准、区域的规范行走等都有严格的要求。检查形式不再是以往的现场检查,而是查看过往的视频监控,一旦发现问题医院将被问责。因此,如果没有严格的考核制度,不仅影响服务质量,也会影响医院的检查结果。

3.服务标准

在招标文件中应列明保洁运送项目供应商需要遵守的相关标准、规范。经查询,目前主要的标准、规范有:《医院消毒卫生标准》(GB 15982—2012)、《医疗机构消毒技术规范》(WS/T 367—2012)、《医疗机构环境表面清洁与消毒管理规范》(WS/T 512—2016)、《医务人员手卫生规范》(WS/T 313—2019)、《医疗卫生机构医疗废物管理办法》(卫生部令第36号)等。

此外,还有一些外地的地方标准可供借鉴参考,如北京市市场监督管理局发布的《医疗机构保洁服务规范》(DB11/T 1863—2021),河南省清洗保洁行业协会发布的《医院清洗保洁服务规范》(T/YQX 004—2020)等。

4.验收标准

验收标准主要写明对中标人履约情况的考核,应制定相应的考核办法,主要包括:考核验收人员、考核时间、考核方式、考核结果应用等。

考核验收人员以采购人的使用科室(如后勤部门)为主,同时可以邀请参加本项目的其他供应商或者第三方专业机构及专家参与考核验收。

考核时间可以每月考核一次,也可以两个月或三个月考核一次。考核方式建议以百分制打分的形式,制定具体的评分标准,由验收人员对中标人的履约情况进行打分,同时将打分结果与付款相挂钩,例如:得分在 90 分及以上时,全额支付服务费;得分在 80～90 分时扣除服务费的 3%;得分在 70～80 分时扣除服务费的 6%;得分在 70 分以下时扣除服务费的 10%。

5.预算金额或最高限价

在招标文件中需写明预算金额或最高限价,以便供应商报价。同时,还需要写明报价要求,是采用固定总价(即服务费包干),还是采用固定单价(即按实结算),不同的报价要求需要供应商提供不同的报价明细。

根据实践经验,保洁运送项目推荐采用固定总价的方式。一是此类项目服务的次数多,难以详细统计,不适宜按实结算,同时要详细统计供应商的保洁次数、运送次数等,还需要额外的人工成本。二是按服务人员数量结算的话,也容易造成供应商虚报人数或人浮于事的情况。

若采用固定总价的方式,在招标文件中应详细写明供应商报价需包含的内容,常规的内容主要有:①人工成本(含基本工资、医社保、保险、福利费、津贴费、加班费等);②投入项目运营的设备、工具、物料、药剂(保洁药剂、洗涤药剂、地面养护药剂)等费用;③日常办公设备、用品、耗材、员工服装费等;④行政办公费用、企业管理费;⑤利润;⑥税金等费用。

此外,如果医院有提供办公用房、设备设施给供应商使用的,因该项内容涉及供应商报价,因此也应在招标文件中写明。

6.服务期限和地点

服务期限主要写明合同期限的长短,例如:自合同签订之日起一年。若服务期限为多年的,建议可采用合同一年一签的方式,每个年度结束后,经考核合格无问题,再续签下一年度合同,以此激励供应商提供优质服务。

服务地点主要写明服务的区域范围,包括楼宇、楼层、公共区域空间的位置、面积等基础信息,便于供应商测算服务人员数量、工作强度,以及相应的报价。

7.付款条件

付款条件主要根据医院的财务制度以及财政部门的相关规定编制,包括支付方式、时间、条件等。保洁运送项目属于服务类项目,付款时一般按月支付或按季度支付。建议按月支付,一是响应政府采购支持中小企业发展要求,及时支付资金。二是避免供应商垫资过多，导致成本提高或服务质量下降。

同时在资金往来方面还需要注意，根据《厦门市财政局关于进一步减轻供应商参与政府采购活动成本负担的通知》（厦财采〔2021〕5号）要求，一是货物、服务项目不得收取质量保证金。二是若收取履约保证金的，履约保证金的数额不得超过政府采购合同金额的10％，同时应根据项目特点、供应商资信、市场供需等情况对中小企业免收或减半收取履约保证金。三是应当允许供应商自行选择提交履约保证金的方式，并在合同履约完毕且无合同纠纷后的7个工作日内向供应商退清履约保证金。

8.保险要求

项目服务内容包括对天花板、高处标牌等高处地方的保洁，存在较高的危险性。此外，医院与一般的住宅、办公场所有较大的差别，医院存在大量的各种病原体，极易造成交叉感染，进行保洁时存在较高的风险，为避免供应商的服务人员发生事故或者因供应商服务问题导致他人事故后出现救治费用问题，可以要求供应商中标后购买相应的保险。

若要求购买保险时应写明购买的险种（如公众责任险、员工意外保险等）、保险对象、保险额度、保险期限等，这样既方便供应商测算成本进行报价，也便于中标后履行。

（三）评分条款的设定

政府采购的招标评标方法分为最低评标价法和综合评分法，其中技术、服务等标准统一的货物和服务项目，应当采用最低评标价法。由于医院保洁运送项目还没有制定统一的全国标准，不同供应商的服务之间存在较大差异，因此，目前此类项目一般还是采用综合评分法。

综合评分法一般是采用百分制，分为技术、商务、价格三部分。在制定评分条款时应特别注意评审因素的设定应当与供应商所提供服务的质量相关，不能以不合理条件限制或者排斥潜在供应商。同时，厦门市财政局有制定《政府采购文件负面清单》，评分条款应注意不能设定负面清单的示例或与示例类似的条款。

1.价格部分

目前政府采购的价格分计算公式只有一种，即低价优先法。保洁运送项目作为服务项目,其价格分值占总分值的比重不得低于10％。可以先制定技术、商务部分评分条款,剩余的分数作为价格分值即可。

2.技术部分

技术部分评分条款主要包括服务方案、服务人员、服务工器具配置等,这些是采购需求的重点内容,与服务质量息息相关。

在制定评分条款时要注意两点:一是评分条款应当细化和量化,在以往的招标过程中会出现"优、良、一般"或"可行、基本可行、不可行"的表述,此类评分条款都属于未细化量化,供应商看到此类条款根本无从下手,难以知晓如何响应才能得分。评分条款细化量化的目的就是让供应商知道自己需要提供哪些材料、如何响应才能得分,同时也限制评委的自由裁量权,避免评委随意评分,影响到结果的公平性。二是评分条款应当与供应商所提供服务的质量相关,如果无关则不能作为评分条款,例如供应商为本项目设立的服务团队组织与项目服务的质量相关,可以评价,供应商成立的工会或党支部组织与项目服务的质量无关,则不能评价。三是评分条款应当与相应的采购需求对应,即评分的内容应当在采购需求中有相应的要求。

在制定服务方案评分条款时,可以根据不同的服务内容、服务区域来制定,例如对病房、洗手间、走廊等区域的保洁服务方案,对日间、夜间的运送服务方案分别进行评价。评分条款应写明供应商提供的服务方案需包含的内容、服务需达到什么标准才能得分。

在制定服务人员评分条款时,应要求供应商提供的人员证明材料符合相关规定,一是要求人员资格证书时,应注意表述完整、准确,不能写证书的简称,避免评审时出现争议。二是可以要求供应商提供为该人员缴交社保的证明,但是要注意社保证明时间不能变相限制企业经营年限,例如要求提供连续缴纳3个月的社保证明,属于变相要求供应商至少注册成立3个月或以上,违反了《中华人民共和国中小企业促进法》第四十条"政府采购不得在企业股权结构、经营年限、经营规模和财务指标等方面对中小企业实行差别待遇或者歧视待遇"的规定。

3.商务部分

商务部分评分条款主要包括企业的综合实力、履约能力、类似业绩经验等。

企业综合实力可以评价供应商通过管理体系认证的情况、获得的奖项荣誉等,但要注意评价的内容要与服务的质量相关,同时根据《福建省省级政府采购货物和服务项目招标文件编制指引》(闽财购〔2007〕6号)的要求:除国家部委行政主管部门以及国家质量测评机构的评奖外,地域性的评奖不作为加分条件。

在制定类似业绩经验评分条款时,需注意不得要求业绩的合同金额、业绩保洁面积等因素,这些因素会与供应商的营业收入挂钩,违反了《政府采购促进中小企业发展管理办法》(财库〔2020〕46号)第五条"采购人在政府采购活动中……不得以企业注册资本、资产总额、营业收入、从业人员、利润、纳税额等规模条件和财务指标作为供应商的资格要求或者评审因素……"的规定。

(四)招标文件会签审批

招标文件由需求科室草拟后,应进行单位内部会签审批。目前,多数医院已使用内部OA系统进行电子化签批,既能使签批流程明晰,也能做到可追溯。

签批流程一般是按照采购需求科室拟制、采购需求科室分管领导审定、采购管理科室审核、采购管理科室分管领导审定等程序进行。对于金额较大或重大复杂的项目,可以同时引入法律顾问或律师参与审核,进一步提高文件的合法合规性。

(五)合同签订

中标人确定后,采购人应当自中标通知书发出之日起三十日内,按照采购文件确定的事项与中标供应商签订政府采购合同。采购人不得向中标人提出任何不合理的要求作为签订合同的条件。

采购人与中标人所签订的合同不得对采购文件确定的事项和中标人的投标文件作实质性修改。除采购合同继续履行将损害国家利益和社会公共利益的情形外,双方当事人不得擅自变更、中止或者终止合同。

三、完善医院后勤保障服务类项目
招标采购管理的对策

(一)了解招标项目涉及法规和运用

对于公立医院保障服务类项目招标来说,业主不仅需要掌握运用国家及地方的招标法规,确保项目采购过程符合政策、医院内控的各项要求,同时也要有针对性查阅项目执行实施中涉及的法律法规。以后勤保洁运送项目为例,人力是该项目执行的关键要素,因此《劳动法》《劳动合同法》的规定如何应用在项目人力资源管理中,可以由人事部门参与把控和编写相应的参数要求。自新冠疫情暴发以来,院内感控工作日益重要,贯穿医疗行为的各个环节,建议加强与院感部门的沟通,将《医院感染管理办法》《消毒管理办法》《医院医疗废物管理规定》等法规内容纳入招标参数中,进一步规范保洁运送工作,约束从业人员院区内的行为管理。

(二)评估和调研医院现有需求、市场

后勤外包服务项目采购金额大而且与医疗活动紧密关联,其服务内容、服务质量直接影响医务人员的工作效率,继而关系到就诊人群的满意度。后勤管理部门需要预留充足的时间在项目启动招标前做充分的调研评估工作,可成立多部门联合的专项小组,与院内职能科室如护理部、院感管理部、人力资源部、门诊部、法务部门、临床重点科室如手术室、病区、消毒供应室等代表科室讨论、座谈,围绕人、财、物多个维度掌握项目既往执行过程的要点和难点、关键环节;与此同时,采取需求公开的方式,通过邀请服务商介绍或组织实地参观、电话咨询已服务单位等多种形式调研同级医疗机构服务供应商服务差异性,比较其优势、劣势,从而进一步明确本单位服务内容和服务要求。

(三)测算评估服务价格

保洁运送项目的价格测算是项目需求评估的重点也是难点,测算的依据、测算方法并没有明确的规范和准则。在调研的 8 家本市三级医疗机构中,人均费用最低 3330 元/月,最高 5989 元/月。各家医院均提到参照同级医院和市场行情,不同程度进行过市场调研、比价工作,两家医疗机构提出参考厦门市最低工资标准。保洁运送项目服务内容、岗位要求、最低服务人数是影响服务价格测算的重要因素,保洁频率、洗脱地面及垃圾袋更换次数等要求不同,其工作量和服务质量必然不同,所消耗的人力也不同。通常服务内容越精细、岗位要求越高,其人均费用则相应提高。例如假设 A、B 两家医院,A 医院要求病区每天清扫两次,B 医院不仅要求清扫三次同时明确病区定岗 1 人,在项目实际执行过程中,A 医院病区工作人员在完成两次清扫后的富余时间可以参与其他公共区域的保洁工作,两块区域只使用一位保洁人员从而降低了项目的总费用;B 医院由于服务要求高且人员定岗,该人员完成基础清扫要求后可以快速响应病区突发保洁需求,提升住院患者满意度的同时,也分担了病区管理压力,而其公共区域另设专职保洁人员,可想而知,B 医院的保洁整体费用必然高于 A 医院,服务的质量和效果也有别于 A 医院。保洁运送这类服务项目的价格测算如仅以压低成本为出发点,往往导致服务质量下降,尤其新冠疫情发生以来,对保洁用品、操作环节、防护等提出了新的要求,更需要具备一定文化素质的人员执行保洁运送工作。在公立医院各项工作精细化管理的当下,患者对就医体验和环境提出更高的要求,保洁运送项目作为后勤管理的重要内容之一,其服务价格的测算也考验着医院管理者能否权衡好医院成本和服务质量、服务效果之间的关系。

(四)制定服务供应商考核条款

高效有力的监管是确保后勤外包服务类项目保持良好运行的重要手段。除了设置安全生产、文明礼仪等单项考核条款外,可重点对服务范围内的手术室、住院病区、门诊、行政区域等,有针对性地考核保洁运送的服务项目和频次的执行落实情况,考核评价涵盖员工的着装、态度,保洁的成效,运送的准确性和及时性等;院感部门参与抽查考核工作人员院感防控知识掌握情况、清洁用品的使用配比是否准确、医疗废物处置是否规范等；满意度采用问卷调查的方式，由护士长作为调查主体参与评价。上述的考核工作由保障部门牵头组织，相关职能科室共同参与，按月度考核统计结果并与付款挂钩。考核条款的制定不仅要考虑全面性、严谨性，同时也要考虑操作的可行性、便利性，纳入招标文件要求投标响应对潜在投标人来说，可以了解到采购方的要求质量标准，从而更好地提供有利于业主的投标方案。

(五)谨慎签订合同尤其是付款条件

采购合同作为招标文件的组成部分，也是在后勤外包服务项目论证调研阶段就需要同步考量制定的重要内容，合同条款明确双方的权利和义务，约束双方共同履行责任和义务，重视合同条款的制定有助于为日后解决争议提供依据，防范可能存在的风险。例如将项目月度或季度考核评价结果作为付款依据纳入合同签订条款，可有效督促双方落实考核监管机制，成为确保后勤外包项目高质量实施的有力抓手。

(六)掌握和运用后勤服务外包项目信息化管理手段

2021年9月，国家卫生健康委和国家中医药管理局制定《公立医院高质量发展促进行动(2021—2025年)》提出，探索医院后勤"一站式"服务，建设后勤智能综合管理平台，全面提升后勤管理的精细化和信息化水平，降低万元收入能耗支出。随着智慧化医院建设的推进，后勤信息化管理手段层出不穷，对于一家成熟的后勤外包供应商来说，可以在人力配置、保洁运送标准化作业等方面给予业主完善的解决方案，其信息化管理手段、软件应用的深度和广度也是高品质服务不可或缺的支撑。例如医疗废物管理系统、厕所智能提示系统、标本运送系统、设施设备巡检维护系统等，这些信息系统的使用不仅成为后勤外包服务项目的亮点，更有力提升服务质量、提高服务效率，一定程度上节省了院方管理的支出成本。因此，外包供应商信息化管理水平也是项目论证调研阶段的重要考量内容，可以作为重要参数或评分条款纳入招标文件。

(七)关注《政府采购需求管理办法》的实施与运用

2021 年 7 月 1 日起执行的《政府采购需求管理办法》指出：采购人对采购需求管理负有主体责任，按照本办法的规定开展采购需求管理各项工作，对采购需求和采购实施计划的合法性、合规性、合理性负责。厦门市财政局 2021年 7 月下发《关于印发政府采购需求管理有关文书范本的通知》提供了具体的文书范本。采购需求涵盖技术、服务要求，采购实施计划涉及合同的订立、管理安排，对于采购金额大、采购周期较长的后勤服务类项目，需求评估需更加科学、细致、严谨，才能有助于项目的推进和实施。

第十六章　疫情防控下的医院后勤管理

一、疫情防控下的医院后勤管理变化及特征

新冠疫情防控面临复杂性、艰巨性及反复性的严峻形势。从病毒特性来看,新冠肺炎病毒变异株具有传播速度快、隐性感染和轻症病例比例高等特点,更容易造成大范围传播。常态化疫情防控的关键措施如早发现、早报告、早隔离、早治疗,简称"四早"预防,是一项艰巨繁重又需持久坚持的工作。医疗机构要针对病毒变异的新特点,提高科学精准防控本领,完善各种应急预案,严格落实常态化防控措施。

作为非新冠肺炎患者定点医院,在疫情防控常态化政策指导下,医疗机构一般不承担新冠患者或无症状感染者(非急重症状态)的诊疗工作,主要承担筛查及转运工作。传染病在人群中的传播必须具备传染源、传播途径和易感人群三个基本环节,缺少其中任何一个环节,都不会形成新的感染和流行。对传染病的预防控制措施可以分为三类,即控制传染源、切断传播途径、保护易感人群。因此,疫情防控常态化的医院后勤服务管理体系也需围绕上述三大类措施进行建设实施。

(一)疫情防控下的后勤服务管理体系建设

在疫情暴发及确诊患者快速增加的形势下,普通综合医院应疫情防控整体需要随时可能变成后备定点收治医院。故医院需要在平时状态做好应对

"平疫转换"任务的后勤体系建设,以在疫情状态下可快速组建隔离区("红区")和非隔离区("绿区")两支后勤队伍。

1.医院功能区划分与流线重构

相对非疫情阶段,医疗机构需落实下述疫情防控措施:落实门急诊预检分诊制度、提供发热门诊服务、加强患者入院筛查、组织实施区域核酸检测等。医疗机构应因地制宜,合理规划医院功能分区,尽可能实现各流线不相互交叉。医院应进行以下功能分区:预检分诊区、发热门诊区、正常诊疗区、核酸检测采样区及绿色通道。

预检分诊作为医院的第一道防线,对所有进入院区人员开展严格筛查、预检,做到"进院必检""检后进院"。预检分诊工作内容清晰明了,工作环节时间短,但存在高峰时期人流量和车流量多等问题,可能造成人员聚集,存在交叉感染风险。故需要提供面积宽敞的户外场所作为预检分诊的等候区。人行等候通道需设置 1 米线,在人行等候通道、车行等候通道沿线,需设置"提前打开健康码、行程码"的标识标牌,缩短预检时间。建议在户外设置临时集装箱房作为预检分诊站,方便工作人员遮风挡雨及临时休息。

发热门诊区需严格根据《发热门诊设置管理规范》进行建设。发热门诊应设置于医疗机构独立区域的独立建筑,标识醒目,具备独立出入口。医院门口(预检分诊处)、门诊大厅和院区内相关区域要设立醒目的指示标识,内容包括发热门诊方位、行走线路、接诊范围及注意事项等。发热门诊硬件设施要符合呼吸道传染病防控要求,与普通门(急)诊及医院其他区域间设置严密的硬隔离设施,不共用通道,通道之间不交叉,人流、物流、空气流严格物理隔离。新建发热门诊外墙与周围建筑或公共活动场所间距不小于 20 米。若无法在预检分诊处和发热门诊之间设立专用路线,建议设置专用电瓶车对发热患者接送。在部分医疗机构,鉴于经济负担或空间限制问题,发热门诊内无法设立专用 CT,此类医疗机构需设立专用路线,用以发热患者前往发热专用 CT 检查。发热门诊应满足"三区两通道"设置要求,清洁区主要包括医护休息区,应当有独立的出入口;缓冲区主要包括污染防护用品的脱卸区,可设置消毒物资储备库房或治疗准备室;污染区主要包括独立的挂号、收费、药房、候诊、诊室、治疗室、抢救室、输液观察室、标本采集室、隔离观察室、检验科、放射科、卫生间、污物间等医疗功能区,医疗功能区应当充分利用信息化手段和自助便捷服务技术,设置自助挂号缴费机具等,实现患者自助服务,减少诊疗环节交叉感染风险。

正常诊疗区应配套"三级预检分诊"流程设置相应功能单元。门诊、急诊应设立二级预检分诊点。住院部病区应设置并合理使用过渡病室,过渡病室不需按"三区两通道"设置,应设立单独卫生间。

核酸检测采样点应当选择空旷、通风良好、相对独立的场地,可选具备通风条件好、有独立空间的场地。非就医核酸采样人群在具备条件下,应与就医人群有效分开进行采样。故位于院区外又距离医院近的独立室外采样点为最佳选择。采样点内部划分等候区、采样区、缓冲区、临时隔离区、医疗废物暂存区,有效分散待检测人员密度。设置防护服穿脱区,配备手卫生设施、穿衣镜或防护装置。采样点需设立清晰的指引标识,保证人员单向流动,并明确采样流程和注意事项。60岁以上老年人、孕妇、残障等群体应设置绿色通道独立采样。设置健康码"黄码"人员专用核酸检测采样点(采样通道),避免交叉感染。

建立急危重症患者救治的绿色通道,不得以疫情防控为由延误治疗或推诿急危重症患者。设置可为新冠病毒感染者或疑似患者(处于危重症情况下)提供就地急救服务、符合隔离救治要求的急救室、手术室或重症病房。相关抢救区域应设置缓冲区,同其他区域形成有效隔离。

2.环境消毒

环境消毒分为污染区消毒和非污染区消毒。

(1)污染区消毒:明确被病例或无症状感染者污染的环境和物品,从而确认消毒范围和选择消毒技术。对病例或无症状感染者住院、转运期间可能污染的环境和物品,进行随时消毒。对病例和无症状感染者居住或活动过的场所,如居所、工作学习场所、诊疗场所、转运工具,及其他可能受到污染的场所,在其离开后(如住院、转院、出院、死亡)进行终末消毒。病例和无症状感染者短暂经过的无明显污染物的场所,无需进行终末消毒。

(2)随时消毒:对病例或无症状感染者住院、转运期间,患者排泄物、呕吐物、体液及其污染的环境和物品,及时进行随时消毒,消毒方法参见常见污染对象的消毒方法,所用消毒产品应符合国家卫生健康行政部门管理要求。有人的情况下,不建议喷洒消毒。患者隔离的场所可采取排风(包括自然通风和机械排风)措施,保持室内空气流通。每日通风 2～3 次,每次不少于 30 分钟。

(3)终末消毒:病区隔离病房,在病例和无症状感染者出院、转院或死亡后,应当对患者衣物等生活用品、相关诊疗用品和使用过的桌、椅和床单等进行终末消毒;病房清空无病人后,应当对室内空气、地面、墙壁及卫生间等所有环境和物品进行终末消毒。医疗机构发热门诊、感染科门诊等,应当在每日工作结束后,按照终末消毒的要求进行处理。病例和无症状感染者使用过的共用诊室,在对室内空气、墙壁、诊疗设备的表面等进行终末消毒后,非新冠肺炎患者方可使用。终末消毒程序按照《疫源地消毒总则》(GB 19193—2015)附录 A 执行。现场消毒人员在配制和使用化学消毒剂前,应当确保所用消毒产品符合国家卫生健康行政部门管理要求,同时应做好个人防护。

终末消毒过程应由医护人员进行记录。若非新冠肺炎患者要使用病例和无症状感染者出院后的区域,相关区域需接受现场消毒评价。

(4)常见污染对象的消毒方法

①室内空气。居住过的场所如家庭、医疗机构隔离病房等室内空气的终末消毒可参照《医院空气净化管理规范》(WS/T 368—2012),在无人条件下可选择过氧乙酸、二氧化氯、过氧化氢等消毒剂,采用超低容量喷雾法进行消毒。

②污染物(患者血液、分泌物和呕吐物)。少量污染物可用一次性吸水材料(如纱布、抹布等)蘸取有效氯 5000 mg/L～10000 mg/L 的含氯消毒液(或能达到高水平消毒的消毒湿巾/干巾)小心移除。大量污染物应使用含吸水成分的消毒粉或漂白粉完全覆盖,或用一次性吸水材料完全覆盖后用足量的有效 5000 mg/L～10000 mg/L 的含氯消毒液浇在吸水材料上,作用 30 分钟以上(或能达到高水平消毒的消毒干巾),小心清除干净。清除过程中避免接触污染物,清理的污染物按医疗废物集中处置。患者的分泌物、呕吐物等应有专门容器收集,用有效氯 20000 mg/L 的含氯消毒剂,按物、药比例 1∶2 浸泡消毒 2 小时。清除污染物后,应当对污染的环境物体表面进行消毒。盛放污染物的容器可用有效氯 5000 mg/L 的含氯消毒剂溶液浸泡消毒 30 分钟,然后清洗干净。

③地面、墙壁。有肉眼可见污染物时,应先完全清除污染物再消毒。无肉眼可见污染物时,可用有效氯 1000 mg/L 的含氯消毒液或 500 mg/L 的二氧

化氯消毒剂擦拭或喷洒消毒。地面消毒先由外向内喷洒一次，喷药量为 100 mL/m²～300 mL/m²，待室内消毒完毕后，再由内向外重复喷洒一次。消毒作用时间应不少于 30 分钟。

④物体表面。诊疗设施设备表面以及床围栏、床头柜、家具、门把手、家居用品等有肉眼可见污染物时，应当先完全清除污染物再消毒。无肉眼可见污染物时，用有效氯 1000 mg/L 的含氯消毒液或 500 mg/L 的二氧化氯消毒剂进行喷洒、擦拭或浸泡消毒，作用 30 分钟后清水擦拭干净。

⑤交通运输和转运工具。应当先进行污染情况评估：汽车有可见污染物时，应先使用一次性吸水材料蘸取有效氯 5000 mg/L～10000 mg/L 的含氯消毒液（或能达到高水平消毒的消毒湿巾/干巾）完全清除污染物，再用有效氯 1000 mg/L 的含氯消毒液或 500 mg/L 的二氧化氯消毒剂进行喷洒或擦拭消毒，作用 30 分钟后清水擦拭干净。无可见污染物时，用有效氯 1000 mg/L 的含氯消毒剂或 500 mg/L 的二氧化氯消毒剂进行喷洒或擦拭消毒，作用 30 min 后清水擦拭干净，或用其他有效的消毒剂按照产品说明书进行消毒。织物、坐垫、枕头和床单等建议按医疗废物集中处理。确认新冠患者离开后，汽车应在密闭条件下进行空气消毒。

（5）非污染区消毒：在没有证据体现该区域存在患者、疑似患者或被新冠病毒污染物体时，可按下述方法进行常规清洁消毒。环境物体表面清洁消毒首选经消毒液规范浸泡后的抹布擦拭，不宜采取喷洒消毒方式（具体详见表 16-1）。

（6）保洁人员的防护标准：建议穿戴工作服、一次性工作帽、一次性手套和长袖加厚橡胶手套、防护服、KN95/N95 及以上级别的防护口罩或医用防护口罩或动力送风过滤式呼吸器、防护面屏、工作鞋或胶靴、防水靴套、防水围裙或防水隔离衣。

3.涉疫医疗废物管理

（1）涉疫医疗废弃物管理包含分类、包装、收集、转运、暂储、交接

①明确分类。发热门诊、隔离观察点、明确发生新冠患者区域产生的废弃物，包括医疗废物和生活垃圾，均应当按照涉疫医疗废物进行分类收集。

表 16-1　环境物体表面清洁与消毒方法

范围	消毒对象	日常清洁	消毒	清洁消毒频次	备注
环境物表	床单元（床、床头柜、椅子等）	日常清水加医用清洁剂清洁	1.一次性消毒湿巾； 2.含有效氯 500 mg/L 的消毒液擦拭消毒。	1.每日清洁 1 次； 2.污染时随时清洁消毒。	感染高风险部门每班次清洁消毒
	设备带、呼叫器按钮	湿式清洁	1.一次性消毒湿巾； 2.含有效氯 500 mg/L 的消毒液擦拭消毒。	1.单次/日清洁； 2.终末消毒。	无
	电脑、电话、键盘	湿式清洁	1.一次性消毒湿巾； 2.屏障保护膜。	单次/日	感染高风险部门每班次擦拭一次
	病历夹、病历车	清水或一次性消毒湿巾清洁	1.一次性消毒湿巾； 2.用含有效氯 500 mg/L 的消毒液擦拭。	1.保持清洁； 2.污染时随时消毒擦拭。	无
	共用洁具（水龙头、水池、座便器）	清水或加清洁剂湿式清洁	含有效氯 500 mg/L 的消毒液擦拭	1.单次/日； 2.污染时随时擦拭消毒。	无
	公共诊疗区域物表面（电梯按钮、电梯扶手、门、桌、椅子、门把手、电源开关等）	清水或加清洁剂湿式清洁	1.一次性消毒湿巾； 2.75%乙醇； 3.含有效氯 500 mg/L 的消毒液擦拭。	1.≥2 次/日； 2.污染时随时消毒擦拭。	感染高风险部门每班次擦拭一次（每日≥3 次）

续表

范围	消毒对象	日常清洁	消毒	清洁消毒频次	备注
	床单、被套、枕套	可集中送洗衣房清洗、消毒	首选热洗涤方法	1. 住院患者、急诊室患者应一人一套一更换； 2. 污染时应及时更换，清洁、消毒。	感染病患者的病员服、被单等放橘红色污物袋或可溶性污物袋或做好标识，送洗衣房单独清洗
	被芯、枕芯、床褥垫	可集中送洗衣房清洗、消毒，否则按医疗废物处理	床单元消毒器消毒30 min或参照使用说明	有污染时更换清洗	定期更换
环境物表	地面	1. 湿式清扫； 2. 清水或加清洁剂湿式清洁。	含有效氯500 mg/L 的消毒液擦拭	1. ≥2次/日； 2. 污染时随时消毒。	1. 擦拭地面地巾不同病室及区域之间应更换，用后清洗消毒、干燥保存； 2. 清洁剂/消毒使用后严禁"二次浸泡"（指将使用后已污染的清洁用具再次浸泡）。
	空气	1. 开窗通风； 2. 自然通风不良时，使用空气消毒器。	动态空气消毒器消毒30 min或参照使用说明	1. 自然通风：每日开窗通风≥2次，>30 min/次； 2. 空气消毒器：每日≥2次，>30 min/次，或参照机器使用说明。	有人情况下不能使用紫外线灯辐照消毒或化学消毒

续表

范围	消毒对象	日常清洁	消毒	清洁消毒频次	备注
	1.空调净化设备、出、回风口； 2.空调通风系统风口	湿式清洁		1.出、回风口1次/周； 2.空调系统风口1次/月。	1.定期清洗过滤网； 2.定期更换过滤器。
环境物表	便器	流动水冲洗、干燥	1.浸泡含有效氯500 mg/L的消毒液中，流动水冲洗、干燥备用； 2.便器清洗消毒器处理。	1.专人专用； 2.非专人专用的便器一用一消毒。	
	布巾	流动水清洗	1.含有效氯250～500 mg/L的消毒液中浸泡30 min，清水冲洗、干燥备用； 2.采取机械清洗、热力消毒、机械干燥、装箱备用。	1.一床一巾； 2.不同患者之间和洁污区域之间应更换； 3.擦拭两个不同物体表面或布巾变脏时应更换。	1.清洁剂/消毒剂使用严禁"二次浸泡"； 2.布巾擦拭时按照"S"型走势，从人面入，勿重复擦拭已清洁区域。
复用清洁用具	地巾（拖把头）	流动水清洗	1.含有效氯500 mg/L的消毒液中浸泡30 min，清水冲洗、干燥备用； 2.采取机械清洗、热力消毒、机械干燥、装箱备用。	每个房间1个拖把头	清洁剂/消毒剂使用严禁"二次浸泡"

②规范包装。医疗废物专用包装袋、利器盒的外表面应当有警示标识。在盛装医疗废物前,应当进行认真检查,确保其无破损、无渗漏。医疗废物收集桶应为脚踏式并带盖。医疗废物达到包装袋或者利器盒的 3/4 时,应当有效封口,确保封口严密。应当使用双层包装袋盛装医疗废物,采用鹅颈结式封口,分层封扎。按照医疗废物类别及时分类收集,确保人员安全,控制感染风险。盛装医疗废物的包装袋和利器盒的外表面被感染性废物污染时,应当增加一层包装袋。分类收集使用后的一次性隔离衣、防护服等物品时,严禁在垃圾桶内进行挤压以节约空间。

③安全收集。每个包装袋、利器盒应当系有或粘贴中文标签,标签内容包括:医疗废物产生单位、产生部门、产生日期、类别,并在特别说明中标注"新型冠状病毒感染的肺炎"或者简写为"新冠"。涉疫医疗废物,在离开污染区前应当对包装袋表面采用 1000~2000 mg/L 的含氯消毒液喷洒消毒(注意喷洒均匀)或在其外面加套一层医疗废物包装袋。涉疫医疗废物中含病原体的标本和相关保存液等高危险废物,应当在产生地点进行压力蒸汽灭菌或者化学消毒处理,然后按照感染性废物收集处理。

④规范转运。涉疫医废在产生地应日产日清。在运送医疗废物前,应当检查标识、标签以及封口是否符合要求。在运送医疗废物时,应当防止造成医废专用包装袋和利器盒的破损,防止医疗废物直接接触身体,避免医废泄漏和扩散。每天运送结束后,对运送工具进行清洁和消毒,含氯消毒液浓度为 1000 mg/L;运送工具被感染性医疗废物污染时,应当及时消毒处理。

⑤安全贮存。医疗垃圾站应当有严密的封闭措施,设置防雨、防泄露、防倒灌、防鼠、防蚊设施,设有工作人员进行管理,防止非工作人员接触医疗废物。涉疫医废要在垃圾站内单独设置区域存放,悬挂警示标识。存放时间原则上不超过 12 小时。用 1000 mg/L 的含氯消毒液对医疗废物暂存处地面和墙壁进行消毒,每天两次。贮存场所冲洗液应排入医疗卫生机构内的医疗废水消毒、处理系统处理。

⑥登记交接。医疗机构应将涉疫医废实行单独危废联单登记管理,登记内容包括来源、种类、重量或者数量、交接时间、最终去向以及经办人签名,特别注明"新型冠状病毒感染的肺炎"或"新冠",登记资料保存 3 年。涉疫医废产生科室、运送人员、医疗垃圾站工作人员以及医疗废物处置单位转运人员之

间,要逐层登记交接。医疗垃圾站工作人员应严格建立台账。

(2)涉疫医疗废弃物工作人员的作业指引

发热门诊污染区和隔离留观病区的医疗分废物收集转运流程:

①保洁人员从工作人员通道进入上述区域前,严格按照隔离病房工作人员防护用品穿脱流程穿戴医用防护口罩或 N95/KN95 口罩、一次性医用防护服、乳胶手套、加厚橡胶手套、护目镜或防护面屏等个人防护用品,正确实施手卫生。

②医疗废物收集人员按照医疗废弃物管理要求进行医疗废物的收集、密封及悬挂或粘贴标签等工作,收集完成后放入专用医疗废物转运箱。医疗垃圾袋及医疗垃圾箱运出前采用 1000～2000 mg/L 的含氯消毒液喷洒消毒,医疗垃圾袋如未消毒,需在外层再套一层清洁医疗垃圾袋,放有隔离衣、防护服、医用防护口罩等的医疗垃圾袋收集时严禁挤压。

③医疗废物收集人员在进入疑似或确诊新型冠状病毒感染的肺炎患者房间时,避免与患者有直接肢体接触。

④放有医疗废弃物的专用转运箱在消毒后放入隔离病区医疗废物临时储存点或在运送人员在的情况下交由运送人员由患者通道运出。

⑤医疗垃圾收集人员执行手卫生后进入隔离病区缓冲间,按隔离病区工作人员脱摘防护用品流程脱摘个人防护用品,执行手卫生、沐浴更衣后方可离开。

⑥医疗废物转运人员使用密闭专用转移工具转运医疗废弃物至暂存新冠患者医疗废物专用贮存间。

预检分诊及诊室内医疗废物收集流程:医疗垃圾收集人员穿着个人防护用品(乳胶手套、一次性医用外科口罩或医用防护口罩、一次性帽子、一次性隔离衣)由患者通道进入上述区域,按照医疗废物分类收集要求进行医疗废物收集,使用清洁的转运箱进行医疗废物转运,严禁使用医疗垃圾袋直接转运。

4.污水处理站管理

二级及以上医疗机构一般建设污水处理站。处理工艺包括以下几类:废水—集水池(机械格栅)—调节池—曝气池—沉淀池—消毒池(目前使用次氯酸钠消毒,二氧化氯消毒器备用)—出水;化粪池废水—格栅—生化池—二沉池—消毒池(臭氧消毒)—出水池—排放;水—三级化粪池(沉淀)—格栅—调节池—厌氧池—好氧池—膜生物反应器—消毒池(单过硫酸氢钾复合盐)—反应池—出水。加药设备至少为2套,1用1备。

采用液氯、二氧化氯、氯酸钠、漂白粉或漂白精消毒时,参考有效氯投加量为50 mg/L。消毒接触池的接触时间≥1.5小时,余氯量大于6.5 mg/L(以游离氯计),粪大肠菌群数<100个/L。若因现有氯化消毒设施能力限制难以达到前述接触时间要求,接触时间为1.0小时的,余氯大于10 mg/L(以游离氯计),参考有效氯投加量为80 mg/L,粪大肠菌群数<100个/L;若接触时间不足1.0小时的,投氯量与余氯还需适当加大。采用臭氧消毒,污水悬浮物浓度应小于20 mg/L,接触时间大于0.5小时,投加量大于50 mg/L,大肠菌群去除率不小于99.99%,粪大肠菌群数<100个/L。采用单过硫酸氢钾复合盐投加量不低于200 mg/L,接触时间不低于1.5小时进行控制;当接触时间低于上述要求时,应增加投药量以确保水质达标,投加量原则上应高于300 mg/L,接触时间最少不得低于1小时。

出水生物学指标应符合《医疗机构水污染物排放标准》(GB 18466—2005)的相关要求,即粪大肠菌群数<100个/L,肠道致病菌、肠道病毒、结核杆菌不得检出。

污水应急处理中要加强污水处理站废气、污泥排放的控制和管理,防止病原体在不同介质中转移。位于室内的污水处理工程必须设有强制通风设备,并为工作人员配备工作服、手套、面罩、护目镜、防毒面具以及急救用品。

污水处理站工作人员应做好加药记录、余氯监测记录、设备运营指数的台账管理;定期抽取出水口污水样本送专业检测机构进行检测。

5.涉疫布草管理

对疑似或确诊新型冠状病毒感染的肺炎患者尽可能使用一次性医用织物。使用后的可复用织物,应在患者床边或在污染区域密闭收集,放入橘黄色感染性织物收集袋并进行扎袋封口,袋子上贴"新型冠状病毒"标识;也可使用专用水溶性包装袋。专用水溶性包装袋的装载量不应超过包装袋的三分之二,并在洗涤、消毒前保持密封状态,袋子上贴"新型冠状病毒"标识。感染性织物收集袋放入专用的密闭扣盖收集箱(桶),箱(桶)子上贴"新型冠状病毒"标识并提醒收集人员。用于盛装使用后医用织物的专用布袋和包装箱(桶)应"一用一清洗消毒",专用布袋采用水溶性包装袋盛装后直接投入洗衣机中,同时进行洗涤消毒 30 分钟,并保持 1000 mg/L 的有效氯含量。严禁将收集后的医用织物存放于清洁区、走道、消防通道等区域。严禁收集人员在病区内对脏污织物进行清点与清理,避免抖动脏污织物,防止脏污织物上病原微生物向周围环境扩散。脏污织物的处理人员,应全程按照相关区域要求做好个人防护。

衣服、被褥、窗帘、隔帘等若需要重复使用,需委托具有资质的定点洗涤工厂进行消毒和洗涤处理。消毒洗涤流程概述如下:可用流通蒸汽或煮沸消毒 30 分钟;或先用有效氯 500 mg/L 的含氯消毒液浸泡 30 分钟,然后按常规清洗;或采用水溶性包装袋盛装后直接投入洗衣机中,同时进行洗涤消毒 30 分钟,并保持 500 mg/L 的有效氯含量;怕湿的衣物可选用环氧乙烷或干热方法进行消毒处理。

6.空调通风系统管理

(1)运行中的管理与维护

当所在区域被定义为中、高风险地区,医疗机构应落实以下空调通风系统运行管理措施:

①全空气空调系统开启前应检查保持新风口及其周围环境清洁,新风不被污染。全空气空调系统应关闭回风,如在回风口(管路)或空调箱使用中高效及以上级别过滤装置,或安装有效的消毒装置,可关小回风。如具有混风结构,开启前应关闭系统的混风组件,停止混风模式。对于风机盘管加新风空调系统或多联机空调系统,在无法关闭回风的情况下,应采取措施避免不同房间之间出现混风。每天营业开始前或结束后,空调通风系统新风与排风系统应提前运行或延迟关闭 1h。

②应加强对空气处理机组和风机盘管等冷凝水、冷却塔冷却水的卫生管理。

应每周对运行的空调通风系统的过滤器、风口、空气处理机组、表冷器、加热(湿)器、冷凝水盘等设备和部件进行清洗、消毒或更换。应每周检查下水管道、空气处理装置、卫生间地漏以及空调机组凝结水排水管等的 U 形管水封,缺水时及时补水。

③风机盘管加新风系统开启前,应检查过滤器、表冷器、加热(湿)器、风机盘管等设备是否正常运行。

对开放式冷却塔、空气处理机组、冷凝水盘等设备和部件进行清洗、消毒或者更换。应对风管内表面和送风卫生质量进行检测,合格后方可运行。应保证新风直接取自室外,禁止从机房、楼道和天棚吊顶内取风。应保证新风口及其周围环境清洁,新风不被污染。新风系统应在场所启用前 1h 开启。应对新风口和排风口的短路问题或偶发气象条件下的短路隐患进行排查。如短期内无法进行物理位置整改,应关闭空调通风系统。应保证排风系统正常运行。每天营业开始前或结束后,应提前开启或推迟关闭空调系统 1h。应加强对空调通风系统冷凝水和冷却水等的卫生管理。应每周对运行的空调通风系统冷却塔、空气处理机组、送风口、冷凝水盘等设备和部件进行清洗、消毒或更换。应每周检查下水管道、空气处理装置、卫生间地漏等的 U 型管的水封,及时补水,防止不同楼层空气掺混。

　　④加强对于无新风的风机盘管系统或多联机系统的管理。

　　核查空调系统每个独立温控空间,其送、回风是否具有封闭的风管与表冷器连接,避免从连通吊顶内取回风,杜绝房间内窜风现象存在。对于无新风的风机盘管系统或多联机系统或分体空调,开启前准备用清水清洗空调室内机过滤网,有条件时应对空调散热器进行清洗消毒。每日使用前应先打开门窗通风 20 min～30 min,再开启空调,调至最大风量运行至少 5 min 后关闭门窗;空调关机后,打开门窗通风换气。长时间使用无新风的风机盘管系统、多联机系统、分体式空调的人员密集场所,应空调每运行 2 h～3 h 开窗通风换气 20 min～30 min。对于无自然通风且无任何新风排风系统的房间,应避免多人聚集。无自然通风的进深房间,应保证换气次数大于 6 次/小时。

　　7.第三方工人职业健康管理

　　第三方工人承担大量疫情防控的基础工作,其工作行为具备以下特征:

　　(1)在院区内走动频繁,接触大量院内职工;

　　(2)某些工种的工作环境为污染区;

　　(3)工作技能要求不高,但对劳动者体力要求高;

　　(4)无法较好胜任作业流程繁烦琐的工作,在情绪波动的情况下,经常出现违反作业准则的动作;

　　(5)人员流动性强,稍微情绪波动,工人就离职。

　　鉴于以上特点,第三方工人为医院感染防控工作中的薄弱点和风险点。技能强化培训、行为反复教育、作业高压监管,是第三方工人健康管理的根本工具。此外,对于接触污染物的工人,核酸检测频率需同医务人员一致。

工人进入不同污染或可能污染区域,防护标准等同医护人员,详见表 16-2。

表 16-2　不同区域防护用品选用原则

区域(人员)		个人防护用品类别							
		医用外科口罩	医用防护口罩	工作帽	手套	隔离衣	防护服	护目镜/防护面屏	鞋套/靴套
医院入口		+	—	±	—	—	—	—	—
预检分诊		+	—	±	±	±	—	—	—
引导患者去发热门诊人员		+	—	±	±	±	—	—	—
常规筛查核酸检测标本采样人员		—	+	+	+	+	—	+	—
有流行病学史或疑似患者核酸检测标本采样人员		—	+	+	+	±	±	+	±
门急诊窗口(非侵入性操作)		+	—	±	—	—	—	—	—
门急诊窗口(侵入性操作,如采血)		+	—	±	±	±	—	±	—
门诊	患者佩戴口罩	+	—	—	—	—	—	—	—
	患者需摘除口罩	+	±	±	±	±	—	±	±
	有血液体液暴露	+	±	±	+	±	—	±	±
病区*	普通病区	+	—	±	±	±	—	—	±
	过渡病区(室)	+	±	±	±	±	±	—	±
	确诊病例定点收治隔离病区	—	+	+	+	—	+	+	+
手术部(室)	常规手术	+	—	±	±	—	—	±	±
	急诊、新冠病毒感染者手术	—	+	+	+	—	+	+	+
发热门诊	诊室	—	+	+	+	±	±	±	+
	检查	—	+	+	+	±	±	±	+
	留观病室	—	+	+	+	—	+	±	+

续表

区域（人员）	个人防护用品类别							
	医用外科口罩	医用防护口罩	工作帽	手套	隔离衣	防护服	护目镜/防护面屏	鞋套/靴套
新冠 PCR 实验室	－	＋	＋	＋	±	±	＋	±
新冠病毒感染者转运	－	＋	＋	＋	±	±	＋	±
行政部门	＋	－	－	－	－	－	－	－

注 1："＋"指需采取的防护措施；"—"指不需要采取防护措施。

注 2："±"指根据工作需要可采取的防护措施；隔离衣和防护服同时为"±"，应二选一。

注 3：医用外科口罩和医用防护口罩不同时佩戴；防护服和隔离衣不同时穿戴；防护服如已有靴套则不需另加穿。

注 4：餐饮配送、标本运送、医废处置等人员防护按所在区域的要求选用。

注 5：为新冠病毒感染者实施气管切开、气管插管时可根据情况加用正压头套或全面防护型呼吸防护器。

注 6：《新型冠状病毒感染的肺炎防控中常见医用防护用品使用范围指引（试行）》（国卫办医函〔2020〕75 号）废止。

＊普通病区可选项取决于患者是否摘除口罩或有血液体液暴露。

工人必须熟练穿戴、脱除防护用品流程，详见图 16-1、图 16-2。

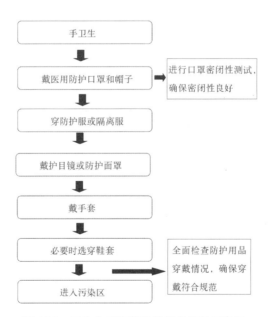

图 16-1　工作人员穿戴防护用品流程示意图

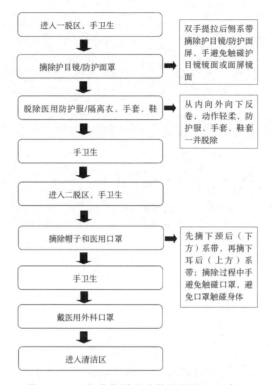

图 16-2　工作人员脱除防护用品流程示意图

污染区内维修为特殊作业,工程维修人员作业时存在防护破损而被感染风险,进入污染区需遵守下述加强防护措施:通过工作人员通道进入污染区,穿戴工作服、一次性工作帽、一次性手套和劳动手套(避免割伤)、防护服、KN95/N95 及以上级别的防护口罩或医用防护口罩或动力送风过滤式呼吸器、防护面屏、工作鞋或胶靴、防水靴套、防水围裙或防水隔离衣。劳动作业时要求 1 人作业,1 人监护,避免劳动时割破衣服而不知情的长时间暴露,且作业现场需要有紧急救援包。进入疑似或确诊新型冠状病毒感染的肺炎患者房间时,避免与患者有直接肢体接触。脱除劳动手套后执行手卫生后进入隔离病区缓冲间,按隔离病区工作人员脱摘防护用品流程脱摘个人防护用品,执行手卫生、沐浴更衣后方可离开。

8.运输车辆管理

乘车一律佩戴口罩、进行体温检测及健康码"绿码"查验。对特殊原因不能出具健康码的乘客,做好信息登记;对未佩戴口罩或体温超过 37.3 ℃的乘客,拒绝乘车。在恢复运营初期,公交车载客人数严格控制在 50% 以下。所有公交线路全部配备疫情防控安全员,主要负责测温、验码,提示乘客分散乘坐。对不会使用或者没有智能手机的老人、儿童等旅客提供代查健康码、协助信息填报等服务。司机应佩戴外科口罩和手套。

对医疗机构运营车辆设置消毒点,严格执行车辆消毒、通风、清洁等措施,做到"一趟一消毒""一趟一通风""一趟一清理"。每日营业前、最后一班收车后分别进行 1 次全面消毒并记录。运行结束后,对交通工具内部物体表面(如车身内壁、司机方向盘、车内扶手、桌椅等)采用有效氯 250 mg/L ～ 500 mg/L 的含氯消毒剂或其他有效的消毒剂进行喷洒或擦拭,作用 30 min 后清水擦拭干净;也可采用有效的消毒湿巾进行擦拭。每次消毒需有记录。

9.后备定点医院的后勤服务体系

当常规综合医院转换为定点隔离医院后,医院隔离区("红区")和非隔离区("绿区")应具备两支后勤队伍。"红区"后勤服务队伍人员由以下组成:保洁员、垃圾收集及转运员、污染区运送员、清洁区运送员、维修工及物资管理员。"红区"后勤服务队伍人员需要严格闭环管理。所有"红区"后勤服务队伍人员需接受院感培训和考核,获得院感部门的认证后才可以进入"红区"。

"红区"内保洁和消毒工作,皆按污染区标准进行;污染区、半污染区和清洁区的清洁用品及其他物品不可混用,不同区域保洁用品建议用不同颜色标记。"红区"所有消毒工作,皆需建立作业台账。保洁工作人员较平时工作,确保垃圾收集及包装时不可出现破损。为确保保洁员规范作业,建议在关键区域张贴相应标识(区域标识、流程标识、作业标识、手卫生步骤等)。病区关闭后的终末消毒建议直接委托疾病控制中心认证的第三方消毒公司执行,消毒后需进行消毒效果评价。

"红区"污染区应设立独立垃圾暂存站、污染布草中转站、中大型设备清洗站,以提供各类环境及物品卫生服务。

"红区"清洁区应设立医用物资仓库、生活物资中转站、工程维修站,对物资进行统一配送,及按安全生产标准维护"红区"内设施设备。物资管理员需每日统计每日物资库存及消耗情况,预计次日的各类物资需求,及时将物资需求清单发送至"绿区"的物资保障小组。

(二)"平疫转换"医院的规划与建设

1."平疫转换"医院的院区规划

院区规划为"红区"及"绿区"两个区域,各区域的人流、物流分开不交叉。"绿区"承担行政、后勤保障、培训等功能,作为定点收治医院与外界进行各类物资交换的缓冲地带,绿区工作人员无需闭环管理。"红区"内设置可平疫转换的新冠肺炎收治病房、应急检验科、专用 CT、专用 ICU、专用手术室等功能以满足新冠患者治疗检查需要,红区所有工作人员需要进行闭环管理。"红区"和"绿区"之间设置物理硬隔断,两区之间的交通门在启用状态时有专人值守。"红区"另设置专用患者出入口及医疗垃圾出入口。

"红区"设置应具备以下三个条件:独立出入口、独立区域(含同行道路)、独立建筑物(具备垂直电梯)。"红区"内应细分为污染区、半污染区、清洁区三个区域。清洁区包括医护人员清洁办公区、临时休息区、清洁入口、清洁走道、清洁电梯、室外活动区等。集中管制状态的医护及辅助人员在普通防护下可在清洁区活动,患者严禁进入半污染区和清洁区。污染区为新冠肺炎患者所经过区域或涉及疫情物品存放的区域,包括患者出入口、涉疫垃圾出入口、患者通道、患者电梯、病房、CT 检测室、垃圾存放间、新冠肺炎患者样品检验实验室等。污染区和清洁区之间需设置半污染区或者绝对物理隔断,尽可能避免两区之间产生直接空气流通或物理接触。前期规划时,尽可能将污染区内的住院病房、重症监护病房、专用 CT、专用手术室等患者诊疗单位设置在同一患者流线上,避免与医护人员流线交叉。

2."平疫转换"医院的建设

"平疫转换"医院是指在突发情况下将规范综合医院快速改造为符合规范的后备定点医院。"平疫转换"医院更多应用于在疫情暴发和感染者快速增长,本地区传染病院(集中定点收治医院)即将收满患者等情况,按预案启用并进行收治确诊的非轻症患者。根据《新冠肺炎定点救治医院设置管理规范》,要按照定点医院设置管理要求做好后备定点医院相关准备。当定点医院收治病人数达到床位总数 50%时,后备定点医院要做好腾空启用的准备;当定点医院收治病人数达到床位总数 70%~80%时,后备定点医院要立即启用并整体腾空,随时准备收治患者。

（1）改建原则

"平疫转换"医院病房需按照以下原则进行改建：要规范设置"三区两通道"，区分污染区、潜在污染区和清洁区，各分区之间有物理隔断，相互无交叉；潜在污染区至少设置 2 个缓冲间，分别为个人防护用品第一脱卸间和第二脱卸间，能够满足至少 4 人同时脱卸个人防护用品，缓冲间房门应彼此错开，不宜正面相对，开启方向应由清洁区开向污染区。要分别设置患者专用通道、医务人员专用通道以及污染物品的出口，各区和通道出入口应设有醒目标识。在前期规划设计阶段，需认识到下述两点：第一，"平疫转换"医院更多时候处于平时状态，规划设计阶段更需要考虑医院平时状态接诊收治患者的实际运营情况，而非一味追求传染病院的设计导致平时状态医护人员难以使用建筑设施设备；第二，"平疫转换"医院更多基于已建成的成熟医院进行临时改建，需着重考虑在有限时间内如何就地取材转化为安全实用的定点疫情收治医院。

①规范设置"三区两通道"。作为"平疫转换"医院，医院平时承担大量诊疗任务，病房设置及管理从实际使用出发，无法配置大规模的负压隔离病房及无法对普通病房设置双通道（患者通道和医生通道）。按照《传染病医院建筑设计规范》（GB 50849—2014）要求的负压隔离病房"应划分洁污人流、物流通道"，即双通道布置，在平面布局上就很难转换。故根据《医院洁净护理与隔离单元技术标准》中规定"应根据设置负压隔离病房的规模和所能采取的感染控制措施，采用出入病房的单走廊或双走廊布置。单走廊可由患者与工作人员分别从两端进出"。在大部分"平疫转换"医院，设立独立"患者走廊"是无法实现的。故建议采用"转换隔离病房的单通道布局"方式，这样可以在走廊一端布置污染区的患者入口，另一端布置半污染区的医护入口，以满足"三区两通道"要求。"平疫转换"医院的病房应在平时进行预留预设性改造，以满足 24小时内进行快速转换。基于快速转换时更多应用装配式气密性移动彩钢板或者钢化玻璃等可拆卸材料，需在平时状态在病区内污染区与半污染区间、半污染区间与清洁区的交界处预留钢梁和轨道，交界处吊顶上需提前建设物理硬隔断至屋顶。

②通风及暖通系统设计。对通风及暖通系统设计，需考虑以下现实问题："平疫转换"医院，主要功能为确诊患者大幅度增加且挤兑医疗资源情势下，作

为后备医院接收确诊、非轻症、需要专业医疗照护的大批量患者;入院患者已确诊,故患者之间无需再严格隔离。基于此,笔者大胆提出:"平疫转换"医院承担后备定点医院功能时,无须设置负压病房及负压隔离病房。因医护人员进入污染区皆有二级防护,在受污染环境下只要严格遵守院感规定,不具备被感染的可能。通风系统的设计,应更侧重于通过有组织的空气流动,尽可能减少单位空气的病毒绝对数量。大部分已正常运营医院的病房,一般以水冷空调系统的风机盘管或分体空调或者多联机控空调系统的室内机制冷制热为主;若按《新型冠状病毒肺炎应急救治设施设计导则(试行)》《新冠肺炎应急救治设施负压病区建筑技术导则(试行)》,病房配置全新风的全空气空调系统,则改造工程面临经济投入巨大、原本空调系统拆掉、新建空调风管的隐蔽安装工程面临空间不足、改造周期过长、能耗过大等实际困难。

鉴于大部分收治病房为临时改建,实际不具备设立密闭的压力梯度负压隔离病房条件,建议可采取以下暖通及通风系统的设计方案:

a.在病房具备自然通风条件下,通过开窗来保证病区通风。

b.在自然通风条件下,污染区、半污染区、清洁区不可能形成全区域间存在空气压力梯度,故确保污染区、半污染区、清洁区三区具有大于6次/小时的换气次数,污染区、半污染区、清洁区的新风和排风系统需分别独立。

c.通过巧妙设计形成"清洁区→缓冲间→半污染区""半污染区→缓冲间(进入)→污染区""半污染区→缓冲间(二脱)→缓冲间(一脱)→污染区"。此3个局部区域存在局部定向气流,设计如下:在清洁区通向缓冲间的门口位置设立新风送风口(风力较强),在缓冲间内设立独立新风口和排风口(若有条件),密闭缓冲间内保证负压,在污染区通向缓冲间的门设立排风口(风力较强),以此形成局部定向气流。

d.确保缓冲间(二脱间)空气清洁安全,必须避免一脱间空气流入二脱间,一脱间和二脱间需设立独立排风系统,保证二脱间气压相对高于一脱间,一脱间排风口设置为下排风以避免脱卸过程造成污染物飞扬增加空气传播。

e.对卫生间或其他房间为立管联通各个楼层的排气组织,故需要将其排风口封闭,以避免可能携带病毒的气流乱窜。

f.污染区内密闭房间一定要设置新风系统。

g.缓冲间的门,应能够自动关闭,若有条件具备双门互锁功能。医护人员在污染区装备 2 级防护,为避免长时间高温脱水带来的职业伤害,污染区、半污染区、清洁区可开放空调。三区空调系统的风管和冷凝水管必须独立,可共用冷冻水管。对原本安装风机盘管或多联机室内机的病房改造为上送下排的局部气流组织。若资金和时间充裕,可在回风管内安装等离子空气消毒装置;若安装风管等离子空气消毒装置,相应新风、回风、排风风管的空气过滤器可免于安装。

③医用气体设计改造。普通病房若在平时遵循 GB 50751—2012《医用气体工程技术规范》设计,无需进一步改造。重症病房,需按高流量吸氧(50～60L 纯氧/分钟/床)需求,床位数同时使用率按 100% 计算进行设计和改造。空气压缩机需具备除水除油功能,以保护呼吸机及避免形成"生物膜"污染。医用真空站房应位于"红区"外,应设立 24 小时自动消毒装置、隔离措施及工作人员安全防护措施。应根据《医用气体工程技术规范》(GB 50751—2012)4.4"真空汇"相关条款,对细菌过滤器的安装、灭菌消毒措施、排气口位置进行重点排查并整改;若采用水环式真空泵排气口位于室内且又无法短时进行整改的,可考虑在真空泵排气口增设排气消毒处理设施,确保新冠病毒不通过排气口进行传播。

④水电气系统设计。"红区"内重症监护病房、负压手术室、护理单元的医疗设备、照明、通风系统用电应当按一级特别重要负荷设计;检验室、PCR 实验室的实验设备、照明、通风系统用电应当按一级特别重要负荷设计。检验室、PCR 实验室的实验设备宜设置 UPS 不间断电源装置做应急电源。低压配电室"红区"应急段应对接柴油发电机组供电或预留市政发电车的接口。"红区"内应尽可能配置较多配套空气消毒机、自动手消装置的插座。清洁区与半污染区、污染区内的用电设备不宜由同一分支回路供电。通风系统应独立从配电室引出专用回路供电。

"红区"室内建筑应全覆盖有线网络和无线网络,无线网络设置无线 AP 点或者零漫游 AP,诊疗单元内和医护区应设置内网和外网信息插座。护理单元和护士站应设置医患对讲系统。病房内或者检查室内设置患者视频监控系统。病房卫生间设置紧急呼叫按钮。医护人员穿衣间、脱衣间应设置院感专用视频监控及对讲系统。半污染区进入污染区的缓冲间门、污染区返半污染区的缓冲间门、患者进出病区门应设置双向门禁,双向门禁接入消防联动系统。

"红区"地漏应当采用水封补水措施,并宜采用洗手盆排水给地漏水封补水的措施,与地面防水有收口,楼板不渗透。多层建筑中清洁区、半污染区、污染区应设立独立的排水系统。污染区的排水系统,通气管出口应当设置高效过滤器过滤或采取消毒处理。"红区"建筑物排水管设有排气井道及在屋面设有排风机统一收集管道内臭气,防止卫生间返臭及气溶胶传播。排水管体材料采用柔性铸铁排水管,具有优异的耐腐蚀性、使用寿命长、承压能力高、延伸性能佳、噪声低等优点。

由于 ICU 对于空间、医用气体流量、用电稳定性要求较高,在短时间内难以通过对普通病房进行改造,故建议继续沿用医院原有的 ICU。由于 ICU 一般为层流洁净病房,难以改建为"三区两通道",故可采取以下方式:若 ICU 在独立楼栋,且给排水系统或通风系统相对独立,可将原 ICU 的医疗区整体规划为污染区,原 ICU 的办公区整体规划为半污染区间,在原 ICU 区域外设立清洁区。若原 ICU 位于规划"红区"外或者位于收治新冠肺炎患者的住院楼内,特别是排风系统或排水系统无法独立,则需另外考虑开辟新空间进行重建临时 ICU;该新空间具备以下条件:足以容纳放置多张 ICU 床位的宽敞空间、可快速简易铺设大容量医用气体管道和临时大电缆的硬件环境、可巧妙运用室外空间搭建临时装配式建筑作为医务人员进出的清洁区、半污染区和缓冲区。

二、疫情防控下的医院后勤管理案例分析
——以厦门大学附属翔安医院为例

厦门大学附属翔安医院在 2021 年 9 月被通知征用作为新冠肺炎后备定点医院。院区规划为"红区"及"绿区"2 个区域,各区域的人流、物流分开不交叉,总体上形成管制与非管制的两个独立区域。"绿区"承担行政、后勤保障、培训等功能,"红区"内设置可平疫转换的新冠肺炎收治病房、应急检验科、专用 CT、专用 ICU、专用手术室等功能以满足新冠患者治疗检查需要。隔离病房及 ICU 区域在"红区"2 号住院楼内按照平疫结合标准设计,在现状护士站及办公区进行隔断,与病房组成严格的洁净区、潜在污染区、污染区 3 分区,并

在区域交接处设计单流向缓冲间(脱衣及穿衣)。同时将原有电梯厅洁污分组,保证物理空间层面绝对分离,各组电梯满足相应功能区域人流、物流的垂直交通需求。并将本栋住院楼首层CT进行"三区两通道"改造,使得本栋楼内的新冠患者可于闭环环境内进行相关检查。应急检验科利用临近的医技楼首层肠道门诊改造而成(充分利用其原"三区两通道"布局,快速合规)。

1.流线管理

首先将原平面11台电梯分为3组(A至H为污染梯、I至J停用、K为清洁梯),将污染区、潜在污染区与洁净区用红(污染)、蓝(潜在污染)、绿(清洁)3色标识区分,并对单流向通道给予特别警示,防止逆行。清洁区及工作人员、清洁物品、药品流线:由首层洁净区乘坐K梯至各楼层洁净区,工作人员下班前往隔离酒店时仍由此梯撤离。潜在污染区:I至J梯停用,医护人员由清洁区经缓冲间至潜在污染区,从污染区返回至潜在污染区需经过2次脱衣缓冲。污染区:将污染区域内部流线根据不同功能进行细分。患者流线:患者自首层污染区乘坐A至C电梯至各楼层污染区病房。送饭流线:由专人乘坐F梯将患者饭食送至各楼层污染区。物资流线:由专人乘坐E梯将非洁净物资送至各楼层污染区。维修及保洁流线:由专人乘坐D梯至各楼层污染区进行保洁及维修工作。医疗废物流线:由专人乘坐G梯至各楼层将污染区的医疗废物收集汇总于首层进行统一转运处理。化验标本流线:由专人乘坐H梯至各楼层污染区,将化验标本转运箱转运至医学检验科。

2.病房布局改造

2号住院楼的原平面"一"字形,北侧为医护办公区,南侧为病房区。为满足新冠疫情救治场所"三区两通道"及其他若干要求,(1)对原有建筑布局进行梳理改造。将护士站与病房中央通道和南侧病房用玻璃隔断进行隔离(该玻璃隔断预埋钢梁及轨道,满足平疫转换拆卸安装之需),并在北侧医生通道中央增加隔断,形成三个完全独立的分区及双通道。(2)在三个分区交界之处通过在原医患沟通室、治疗室、备餐间墙体之上开门,形成穿衣及脱衣缓冲间。(3)在护士站隔墙处安装传递窗方便物品传递,将污染区与其他区域交接处门窗打胶封闭。(4)将原有一间主任办公室设置为穿戴防护用品区,2间值班室改为清洁区办公室。

3.气流组织重建

原病房根据办公区和病房两个功能布局各采用一套机械新风＋风机盘管系统,风机盘管为内循环空调系统,疫情防控期间可以直接采用,不用改造。原新排风系统只满足常规的通风需求,无法保证定向气流组织,因此需平疫结合改造。根据三个分区的布局,通过增设必要的旁通回路和可应急切换的密闭阀,实现疫情防控期间快速转化。同时通过密闭阀的节流控制各分区的新风量,达到适当的压力梯度,保证气体流向由清洁区流向半污染区,再流到污染区。除此之外,在各分区之间的缓冲间设置排风装置,保证缓冲间有足够的换气次数。风机盘管为非全空气空调系统,每个房间的空调回风独立内循环,不会在各房间之间进行串风,疫情防控期间该系统形式可以直接采用,无需改造。但根据《新冠肺炎应急救治设施负压病区建筑技术导则(试行)》中规定"半污染区、污染区空调的冷凝水应集中收集,并应采用间接排水的方式排入污水排水系统统一处理",因此需对空调冷凝水系统进行改造,保证清洁区、半污染区、污染区的冷凝水系统在水平和竖向上均独立分开,间接排入污水排水系统中。原建筑平面图中,北侧医生办公区设置一套新风系统1,南侧病房区设置一套新风系统2,疫情建筑布局改造将北侧办公区分成清洁区和半污染区,导致新风系统1贯穿清洁区和半污染区,现在两区的风管交界处设置密闭阀。平时密闭阀打开,新风系统1给办公区正常补新风,疫情时密闭阀关闭,新风系统1只给清洁区补新风,加大清洁区正压值,半污染区外窗不完全闭合,通过窗缝补充新风,保证空气由清洁区流向半污染区。南侧病房区改成污染区,平时通过新风系统2补充新风,疫情改造在机房内增设一台带过滤器的排风机,并与新风机通过三通阀件连接,在两路支管上各增加一个密闭阀。平时新风支管上密闭阀打开,排风支管上密闭阀关掉,新风系统2给病房和走廊补新风。疫情时排风支管上密闭阀打开,新风支管上密闭阀关闭,增大污染区的排风量,保证空气流向由半污染区流向污染区。同时在清洁区与半污染区、半污染区与污染区之间的缓冲间增设排气扇等简易排风设施,增加换气次数,保证三个分区的气流不串风。污染区病房及配药室、缓冲间等功能空间,增设电源安装空气消毒机,满足消杀需求。

4.病区内配备洗消工具和生活用具

将手消毒用品及酒精湿巾放置于"红区"显著区域,洗手池区域放置洗手液,在显著区域墙壁张贴提醒标识及个人防护作业流程。病区设置专用清洗消毒间,配有地巾抹布清洗机、烘干机、便盆清洗消毒机。病房厕所内配置二氧化氯雾化消毒机,预防尿液或粪便引起的卫生间气溶胶污染。各楼层开水间均设置全自动开水器。若有条件,可开通无线网络供患者免费使用。在医护人员所处操作区,安装等离子空气消毒机(需满足人机共存),空气消毒机尽可能安装在房间上风向位置。

5.构建"红区"内医护人员及后勤人员的闭环管理保障体系

"红区"内工作人员全部接受闭环管理,在非工作时间,"红区"内工作人员应居住于闭环管理定点酒店。定点酒店闭环人员居住区需具备独栋建筑、独立"红区"人员进出通道和酒店工作人员进出通道、不同房间的空调及通风系统不串流、增设生活污水消毒设施、房间门口增设摄像头等硬件条件。"红区"人员往返"红区"和定点酒店之间由专门大巴进行接送,大巴司机亦需要接受闭环管理。"红区"人员三餐皆由酒店工作人员不接触送餐至房间门口。"红区"人员居住环境为一人一间,不得相互串门接触。"红区"内需设置人员就餐区,以满足工作时间段的就餐需求;就餐区尽可能通风良好空间宽敞,以避免就餐时密切接触。餐饮管理尽可能提供种类丰富营养平衡的套餐进行选择,并保证中餐和晚餐有水果供应,及夜宵段供应可加热自助食品。"红区"和闭环管理定点酒店,应储备闭环管理人员30天用量的生活洗漱物品、应急药品及防寒衣物,以避免在物资供应紧张阶段无法在市场上及时采购。

三、疫情防控下完善医院后勤管理的对策

疫情防控的后勤保障工作,需要落实全面、标准、迅捷、经济四项要求。疫情防控的后勤保障工作,覆盖以下功能:整体院区功能规划、各类流线设计、传染病建筑物建设、机电设施设备维护、环境清洁消毒、医疗废物收集转运、废水消毒监测、各类生活物资供应、清洁布草及衣物供应、三餐及饮用水供应、闭环定点酒店管理、运输工具管理等。上述职能缺失任何一项,都可能给疫情防控工作造成重大影响乃至产生严重危害。医院后勤工作部门,需在平时阶段预备"平疫转化"方案(需细化至具体施工图及预算)、筹建施工管理团队、建立各

类施工材料和保障物资的供应商目录及签订应急供应协议,对部分应急物资建立库存管理,培训具有在"红区"作业能力的各类保洁、维修、运送等工勤人员,通过各级疫情防控指挥部确定预备闭环管理酒店及紧急物资供应商等预案准备工作。只有在平时状态做好足够的准备,在接到指令后才能快速向疫情状态转化。

国家各级部门已颁发一系列疫情防控工作的规范、标准、方案、导则等文件,后勤管理工作者在院感专业人员指导下对一系列文件进行学习并应用于预案、工程设计图、人员日常培训等工作。相关文件一直处于更新状态,故后勤管理工作者需与时俱进不断学习,提升专业技能以应对新形势的挑战。自2020年以来,疫情防控设施的建设与配置相关标准,一直在不断实践中摸索更新;对于部分条款,更是百家争鸣各抒己见;医疗建筑从业人员应立足于基本原理和解决主要矛盾,紧密结合实际情况,在院感专业指导下,制定具有可行性的建筑物改造或者新建方案。笔者不建议盲目按传染病院标准出具建设或改建方案,因为医院更多时候处于平时状态,需考虑投资成本、日常运维成本、使用便捷度及资产实际使用率等因素。疫情防控工作已成为医疗卫生常态化工作,故从医疗机构整体发展和经济运行角度出发,建设弹性保障、经济实用、迅速响应、有备无患的后勤保障体系将是下一个阶段的趋势。

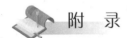

附　录

自2020年新冠疫情暴发以来,国家相关行政部门为防控疫情持续颁布了系列政策性文件,涉及规范、标准、方案、导则等。疫情防控专业人员应系统学习、熟读及严格落实相关标准、规范。本附录将自疫情暴发至2022年7月期间主管部门颁发的政策性文件进行系统梳理,具体涵盖疫情防控综合指南、基础建设类文件、消毒技术类文件、运行管理类文件等方面,供医院后勤管理者参考借鉴。新冠肺炎患者救治场所建设、防控设施设备配置、环境清洁消毒、各类生活物资供应保障、各类垃圾废水处置等疫情防控体系中常见工作,皆由医院后勤部门负责。医院后勤部门需遵循各类标准、规范、指南等权威文件,组建多专业多工种的后勤保障团队,科学、规范、严谨、安全地开展各项后勤保障工作。

（一）疫情防控综合指南

《新型冠状病毒肺炎防控方案（第九版）》《医疗机构内新型冠状病毒感染预防与控制技术指南（第三版）》《新型冠状病毒肺炎诊疗方案（试行第八版）》《重点场所重点单位重点人群新冠肺炎疫情常态化防控相关防护指南（2021 年 8 月版）》《新冠肺炎疫情期间重点场所和单位公共卫生防控救治能力建设方案》《发热门诊设置管理规范》《新冠肺炎定点救治医院设置管理规范》《发热门诊建筑装备技术导则（试行）》《综合医院"平疫结合"可转换病区建筑技术导则（试行）》《新冠肺炎疫情期间医学观察和救治临时特殊场所卫生防护技术要求（WS 694—2020）》。

（二）基础建设类文件

《综合医院"平疫结合"可转换病区建筑技术导则（试行）》《发热门诊设置管理规范》《新冠肺炎定点救治医院设置管理规范》《发热门诊建筑装备技术导则（试行）》《新冠肺炎应急救治设施负压病区建筑技术导则（试行）》《新型冠状病毒肺炎应急救治设施设计导则（试行）》《新冠肺炎疫情期间医学观察和救治临时特殊场所卫生防护技术要求》《区域新型冠状病毒核酸检测组织实施指南（第三版）》《医疗卫生机构检验实验室建筑技术导则（试行）》《关于印发医学隔离观察临时设施设计导则（试行）》。

（三）消毒技术类文件

《疫源地消毒总则（GB 19193—2015）》《疫源地终末消毒工作细则》《公众预防性消毒指引》《新冠肺炎疫情期间现场消毒评价要求》《新冠肺炎疫情期间现场消毒评价标准（WS/T 774—2021）》《新型冠状病毒消毒效果实验室评价标准（WS/T 775—2021）》《新冠肺炎疫源地消毒技术指南》《公共交通工具消毒操作技术要求》《公共交通工具消毒操作技术指南》《新冠肺炎疫情期间公共交通工具消毒与个人防护技术要求》《公共场所消毒操作技术要求》《医疗器械及环境物体表面消毒推荐方法》《消毒剂使用指南》《常用消毒剂使用指南》《两种含氯低温消毒剂使用指南》《公共场所集中空调通风系统清洗消毒规范（WS/T 396—2012，含第 1 号修改单）》《医疗机构消毒技术规范(WS/T 367—2012)》。

(四)运行管理类文件

《新冠肺炎疫情期间办公场所和公共场所空调通风系统运行管理卫生规范(WS 696—2020)》、《新冠肺炎流行期间办公场所和公共场所空调通风系统运行管理指南》、《医院空气净化管理规范(WS/T 368—2012)》、《医学检验实验室管理暂行办法》、《印发新型冠状病毒实验室生物安全指南(第二版)》、《新型冠状病毒感染的肺炎患者遗体处置工作指引(试行)》、《新型冠状病毒污染的医疗污水应急处理技术方案(试行)》、《新冠肺炎疫情期间特定人群个人防护指南(WS/T 697—2020)》、《人群聚集场所手卫生规范(WS/T 699—2020)》、《医院隔离技术规范(WS/T 311—2009)》。

第十七章　三级医院评审中的后勤管理

一、国家、地方性相关政策及规范

　　《三级医院评审标准（2020 年版）》围绕"医疗质量安全"这条主线，秉承"继承、发展、创新，兼顾普遍适用与专科特点"的原则，精简合并条款，推动医院评审从以现场检查、主观定性、集中检查为主的评审形式转变为以日常监测、客观指标、现场检查、定量与定性评价相结合。新修订版评审标准加强了对医院后勤管理的重视，对医院后勤管理的要求在第三章"医院管理"的第六大点中做了详细阐述，分述为第 164 条至第 171 条。同时制定了《三级医院评审标准（2020 年版）实施细则》，对后勤管理的实施要点进一步解读。详见表 17-1。

表 17-1　《三级医院评审标准（2020 版）实施细则》中后勤管理内容

标准	概述	细则	评审方法建议
第 164 条：有后勤保障管理组织、规章制度与人员岗位职责。后勤保障服务能够坚持"以患者为中心"，满足医疗服务流程需要，注重员工合理需求。	后勤保障管理组织应当全面、系统、连续对后勤各项工作开展管理和监督落实，从满足医疗服务流程需要来设计、规划、实施和评价后勤保障工作，重视员工合理需求。	164.1 有后勤保障管理组织、规章制度与人员岗位职责。	文件查阅、记录查看、员工访谈、现场检查。
		164.2 后勤保障服务能够坚持"以患者为中心"，满足医疗服务流程需要。	
		164.3 对员工的合理需求，应当尽力予以满足。	

续表

标准	概述	细则	评审方法建议
第165条:后勤专业人员及特种设备操作人员持证上岗,按技术操作规程工作。	根据法律法规要求,对后勤专业人员开展必要安全教育和技能培训。特种设备操作人员必须持证上岗,严格按照技术操作规范开展工作。	165.1 后勤专业人员及特种设备操作人员持证上岗。 165.2 按技术操作规范开展工作。	文件查阅、记录查看、员工访谈、现场检查、员工操作。
第166条:控制与降低能源消耗,水、电、气、物资供应等后勤保障满足医院运行需要。	加强水、电、气、热、物资供应等后勤管理,优化服务流程,规范管理机制,强化能耗管控,满足医院运行需要。	166.1 控制与降低能源消耗。 166.2 水、电、气、物资供应等后勤保障满足医院运行需要。	文件查阅、记录查看、员工访谈、数据核查、现场检查。
第167条:为员工提供膳食服务,保障饮食卫生安全。	后勤管理部门应当按照国家食品卫生要求,切实履行相应职责。食品安全是医院后勤管理的重点,是保障患者和员工身体健康的关键,是维护医院运行的关键前提。	167.1 为员工提供膳食服务。 167.2 保障饮食卫生安全。	文件查阅、记录查看、员工访谈、现场检查。
第168条:医疗废物、废液管理符合医院感染管理要求。污水管理和处置符合规定。	有健全的医疗废物、废液管理制度及应急预案。医疗废物的收集、运送、暂存、转移、登记造册和操作人员职业防护等符合规范。污水管理和处置符合规定。使用后未被污染的一次性塑料(玻璃)输液瓶(袋)的回收与处置符合要求。	168.1 医疗废物、废液管理符合医院感染管理要求。 168.2 污水管理和处置符合规定。	文件查阅、记录查看、员工访谈、数据核查、现场检查。

续表

标准	概述	细则	评审方法建议
第169条:安全保卫组织健全,制度完善。安全保卫设备设施完好,重点环境、重点部位安装视频监控设施,监控室符合相关标准。	医院安全防范系统建设应当坚持院内规章制度,预防和减少发生在医院内部的伤害性事件,及时消除医院安全隐患,有效维护正常诊疗秩序,创造良好的诊疗环境,促进卫生事业健康持续发展。	169.1 安全保卫组织健全、制度完善。 169.2 安全保卫设备设施完好,重点环境、重点部位安装视频监控设施。 169.3 监控室符合相关标准。	文件查阅、记录查看、现场检查。
第170条:医院消防系统、特种设备、危险品管理符合国家相关法律法规和标准。	医院应当根据相关法律法规,加强安全防范系统建设,提高安全防范能力,配置必要防护装备,健全制度,严格管理。	170.1 医院消防系统管理符合国家相关法律法规和标准。 170.2 医院特种设备管理符合国家相关法律法规和标准。 170.3 医院危险品管理符合国家相关法律法规和标准。	文件查阅、记录查看、员工访谈、员工操作、现场检查。
第171条:为患者提供清洁、温馨、舒适的医院环境,符合爱国卫生运动相关要求,美化、硬化、绿化达到医院环境标准要求。	医院应当为患者提供清洁、温馨、舒适的就医环境,符合爱国卫生运动等相关要求。良好的医院环境不但能够保障医疗秩序,促进患者康复,而且能够更好地体现"以人为本"的医院文化。	171.1 深入开展爱国卫生运动,落实好医院病媒生物防治、健康宣传、厕所环境整洁、无烟医院建设等各项重点任务,为患者提供清洁、温馨、舒适的医院环境。 171.2 美化、硬化、绿化达到医院环境标准要求。	文件查阅、记录查看、员工访谈、现场检查、患者访谈。

　　《福建省三级医院评审标准》对《三级医院评审标准(2020年版)实施细则》进一步细化,具体管理标准见表17-2。

表 17-2 《福建省三级医院评审标准》中后勤管理标准

标准	细则	具体内容
第 164 条:有后勤保障管理组织、规章制度与人员岗位职责。后勤保障服务能够坚持"以患者为中心",满足医疗服务流程需要,注重员工合理需求。	164.1 有后勤保障管理组织、规章制度与人员岗位职责。后勤保障服务能够坚持"以患者为中心",满足医疗服务流程需要,注重员工合理需求。	164.1.1 后勤保障管理组织机构健全,规章制度完善,岗位职责明确,体现"以患者为中心",满足医疗服务流程需要。
		164.1.2 对后勤人员有定期制度与岗位职责教育与培训,有记录、有考核,相关人员知晓并执行。
		164.1.3 后勤保障部门有为患者、员工服务的具体措施并落实。
		164.1.4 通过定期开展患者和员工对后勤保障服务满意度调查,发现存在问题,提出改进措施,持续改进后勤保障服务。
		164.1.5 主管部门定期对后勤保障服务质量有检查、分析、评估、反馈,督促整改落实。
		164.1.6 有证据显示患者、员工对后勤保障服务工作满意度逐年提高。
第 165 条:后勤专业人员及特种设备操作人员持证上岗,按技术操作规程工作。	165.1 后勤专业人员及特种设备操作人员持证上岗,按技术操作规程工作。	165.1.1 有后勤相关人员持证上岗管理制度和岗位人员分布目录并公示。
		165.1.2 相关岗位操作人员持有效上岗证、操作证,非专业特殊工种,经相关级别的培训合格。
		165.1.3 主管部门对人员资质有检查与监管,督促整改落实。
		165.1.4 有证据显示后勤所有岗位人员管理要求落实到位。
第 166 条:控制与降低能源消耗,水、电、气、物资供应等后勤保障满足医院运行需要。	166.1 水、电、气、物资供应等后勤保障满足医院运行需要。	166.1.1 有水、电、气、物资供应等人员岗位配置、岗位职责和操作规范。
		166.1.2 有物资申购、采购、验收、入库、保管、出库、供应、使用等相关制度与流程,实行采购业务的决策、实施、监督相分离,有记录。

续表

标准	细则	具体内容
第 166 条:控制与降低能源消耗,水、电、气、物资供应等后勤保障满足医院运行需要。	166.1 水、电、气、物资供应等后勤保障满足医院运行需要。	166.1.3 水、电、气机房有醒目标识,有 24 小时应急机制。机房有日常运行检查、定期维护保养记录,特种设备按规定定期检测并按相关要求张贴检测标签。
		166.1.4 有水、电、气、物资供应等后勤保障应急预案,并组织演练。有明确的故障报修、处理流程,有夜间、节假日出现故障时的联系维修方式并有效处理。
		166.1.5 物流系统建设满足医院需求;有专职部门负责。依据使用部门业务需求和意见,制定物资采购计划,配送到所需科室(部门)。
		166.1.6 科室和班组对水、电、气、物资供应等等后勤保障各项工作开展情况有自查、总结、分析,有整改。
		166.1.7 主管部门对水、电、气、物资供应等等后勤保障各项工作开展情况有检查、分析、反馈,督促整改落实。
		166.1.8 有证据显示后勤保障工作满足全院工作需要,临床科室和部门对后勤保障服务满意度逐年提高。
	166.2 严格控制与降低能源消耗,有具体可行的措施与控制指标。	166.2.1 有节能降耗、控制成本的计划、措施与目标并落实到相关科室与班组。
		166.2.2 相关人员知晓节能降耗、控制成本的计划、措施与目标,并落实。
		166.2.3 科室对节能降耗工作开展情况有自查、分析与整改。

续表

标准	细则	具体内容
第166条:控制与降低能源消耗,水、电、气、物资供应等后勤保障满足医院运行需要。	166.2 严格控制与降低能源消耗,有具体可行的措施与控制指标。	166.2.4 主管部门对节能降耗工作开展情况有检查、评估、反馈,督促整改落实。
		166.2.5 有证据显示节能降耗工作有成效,万元收入能耗支出较上一评审周期下降(水、电、气、热等能耗折算为吨标煤下降)。
第167条:为员工提供膳食服务,保障饮食卫生安全。	167.1 为员工提供膳食服务。	167.1.1 根据医院规模,有专职部门和人员负责医院膳食服务,有工作人员管理制度、岗位职责、行为规范与相关考核;相关人员应定期培训并知晓食品安全相关法律法规和食品卫生知识并符合食品安全上岗健康要求。
		167.1.2 有食品安全与卫生管理制度和膳食经营管理制度(财务管理、经营核算、设备维护等)。
		167.1.3 有配送餐饮服务的措施并落实。膳食服务外包的,医院需确认供应商生产、运输及院内分送场所的设施与卫生条件符合国家食品卫生法规要求。
		167.1.4 主管部门对膳食服务有检查与监管,督促整改落实。
		167.1.5 有证据显示能为员工提供良好的膳食服务,提供营养可口的餐食,能为夜班或拖班员工提供配送餐饮服务,员工对膳食服务满意度逐年提高。
	167.2 食品原料采购、仓储和食品加工规范,符合卫生管理要求,保障饮食卫生安全。	167.2.1 有食品原料采购、仓储、加工的卫生管理相关制度和规范,符合卫生管理要求。有食品留样相关制度,并落实。
		167.2.2 有措施保障食品卫生管理相关制度和规范的落实。

续表

标准	细则	具体内容
第 167 条：为员工提供膳食服务，保障饮食卫生安全。	167.2 食品原料采购、仓储和食品加工规范，符合卫生管理要求，保障饮食卫生安全。	167.2.3 有食品安全事件应急预案，定期组织演练；有食品卫生管理相关制度培训与考核，相关人员知晓并执行。
		167.2.4 科室对食品卫生与食品安全应急管理工作有自查、分析与整改。
		167.2.5 主管部门对食品卫生与食品安全应急管理工作有检查与监管，督促整改落实。
		167.2.6 有证据显示所有食品管理符合食品卫生管理要求、无食品安全不良事件发生。
第 168 条：医疗废物、废液管理符合医院感染管理要求。污水管理和处置符合规定。	168.1 医疗废物、废液管理符合医院感染管理要求。污水管理和处置符合规定。	168.1.1 有医院医疗废物、废液管理组织机构与管理部门，有明确的工作职责；有医疗废物、废液处理管理规章制度与工作流程和相关人员岗位职责。
		168.1.2 有专人负责医疗废物、废液处理工作，上岗前通过相关知识培训并考核，相关人员个人防护符合规范。
		168.1.3 医疗废物、废液处理流程符合相关法律法规的要求，涵盖医疗废物分类、收集、运送、暂存、转移、登记造册全过程管理。各科室按要求进行医疗废液处置并有记录。医疗废物处置暂存点、设施设备运转正常，有运行日志，交接记录完整。
		168.1.4 污水处理系统设施设备运转正常，有运行日志与监测的原始记录。污水处理系统通过环保部门评价。
		168.1.5 有医疗废物和污水处理相关应急预案并组织演练。

续表

标准	细则	具体内容
第 168 条：医疗废物、废液管理符合医院感染管理要求。污水管理和处置符合规定。	168.1 医疗废物、废液管理符合医院感染管理要求。污水管理和处置符合规定。	168.1.6 主管部门定期对医疗废物、废液处置管理有检查、分析、反馈，督促整改落实。
		168.1.7 有证据显示医疗废物、废液管理规范，无环保安全事故。
第 169 条：安全保卫组织健全，制度完善。安全保卫设备设施完好，重点环境、重点部位安装视频监控设施，监控室符合相关标准。	169.1 安全保卫组织健全，制度完善；保卫科人员配备结构合理，岗位职责明确，落实创建"平安医院"。	169.1.1 有安全保卫管理部门，人员配备结构合理，岗位职责明确。
		169.1.2 有全院安全保卫部署方案和管理制度，有医务人员工作场所暴力防范相关制度和保障措施，并组织演练。
		169.1.3 相关人员对岗位职责和相关制度知晓，并执行。
		169.1.4 有措施并落实创建"平安医院"九点要求。
		169.1.5 主管部门对安全保卫部署方案和管理制度有检查、监管、督促整改落实。
		169.1.6 有证据显示医院配备安保人员数量按照不低于在岗医务人员总数的 3%，或 20 张病床 1 名保安，或日均门诊量的 3‰ 的标准配备，医务人员对安全保卫管理满意度逐年提高。
	169.2 安全保卫设备设施完好，重点环境、重点部位安装视频监控设施，监控室符合相关标准。	169.2.1 有全院安全设备设施清单，安全保卫设备设施配置合理、功能正常，满足要求。
		169.2.2 有视频监控系统应用解决方案，在重点环境、重点部位（如财务、仓库、厨房、医疗废物和废液处置暂存点、档案室、计算机中心、新生儿室、麻醉药品库房、重要设备等）安装视频监控设施，有完善的防盗监控系统。
		169.2.3 视频监控室符合相关标准，有管理制度，有完整的监管记录和维护记录，并执行。

续表

标准	细则	具体内容
第169条:安全保卫组织健全,制度完善。安全保卫设备设施完好,重点环境、重点部位安装视频监控设施,监控室符合相关标准。	169.2 安全保卫设备设施完好,重点环境、重点部位安装视频监控设施,监控室符合相关标准。	169.2.4 视频监控系统的技术要求应符合公安部《视频安防监控系统技术要求》。监控系统出现故障时,维护能在1小时内现场响应。进行24小时图像记录,保存时间≥30天。系统应具有时间、日期的显示、记录和调整功能,时间误差≤30秒。
		169.2.5 有视频监控资源和使用制度与程序。有视频监控资源使用审批和使用记录。
		169.2.6 主管部门对安全保卫设备设施完好和视频监控资源使用有检查与监管、督促整改落实。
		169.2.7 有证据显示安全保卫设备设施均完好、视频监控资源保存与使用均符合国家相关要求。
第170条:医院消防系统、特种设备、危险品管理符合国家相关法律法规和标准。	170.1 医院消防安全管理符合国家相关法律法规和标准。	170.1.1 有消防安全管理部门,有消防安全管理措施和管理人员岗位职责,科室消防安全职责管理落实到人,院科两级签署消防安全责任书,每班人员有火灾时的应急分工和明确职责。
		170.1.2 有消防安全管理制度、培训制度和应急预案;开展年度、季节性、专项检查等,每年至少进行一次消防安全重点部门的消防演练,每月至少组织一次消防安全检查,有记录。
		170.1.3 按照国家标准设置火灾探测报警系统及灭火系统,实现早期火灾探测和初期火灾扑救,定期检查、测试和维护消防系统。消防通道畅通,疏散标识和防火器材(灭火器、消防栓等)完好。重点部门、重要部位防范有监管,有记录。

续表

标准	细则	具体内容
第 170 条:医院消防系统、特种设备、危险品管理符合国家相关法律法规和标准。	170.1 医院消防安全管理符合国家相关法律法规和标准。	170.1.4 新员工培训考核有消防安全教育内容,至少每年一次进行全院职工的消防安全教育,包括:报警、初起火灾处理程序和方法,灭火器材使用,自救、互救和逃生,按照预案疏散患者等相关知识。
		170.1.5 对院内基建维修等施工项目进行消防安全监管。
		170.1.6 科室、部门对消防通道、疏散标识、员工消防知识和技能防火器材等有检查、分析、反馈,且责任到人,督促整改。对于上级主管部门的监督检查有记录、有措施、有整改。
		170.1.7 有证据显示所有建筑均符合消防安全要求;员工及第三方人员均熟悉消防安全常识,掌握基本消防安全技能。
	170.2 医院特种设备管理符合国家相关法律法规和标准。	170.2.1 有特种设备管理的相关制度、操作规范和岗位职责。
		170.2.2 有专人负责,相关人员持证上岗,有相关操作记录;有培训及"三级安全教育卡"。
		170.2.3 有特种设备安装、验收、维护、保养、维修记录。年检合格,并公示年检标签。
		170.2.4 使用科室对特种设备管理有自查、分析与整改。
		170.2.5 主管部门有全院特种设备清单,定期对特种设备管理有督查、评估、反馈,督促整改落实。
		170.2.6 有证据显示特种设备管理规范,无违规使用现象。

续表

标准	细则	具体内容
第 170 条:医院消防系统、特种设备、危险品管理符合国家相关法律法规和标准。	170.3 医院危险品管理符合国家相关法律法规和标准。	170.3.1 有危险品安全管理部门、制度和岗位职责,尤其对易燃、易爆、有毒有害物品和放射源等危险品和危险设施实施重点管理。
		170.3.2 有全院的危险品种类与目录清单、统一的危险品标识,有危险品库或专用储存柜。
		170.3.3 有完整的危险品采购、储存、使用、消耗、处置等登记资料,账物相符。
		170.3.4 有相应的危险品安全事件处置预案,相关人员熟悉预案及处置程序。
		170.3.5 作业人员熟悉岗位职责和管理要求,有培训,有资质。
		170.3.6 科室对危险品管理有自查、分析与整改。
		170.3.7 主管部门对危险品管理定期检查、分析、反馈,督促整改落实。
		170.3.8 有证据显示危险品管理规范,无违规现象。
第 171 条:为患者提供清洁、温馨、舒适的医院环境,符合爱国卫生运动相关要求,美化、硬化、绿化达到医院环境标准要求。	171.1 为患者提供清洁、温馨、舒适的医院环境,符合爱国卫生运动相关要求,美化、硬化、绿化达到医院环境标准要求。	171.1.1 有爱国卫生运动委员会,有指定的部门和人员负责医院环境卫生工作,制订环境卫生工作计划并组织实施。
		171.1.2 医院环境清洁、温馨、舒适,环境美化、绿化,道路硬化,符合爱国卫生运动相关要求。
		171.1.3 主管部门对爱国卫生运动工作有检查、评估、反馈,督促整改落实。
		171.1.4 有证据显示工作计划落实到位,医院环境均符合爱国卫生运动相关要求和医院环境标准要求。

为进一步推动后勤管理评审达标,医院需要完善后勤管理架构,成立一级组织医院质量与安全管理委员会,下设二级组织医院安全管理委员会(医院应急管理委员会、医院装备管理委员会、医院放射安全管理委员会等专业委员会涉及安全的内容,每季度要提报安全管理委员会讨论),三级组织由保障保卫部、设备物资部、基建办、办公室等职能部门组成,分别承担相应职能,即保障保卫部负责公共设施安全管理计划、院区安全与风险防范计划、消防安全管理与风险防范计划、硬件设施设备安全维护管理计划、危害物质及废弃物安全管理与风险防范计划等;设备物资部负责医疗设备安全运行保障与风险防范计划;基建办负责配合七大计划制定部门的工作;办公室承担医院紧急应变管理计划。职能科室各司其职、共同配合,从而促进医院后勤管理评审达标。

二、三级医院评审中的后勤管理迎评细析

(一)医院后勤管理基本情况

医院后勤管理是指管理者面对时代发展的现状及趋势,运用现代管理理念、管理理论和管理方法,遵循市场经济发展规律和医院工作的客观规律,领导和指导医院后勤"团队(集体)"为医院医疗、教学、科研、预防等工作的正常运行与发展,有计划、有组织地协调各方面人力、物力、财力之间相互交叉、重叠、密不可分的关系,使之发挥最大效益,为患者和医疗一线工作提供所需的服务保障的管理活动。医院后勤管理的目标是致力于为患者、家属、员工及探视者提供设施安全、功能齐备的就医和工作环境。为实现这一目标,必须有效管理医院物理设施、医疗设备、工作人员等,从而降低和控制风险及安全隐患,预防人员损伤和意外事件,保持环境安全、保证医院正常运作。医院后勤保障、应急管理在医院评审标准中主要体现在设施管理与安全,包括"安全与防护、有害物质管理、突发事件管理、消防安全管理、医用设备管理、公用设施管理、硬件设施管理"七大安全管理计划,几乎涵盖了医院内环境设施安全的方方面面。

(二)后勤管理的主要挑战与难点

后勤管理的难点在于医院的后勤管理者需要不断收集年度计划资料、培训资料和监控资料等,有针对性地实施各项安全策略以降低安全风险,为患者、员工及来访者提供符合当地法律法规要求的无风险环境和设施。有别于常规意义的医院评审,医院后勤管理在三级医院评审中面临的主要挑战在于后勤管理并没有明确的量化或条目式的设施安全指标,而是通过引导后勤管理者依据现行法律法规去评估医院环境和设施设备的安全管理情况,再通过风险识别、评估和分析结果制定、落实年度各项安全管理计划,最终达到持续降低风险、提升安全品质的目标。

(三)后勤管理迎评策略与经验

在医院评审迎评过程中,医院后勤管理需要针对医院评审标准中后勤管理的七大内容制定相应计划。

1.安全与防护

首先制定巡查计划,其次按计划巡查,巡查过程中马上整改,并根据巡查计划进行整改。在医院内提供安全可靠的硬件环境,需要通过人员身份识别、院内治安管理、重点区域监控等举措同步配合。对员工、病人、访客及外来服务人员进行相应的人员身份识别;完善门禁系统、监控系统等硬件设施,避免监控死角,加强安保巡逻维持公共秩序,注重防爆、防投毒等安全隐患;对重点区域包括 ICU、手术室、药房、核医学科、放射科、消毒供应部、氧站、水电供给等加强监控,注重对妇产科、儿科的安全保障,开展防跌倒、防坠楼、防撞项目。

2.有害物质管理

对有害化学品的管理主要通过制定化学品清单,对存量进行限制,遵循存放标准如重点部门双人双锁存放管理,加强防护与应急管理。对于医疗垃圾分类,进行有害标识,规范运送,加强防护与应急管理。危害物质防护措施包括设有应急箱,内含吸水纸、口罩、帽子、手套、防护镜、围裙、黄色垃圾袋等;急救处理设施包括喷淋、冲眼器等。同时加强对有害物质泄露和紧急处理演练,保障应急应变能力。

3.消防安全管理

定期检查消防设备,确保消防设施有效,对所有员工进行消防技能培训,定期组织消防演练,面向全院开展禁烟活动。消防安全隐患会严重威胁患者生命,医院必须对消防安全工作常抓不懈。具体措施包括消防门定期更新、维修,消防墙穿透封堵,消防设施巡查,消防、禁烟标识制作张贴,用电线路及大功率电器排查,控烟、消防通道的整治等。消防安全是医院评审标准中重点设施安全检查项目,也是安全管理的重要环节,掌握国际通行的火灾疏散流程必不可少。

4.医疗设备管理

通过整理医疗设备清单,定期检查测试,进行预防式维护,从而达到质量监控的效果。医疗设备管理包括电气安全、医疗设备管理信息系统、医疗设备临床应用风险评估、医疗设备应急管理、预防性维护和设备维修、库房管理等。通过对全院医疗设备电气安全方面的检查,对存在的用电隐患进行整改,规范医疗设备的用电安全。建立和完善医疗设备管理信息系统。完成全院医疗设备临床风险评估工作,并将其植入医疗设备管理信息系统中。对呼吸机等高风险设备加强管理,提升高风险设备应对紧急情况的能力。完成全院医疗设备的预防性维护工作,加强医疗设备管理,使医疗设备完好率有所提高,确保医疗设备安全、可靠,降低临床风险。加强对库房物品的检查,如发现账物数不相符的问题,分析其原因并努力整改,确保持续改进。

5.公共(硬件)设施管理

制定公共设施清单,定期检查测试,预防性维护,进行水电演练。建立公用设施维保标准,生命支持系统设施的主要部件、配件必须有备用,例如:电力和紧急备用电力、净化水、氧气及其他医用气体等。院内感染控制,所有需要控制感染传播的设施进行定期维护。例如:污水处理系统、供水系统、冰箱、被服消毒设备等。减灾系统这类设施用于降低灾害所造成的损失,必须按照行业规范标准进行维护、验收。例如:消防门、火灾预警、报警和灭火系统、消防墙穿透等。合理化管理,通过有效地管理预防、缓解并快速恢复突发事件造成的影响。例如:全院门锁集中管理、用电器和电源延长线管理、高层窗户限位器安装等。

6.应急事件管理

制定风险清单,进行风险评估,制定应急预案,定期进行演练。医院是灾难和突发事件救援的重要场所,紧急事件发生将导致人力、物力等资源调整,因此需要改变医院原有运行系统:食品、物资、药品供应、电力、水力、通信、燃料等,建立一个突发事件应急指挥系统,并且需要定期对突发事件进行风险评估。后勤部门应明确的事项有:明确各种危害、危险和突发事件的类型及其发生的可能性与后果;明确部门在突发事件中的作用;应对突发事件的通信策略;确保有效资源,包括后备资源(场地、能源、设备、技术支持、生命支持等);重视与供电局、水务集团等院外组织的合作;突发事件中如何分配员工的任务和责任。

7.院感防护

院感致力于降低患者及探视者、员工、其他医院工作实习人员发生感染的风险,降低重大流行性感染的风险、发展趋势和感染率。院感防护后勤工作包括手卫生培训、人员餐饮、污水及废弃物、医院修建、新风等设备、被服管理等。尤其在医院修建过程中,所有建筑工程,包括新建改建项目、维修工程、管线安装工程、油漆粉刷工程、常规检修工程都必须经过院感风险评估。所有工程项目根据感染风险级别采取相应控制措施,高风险工程须填写医院感染风险及审批表并得到医院感染科批准方可施工。所有工程由医院感染科不定时检查;高风险项目医院感染控制科有书面的检查结果记录并存档。高风险工程完工后由医院感染科检查通过后方能投入使用。与院感相关的公用关键设施系统包括通风管道、生物安全柜、饮水装置、医用氧气、污水系统等。

8.外包服务监管

后勤应加强外包服务合同的监管,保证这些服务能够满足病人需求,并作为医院质量管理和改进活动而得到监控。通过合同约束,对工作目标和满意度进行监管考核,达到改进提升。

9.质量持续改进

质量和安全的理念不仅限于临床工作,同样也贯穿于医院各项后勤工作中。我们应通过持续的计划、设计、监控、分析和改进管理流程(PDCA)达到持续降低病人和员工风险的目标,而这些质量改进方案均是以数据为基础的。后勤管理保障了医院的有效运行,提高了医院的服务质量,促进了医院后勤安全管理工作,强化了后勤与临床部门的合作。

(四)医院评审对医院后勤管理的积极影响

1.提高科学化的管理水平

医院后勤是医院建设的重要组成,为医疗、科研、教学提供支持和保障,是开展优质医疗护理工作不可或缺的条件。医院评审标准是衡量医院医疗质量管理水平与患者安全的良好工具,通过评审,转变后勤服务思想,拓展后勤服务功能,有针对性地评价和改进医院后勤管理服务存在的薄弱环节,逐步提升后勤管理与服务的现代化、专业化、科学化水平,有效保障医院优质医疗护理服务水平的提高。

2.提升服务质量与满意度

按照医院评审标准对后勤管理工作进行持续改进。强调"以患者为中心"完全从患者利益和安全出发。强调为患者提供完善、统一安全的医疗服务,变被动服务为主动服务,适应现代化医院建设的新要求,积极与医院临床等部门进行及时有效的沟通,建立快速反应机制并开展合作,不断增强服务意识,快速解决设备设施故障,消除隐患,维护环境安全,切实履行好医院后勤服务保障的职责,为全院职工提供安全培训,发挥突发事件应急指挥角色等作用,使医院后勤管理逐步淘汰"经验模式",进一步提升后勤工作效率和服务品质,提高患者与医护人员对后勤服务的满意度,提升后勤团队的形象与地位。

3.有效增强员工的质量安全意识

医院评审标准的优势是促使医院成为重视医疗质量和患者安全的机构。医院管理是系统问题,一切问题都应该从系统上给予根源性解决。医院评审标准要求医疗机构要进行持续的质量改进,并定期提交质量改进报告,将质量逐层递进,不断持续发展,这会促进医院在医院评审准备过程中结合医院评审标准要求,不断在质量与安全管理方面持续改善和提高,形成医院自身的质量安全管理体系,建立全院人员参与的良好氛围,按照已制订的培训计划,通过培训—执行—再培训—再执行的迭代推进过程,使员工"把规范变成习惯",切实增强全院员工的质量和安全意识。

4.建立适合医院的标准工作流程

医院评审标准要求各医院应结合医院实际情况,制订工作流程和制度,具有很强的针对性、实用性和可操作性。医院在准备评审过程中,可以建立较为全面的管理和工作流程,使各个部门有效沟通,增强协作,根据各部门岗位要求,统一思想、规范行为,排除人为及外在干扰因素,提高工作积极性和工作效率,形成团结协作的文化氛围。

5.提升服务品牌

通过科学的评审标准和检查方法,结合自我完善、常态化的管理,最终可促进医院建立安全有效的工作环境,提升服务品牌,使医院不再为应对各种检查、考核、评估去做"工作"而会认为"我应该这样做""我必须这样做"。

三、归纳与总结

(一)质量管理工具在医院评审评价中的应用

通过引进全面质量管理、持续性质量改进、系统管理等先进的医院质量管理理论和方法,我国医院的质量管理快速发展,现代化的医院质量管理理论逐渐形成体系,其中,质量管理工具在医院后勤管理中的作用日渐凸显。常见的医院管理工具主要包括鱼骨图、失效模式与影响分析(FMEA)、根本原因分析、灾害脆弱性分析(HVA)以及 PDCA 循环等。此处将探讨 PDCA 模式在医院后勤医疗废物规范化管理中的应用效果。

PDCA 循环是美国质量管理专家休哈特博士首先提出的,由戴明采纳、宣传,获得普及,所以又称戴明环。PDCA 循环的含义是将质量管理分为四个阶段,即计划(plan)、执行(do)、检查(check)和处理(act)。在质量管理活动中,要求把各项工作按照做出计划、计划实施、检查实施效果,然后将成功的纳入标准,不成功的留待下一循环去解决的顺序推进。这一工作方法是质量管理的基本方法,也是企业管理各项工作的一般规律。

采用 PDCA 模式进行管理,具体如下:(1)计划阶段:成立并完善医疗废物规范化管理体系,并成立质量管理小组,完善科室负责具体工作安排、培训及考核等,制定人员管理制度及工作流程和考核方法;分析现阶段院内医疗废物管理现状及存在的问题,并明确产生这种问题的原因及核心因素,针对核心因素制定针对性解决措施,提出改进方案。(2)实施阶段:做好相关技术人员知识培训,培训内容主要参照《医疗废物管理条例》及《医疗废物管理制度》进行,做到100%知晓率。由各科室主任及护士和质控医师组成监控小组,监督相关制度的制定和工作的落实,遵守操作规程,严格按照标准进行定期考核。(3)检查阶段:各科室医疗废物管理质控人员加强监督工作,每周定期检查;将检查结果与个人每月绩效考核挂钩,并对存在的问题进行讨论、分析。各科室及时向医院感染质控室反馈检查中存在的问题。(4)处理阶段:医院感染管理科每季度将检查结果在会上进行分析总结,良好的继续保持,并将其纳入质控标准和处理流程中,存在的问题转入下一个 PDCA 循环,再次探寻解决方案。

(二)医院后勤管理存在的问题

1.医院后勤管理流程缺乏科学性

当前,我国医院后勤管理普遍缺乏科学性较强的管理流程,缺乏强有力的执行力度,且标准化的程度不高。通常,国内医院缺乏对后勤管理流程的重视,医院各科室对后勤管理工作安排相对随意,各科室主任凭借自身经验进行后勤管理,极易造成院、科两级后勤管理工作脱节,影响医院后勤管理质量。国内医院后勤管理流程运行不通畅,缺乏对后勤管理流程运行的统一协调,导致医院后勤管理缺乏合理的计划安排,执行力度较差,相关记录资料缺乏实用意义,导致后勤管理流程流于形式。

2.医院后勤管理机构不完善

在国内医院后勤管理实际中,部分医院缺乏完善的后勤管理机构,习惯将后勤管理工作安排给护理部门以及医务部门等。这些部门都有各自的职能定位,额外承担后勤管理工作本身既不合理,又很难取得良好的后勤管理效果。另外,医院后勤管理机构不完善也会严重影响后勤管理流程的连续性。

3.医院后勤管理缺乏专业人才

当前,国内医院大多重视临床人才队伍建设,相对忽视了后勤管理人才队伍建设。国内医院后勤管理普遍缺乏专业的骨干人才,多数后勤管理人员是医院的各类转岗工作者,在医院日常后勤管理工作中,通常凭借自身经验开展工作,缺乏后勤管理的科学性。另外,国内医院缺乏对后勤管理培训的重视,对后勤管理工作人员缺乏专业规范的培训。在日常后勤管理中,采用的管理手段和方法较为落后,对医院后勤管理质量的提高造成了严重的不良影响。

(三)评审标准下医院后勤管理的改善

1.完善医院后勤管理流程

改善医院后勤管理,要完善医院后勤管理流程,具体可从以下三方面工作着手:一是明确后勤管理责任。国内医院质量管理应对医院高层实施整体改进,在医院质管办下设置质量组以及专职负责监督医疗质量安全的单位,由医院院长直接负责领导。质管办下的质量组主要包括护理、医疗、后勤、医技药学质量改进组,在上述四个质量组下构建完善的具体项目监控组,对操作流程进行严格规范,明确各项目监控组的职责。二是构建医院科室联系制度,由设备专员负责本科室的医疗设备相关管理工作,对医疗设备进行调配维护和报修反馈等。医院要定期开展设备专员培训活动,提高设备专员对医疗设备的维护管理水平,增强设备专员的责任意识,加强对医疗设备的合理使用,同时增强对医疗设备使用状况的有效监督,通过正确规范地操作医疗设备,延长医疗设备的使用寿命,避免人为操作失误造成的医疗设备故障。三是完善医院的资产盘点制度,对固定资产的应用率进行优化。医院要定期对医疗设备等资产进行全面清查,同时建立健全临床科室的双向反馈机制,确保医院资产的安全性,同时及时发现超负荷的医疗设备,开展有效的报废处置工作,大幅度减少医疗设备的故障。

2.推进后勤标准化服务

参照国家相关的综合医院评审标准,立足于医院实际状况,构建完善的后勤管理保障和预警体系,确保应急物资的良好储备,加强应急演练,增强医院安全意识和责任意识。医院要完善后勤管理巡视制度,完善后勤管理岗位责任制度,结合科学合理的绩效考核方法,推进后勤标准化服务。医院要加强对后勤管理标准化作业的规范记录,同时加强对后勤工作人员的培训,提高后勤标准化服务效果。

3.加强后勤管理队伍建设

医院要加强后勤管理队伍建设,优化后勤管理队伍的人才结构。医院应通过提高薪资待遇大力引进高素质的专业后勤管理人才,充实医院的后勤管理人才储备,同时,构建合理的晋升渠道,为专业的后勤管理人才提供上升空间。加强后勤管理队伍建设,要做好以下几方面工作:一是加强对后勤管理工作人员的培训。依据后勤管理工作人员的年龄、知识结构以及工作经验等条件,有针对性地开展业务培训。同时,加强对培训成效的考核,通过考核激励充分调动后勤管理工作人员的学习积极性和主动性。另外,要结合院外培训,采取多样化的培训方式,提高后勤管理工作人员的综合素质。二是加强后勤管理工作人员的竞争意识,拓宽晋升渠道。医院要针对后勤管理人员构建公平公正的竞争机制,增强后勤管理人员的竞争意识。同时医院要拓展后勤管理人员的晋升渠道,为后勤管理工作人员提供上升空间。在职称评定以及晋升过程中,适当照顾后勤管理人员,充分调动其工作积极性。三是医院要大幅度提高后勤管理工作人员的薪酬,改善其工作待遇。医院要坚持按劳分配的原则,对薪酬制度进行优化调整。根据后勤管理工作人员的工作量和业绩合理分配薪酬。制定科学合理的岗位业绩量化评比标准,加强对后勤人员进行定期绩效考核,以绩效考核结果作为分发奖金的重要依据。四是加强团队协作。医院要对后勤管理团队加强引导,加强团队协作,促进后勤管理水平的有效提高。

4.积极运用互联网技术

随着信息时代的发展,互联网技术在社会各领域得到了日益广泛的应用。医院后勤管理要充分运用互联网技术的强大优势,促进医院后勤管理的精细化发展和工作效能的有效提高。医院要积极开展以下工作:一是构建医院后勤管理在线信息平台,涵盖病历档案、医疗设备维修管理、合同资料管理等诸多方面的内容,促进医院后勤管理流程的标准化发展。二是利用互联网技术,构建医院后勤管理数据中心。分区汇总后勤管理每日工作量,对后勤管理各班组工作量、个人工作量等进行汇总,在每日汇总的基础上,统计出月、季度、年的工作汇总资料,对资料进行分析研究,为后勤管理工作的改善提供参考依据。三是利用互联网平台,促进医院后勤管理成本核算一体化发展。四是利用互联网技术,构建医院后勤仓储平台,完善后勤仓储档案,降低仓储风险,提高医院资金的流通效率。五是充分利用新型社交工具,构建医院"后勤管理微信平台",促进后勤管理服务模式创新,提高后勤管理工作效率。